ACTA NEUROCHIRURGICA / SUPPLEMENTUM XIV

# Das Schicksal des Querschnittsgelähmten aus medizinischer und sozialer Sicht

## Katamnestische Untersuchungen an 100 Rückenmarks- und Kaudageschädigten

Von

### Dr. med. Hans Wahle

Kustos an der Universitäts-Nervenklinik Köln.

Mit einem Geleitwort von

### Prof. Dr. med. W. Scheid

Direktor der Universitäts-Nervenklinik Köln

Mit 20 Textabbildungen

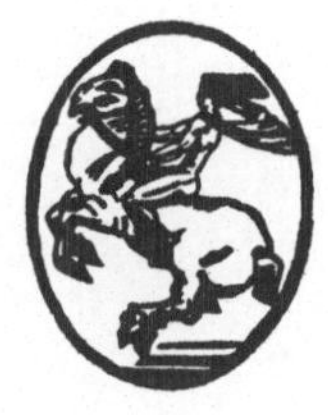



1965

SPRINGER-VERLAG / WIEN · NEW YORK

© 1965 by Springer-Verlag/Wien

Library of Congress Catalog Card Number 65-26688

ISBN-13:978-3-211-80745-3     e-ISBN-13:978-3-7091-8139-3
DOI: 10.1007/978-3-7091-8139-3

# Geleitwort

Der Blick zurück bringt uns das entsetzliche Schicksal wieder in Erinnerung, dem früher — noch vor wenigen Jahrzehnten — so gut wie keiner unserer Kranken mit einer schweren Rückenmarks- oder Kaudaschädigung entging. Das Bild hat sich gewandelt. Wenn von der stürmischen Entwicklung der neueren Medizin und zumal den Fortschritten auf dem Gebiet der Therapie die Rede ist, darf das Kapitel der Querschnittslähmungen nicht übergangen werden. Anders als etwa bei der jetzigen Behandlung der Schlafmittelvergiftungen umfaßt eine nach den heute gültigen Maßstäben optimale Betreuung des Querschnittsgelähmten eine Fülle verschiedenartiger Maßnahmen, die während einer verhältnismäßig langen Zeit sinnvoll einander zu folgen haben und über die Grenzen einer einzelnen Fachdisziplin und sogar über den Bereich der Heilkunst im engeren Sinne weit hinausgreifen. Daher sind die Erfolge der Therapie schwer zu beurteilen, die Mißerfolge noch schwerer zu deuten. Im Streit der Meinungen bekundet sich bei uns manche Voreingenommenheit, Ausdruck einer mehr optimistischen oder mehr kritischen Grundeinstellung, einer blinden Zufriedenheit mit dem angeblich Erreichten oder einer heftigen, zu lauter Anklage bereiten Mißstimmung über Versäumtes. Wir sollten uns von solchen Emotionen freihalten und auch nicht der irrigen Meinung verfallen, eine durchgehend optimale Betreuung der Querschnittsgelähmten sei allein mit den Mitteln einer vorbildlichen Organisation zu erzielen. Wichtig erscheint es uns, dort, wo die Voraussetzungen gegeben sind, sachkundig, geduldig und bescheiden mit der Arbeit zu beginnen. Die Kenntnis der mehr oder weniger typischen Gefahren sollte unser Handeln bestimmen. Diese Gefährdungen lassen sich aber nur mit empirischen Mitteln richtig einschätzen.

Daher haben wir das Vorgehen unseres langjährigen Mitarbeiters lebhaft begrüßt. Mit bewundernswertem Fleiß und vorbildlicher Umsicht hat Herr Dr. Wahle empirische Grundlagen gewonnen, auf die sich Erörterungen über das derzeitige Schicksal der Querschnittsgelähmten und über die erforderlichen Maßnahmen stützen können. Die Frage, ob die hier vorgelegten Behandlungsergebnisse ernüchternd wirken oder Hoffnungen wecken, soll uns nicht beschäftigen. Das Bemühen um die

Wahrheit und die Verpflichtung des Arztes gegenüber dem Kranken haben den Autor geleitet. Wir sind sicher, daß die von Herrn Dr. WAHLE gewonnenen Ergebnisse und seine vorsichtigen Schlußfolgerungen auch weit außerhalb unseres Fachgebietes großes Interesse finden werden.

Köln, im März 1965

W. Scheid

# Vorwort

Das lebendige Interesse, das wir im Arbeitskreis unserer Klinik den Querschnittsgelähmten entgegenbringen, wurde wesentlich wachgerufen durch die segensreiche ärztliche Arbeit und klinische Forschung von Herrn Professor Dr. L. GUTTMANN, dem Direktor des National Spinal Injuries Centre in Stoke Mandeville. Mit ihm verbinden uns enge sachliche und persönliche Beziehungen.

Zu der vorliegenden katamnestischen Untersuchung an 100 Querschnittsgelähmten wurde ich durch Herrn Professor Dr. K.-A. JOCHHEIM, den Leiter der Rehabilitationsabteilung der Universitäts-Nervenklinik Köln, angeregt. Die Arbeit erhielt durch ihn zahlreiche Impulse und vielfache fördernde Hilfen. Wertvollen Rat und mannigfache Unterstützung gewährte mir Herr Professor Dr. W. SCHEID, der Direktor der Universitäts-Nervenklinik Köln.

Zu danken habe ich ferner dem Bundesministerium für Arbeit und Sozialordnung in Bonn, das es durch seine finanzielle Beihilfe ermöglichte, die Querschnittsgelähmten an ihren Wohn- oder Aufenthaltsorten nachzuuntersuchen.

Dem Landesarzt für körperlich Behinderte, Herrn Dr. F. J. KREUELS, gilt mein Dank für manche Anregung und seine Bereitwilligkeit bei der Sammlung der Unterlagen. Gleichermaßen kamen mir die maßgeblichen Herren der verschiedenen Berufsgenossenschaften durch die Überlassung ihrer Akten hilfreich entgegen.

Frau Dr. med. I. PAMPUS sei, ebenso wie meiner Frau, für die verständnisvolle und unermüdliche Mitarbeit bei der Auswertung des umfangreichen Beobachtungsgutes, bei der Niederschrift und bei der Lesung der Korrektur herzlich gedankt.

Dem Springer-Verlag, Wien, und seinem Gesellschafter Herrn OTTO LANGE möchte ich meinen besonderen Dank für ihr freundliches Entgegenkommen sowie für die sorgfältige Drucklegung und Ausstattung der Arbeit aussprechen.

Köln, im März 1965

H. Wahle

# Inhaltsverzeichnis

Inhaltsverzeichnis IX

# A. Einleitung

In den letzten zwölf Jahren sind die Möglichkeiten und Schwierigkeiten der Rehabilitation von Querschnittsgelähmten auch in der Bundesrepublik vermehrt in Publikationen und auf Kongressen erörtert worden. Dies belegt die große Anzahl entsprechender Arbeiten unseres Literaturverzeichnisses. — Beim Vergleich der bei uns erzielten Behandlungsergebnisse mit denen, die aus England (L. GUTTMANN 1945, 1949, 1953, 1954, 1956, 1958, 1960, 1964; I. H. GRIFFITHS und J. J. WALSH 1961; L. S. MICHAELIS 1964) oder aus den Vereinigten Staaten (H. A. RUSK 1943; D. MUNRO 1943, 1950, 1954; E. BORS 1948, 1954; A. E. COMARR 1957, 1959) mitgeteilt wurden, kamen viele deutsche Autoren zu dem Urteil, daß noch erhebliche *Mängel bei der Rehabilitation* unserer Querschnittsgelähmten bestehen [5, 32, 44, 55, 62, 86, 99, 120, 127, 136, 149 a, 152, 170, 176, 189, 199, 213, 218, 241, 244, 249].

Auch mit unseren eigenen Erhebungen wird zur Lage der Querschnittsgelähmten Stellung genommen. Doch soll es nicht das einzige *Ziel dieser Arbeit* sein, durch möglichst zuverlässige Zahlenangaben erneut die Unzulänglichkeiten bei der Rehabilitation in dem vergangenen Jahrzehnt zu belegen. Wir haben uns vielmehr die zusätzliche Aufgabe gestellt — unter Berücksichtigung bestimmter zeitlicher Intervalle seit dem Eintritt der Querschnittslähmung —, katamnestische Ergebnisse zu erhalten, an denen künftige Rehabilitationserfolge gemessen werden können. Derartig verbesserte Ergebnisse künden sich bereits an vereinzelten Stellen an.

# B. Unterlagen und Verlauf der Untersuchung

*Allgemeine Bemerkungen.* Nach unserer Ansicht läßt sich ein Urteil über die medizinische und soziale Lage des Querschnittsgelähmten (Qu. G.) besser von der Statistik als von ausgewählten Einzelbeispielen her gewinnen. Solche Beispiele werden nämlich immer wegen der aus ihnen hervortretenden Erfolge oder Unzulänglichkeiten der jeweiligen Zielrichtung des Untersuchers entsprechen. In dieser Arbeit sollen daher *kasuistische Beiträge* nur die *statistischen Ergebnisse* veranschaulichen. Weiter mußte — um Einseitigkeiten zu entgehen — vermieden werden, Qu. G. eines einzelnen Kostenträgers, einer bestimmten Unfallklinik, einer spezialisierten Sonderstation oder Orthopädischen Heil-, Lehr- und Pflegeanstalt für Körperbehinderte zu katamnestizieren. Wir bemühten uns deshalb um eine in die Breite gehende Katamnese, die möglichst viele Verlaufsformen der Querschnittslähmung (Qu. L.) umfassen soll.

## Unterlagen

Die *Kostenträger*, der Landesfürsorgeverband Rheinland und 16 verschiedene Berufsgenossenschaften (Träger der gesetzlichen Unfallversicherung), deren Bezirksverwaltungen in Bergisch Gladbach, Bonn, Düsseldorf, Köln, Mönchengladbach, Neuwied und Wuppertal ansässig sind, wurden um entsprechende Anschriften und Unterlagen gebeten. Von 101 daraufhin angeschriebenen Qu. G. antworteten nur 2 gar nicht, 2 andere lehnten unsere vorgeschlagene Nachuntersuchung ab. Auf diese Weise erfaßten wir 97 geeignete, nachuntersuchungswillige Qu. G. 3 weitere, die in den Zuständigkeitsbereich der Haftpflichtversicherung gehörten, vervollständigten unsere Untersuchungsreihe auf 100 Fälle. Die 3 letztgenannten Qu. G. gelangten in unser Beobachtungsgut, weil sie in den Kölner Universitätskliniken behandelt wurden. Da uns 100 Qu. G. für die Beantwortung unserer Fragestellung ausreichend schienen, haben wir die noch möglichen Nachfragen bei weiteren berufsgenossenschaftlichen Bezirksverwaltungen unterlassen. Unser Zahlenverhältnis der Fälle des Landesfürsorgeverbandes zu den Fällen der Berufsgenossenschaften — 56 : 41 — darf daher nicht auf die Verhältnisse in der gesamten Bundesrepublik übertragen werden. Außerdem ist zu bedenken, daß es sich lediglich auf Qu. G. bezieht, die die Zweijahresgrenze überlebt haben. Auch die zufällige Zahl von 3 Fällen, deren alleiniger Kostenträger die Haftpflichtversicherung ist, sagt nichts darüber aus, welchen Anteil die von der Haftpflichtversicherung versorgten Fälle an der Gesamtsumme aller Qu. G. in der Bundesrepublik ausmachen.

Anhand der uns von den oben genannten Stellen übersandten Akten wurden zu Beginn des Untersuchungsganges alle *Krankenblätter* angefordert, die jeweils über den betreffenden Qu. G. angefertigt worden waren. Von den 373 erbetenen Krankenblättern erhielten wir insgesamt 364 im Original oder in Fotokopie zur Einsicht. Außerdem berücksichtigten wir aus dem Aktenmaterial alle angefallenen Gutachten, ärztlichen Berichte, Körperbehindertenfragebögen sowie die Berichte der Körperbehinderten-, Familien- oder Berufsfürsorge und den Schriftwechsel des Qu. G. mit seinem Kostenträger.

## Methodisches Vorgehen

Zur übersichtlichen Auswertung der einlaufenden Unterlagen hatten wir einen *Erhebungsbogen* entworfen, der in einem medizinischen Teil 94 Fragen und in einem sozialen Teil 79 Fragen umfaßt (s. S. 143). Damit der oft wechselvolle Verlauf der beiden ersten Krankheitsjahre nicht in allzu vereinfachenden und summarischen Ergebnissen unterging, entschlossen wir uns zu einer möglichst kontinuierlichen Aufzeichnung der Angaben und Befunde. Diese erlaubte es, in festgelegten Monats- oder Jahresabständen die jeweiligen Zustandsbilder zu entnehmen und das Gewonnene miteinander zu vergleichen.

Die Vielfalt der möglichen Verläufe bei Querschnittslähmungen, die unter anderem durch Art, Sitz und Ausdehnung der Schädigung im Rückenmark, durch den verschiedenen Schweregrad der Komplikationen, durch die charakterliche Struktur, das Alter und Geschlecht des Gelähmten sowie durch seine berufliche und familiäre Situation bedingt ist, machte es erforderlich, eine bestimmte *Auswahl unter den angebotenen Fällen* zu treffen. Nur so konnten allzu große Verschiedenheiten vermieden und die Fälle eher miteinander verglichen werden. Verzichtet wurde daher auf Kinder und Jugendliche, die ihre Querschnittslähmung im Alter unter 15 Jahren erworben hatten, sowie auf Erwachsene, die sich im Alter von 55 Jahren und später eine Lähmung zugezogen hatten. Weiter fehlen inkomplette Qu. L. leichterer Art und inkomplette mit den oberen Segmenthöhen $L_3$, $L_4$, $L_5$, $S_1$ oder $S_2$ sowie komplette Lähmungen mit den oberen Segmenthöhen $L_5$, $S_1$ oder $S_2$, also untere Kaudaschäden. Ausgeschlossen wurden auch Defektsyndrome nach Poliomyelitis, weil hier mit viel geringeren Komplikationen zu rechnen ist, sowie fortschreitende disseminierte entzündliche (Multiple Sklerose) oder degenerative Rückenmarksprozesse, deren Verlauf sich von den Folgen einer einmaligen Schädigung erheblich unterscheidet. Auch tuberkulöse Spondylitiden konnten nicht berücksichtigt werden, weil die Konsolidierung des Wirbelprozesses andere zeitliche Voraussetzungen schafft, als sie bei der Wirbelfraktur gelten. Aus zwei Gründen haben wir Qu. G. mit dem Unfall- oder Erkrankungsjahr 1949 und früher ausgeschieden. Einmal waren in den ersten Nachkriegsjahren die Voraussetzungen in Pflege und Krankenhausbau besonders unzulänglich. Die unter diesen Umständen erreichten Ergebnisse könnten daher als überholt angesehen werden. Zum anderen verlangte der möglichst lückenlose Aufbau der Katamnese nach der Krankenhausentlassung, wenn Krankenblätter oder Gutachten nicht mehr erstellt wurden, ein bestimmtes Erinnerungsvermögen des Qu. G., das nicht überfordert werden sollte. Weil für Qu. L. oberhalb von $D_6$ wenigstens eine Lähmungsdauer von zwei Jahren vorliegen muß, um über das medizinische und soziale Schicksal des Betroffenen etwas Verbindliches aussagen zu können, wurden andererseits nur Fälle einbezogen, deren Qu. L. bis zum 31. Dezember 1958 aufgetreten waren.

Hatten wir unsere Erhebungsbögen aufgrund des Aktenstudiums möglichst vollständig ausgefüllt, so erfolgte nach vorheriger schriftlicher Anmeldung die *Nachuntersuchung* des Qu. G. im Jahre 1960 an seinem Wohn- oder Aufenthaltsort. Der Nachuntersuchungstermin wurde während des gleichen Monats angesetzt, in dem sich der Unfalltag[1] jährte, um vergleichbare Zeitstrecken zu erhalten. War dies aus technischen Gründen einmal nicht zu erreichen, so wurden die Angaben nachträglich auf diesen Termin abgestimmt. Bei der Nachuntersuchung bemühten wir uns, durch Befragen des Qu. G. und seiner Angehörigen noch vorhandene Lücken der Zwischenanamnese zu schließen. 76 Hausbesuche führten zu Beobachtungen und Erkenntnissen, die weit über das hinausgingen, was uns der klinische Alltag bisher gelehrt hatte.

In der Auswertung werden im Kapitel über die Zusammensetzung des Beobachtungsgutes (s. S. 7) eine Reihe allgemeiner Statistiken gebracht, bei denen die zeitlichen Verhältnisse keine Rolle spielen. Anschließend vergleichen wir anhand bestimmter Kriterien die jeweiligen Zustandsbilder (Status) aller 100 Qu. G. zu einander entsprechenden Zeitpunkten seit dem Beginn des Leidens, also unter *Berücksichtigung der Lähmungsdauer*. Die Beachtung dieses Zeitfaktors erscheint uns trotz der Unveränderlichkeit der Rückenmarksschädigung bei der Dynamik des Leidensverlaufs, wie sie durch vermiedene oder nicht vermiedene Komplikationen, durch eine geglückte oder mißglückte Rehabilitation bedingt ist, besonders wichtig. Dagegen mußten sich die meisten bisher im deutschen Schrifttum erschienenen Katamnesen aus zeitlichen Gründen damit begnügen, aufzuweisen, wie der Status einer bestimmten Zahl von Qu. G. mit unterschiedlicher Leidensdauer zur Zeit der Nachfrage [26, 84, 127, 128, 169], nach Ablauf einer Beobachtungsstrecke [79] oder bei der stationären Aufnahme [23, 112] aussah, ohne die verschiedenen Intervalle zwischen Unfall- und Nachuntersuchungstag (Lähmungszeit, Lähmungsdauer) berücksichtigen zu können. Dadurch ist es naturgemäß zu einer gewissen statistischen Vereinheitlichung gekommen, weil Zustandsbilder, die etwa sieben Monate, zwei, fünf oder zehn Jahre nach Beginn einer Qu. L. gefunden werden, wohl nur bedingt miteinander vergleichbar sind. Die Bedeutung der obengenannten Arbeiten liegt darin, daß sich aus ihnen vor allem die augenblickliche Lage und die notwendigen Soforthilfen ablesen lassen. Durch unser Vorgehen kann zusätzlich die Entwicklung des Status bis zum Jahre 1960 genau analysiert werden.

Als *zeitliches Maßsystem* wählten wir die Behandlungs- und Rehabilitationszeiten, die L. Guttmann (1956, 1959) für komplette Lähmungen angegeben hat und die auch in dem instruktiven Bericht von E. Kreusch, K. L. Lemberg und F. Volkmann (1957) aufgeführt sind. Sie lauten:

12 Monate für Qu. L. der Segmente $C_7$ bis $D_5$,
7 Monate für Qu. L. der Segmente $D_6$ bis $D_{12}$,
5 Monate für Qu. L. der Segmente $L_1$ bis $L_5$.

---

[1] Wenn im folgenden der Begriff „Unfalltag" benutzt wird, so ist damit gleichzeitig für die nichttraumatischen Qu. L. der Tag gemeint, an dem die Lähmung sich voll ausgebildet hatte.

Auch andere Autoren rechnen je nach der Querschnittshöhe mit unterschiedlichen Rehabilitationszeiten: G. NEUBAUER (1953, 1958) mit einer Dauer von 4 bis 9 Monaten, K. LINDEMANN (1960) mit 4 bis 12 Monaten, F. W. MEINECKE (1960) mit 8 bis 10 Monaten, H. SCHULTHEISS (1960) mit 6 bis 8 Monaten und D. BRUNS (1961) mit 5 bis 10 Monaten. Es ist allgemein bekannt, daß es sich bei diesen Angaben um „Normzeiten" handelt, die nur erreicht werden, wenn die Qu. G. sofort oder möglichst bald in eine speziell eingerichtete Behandlungsstätte aufgenommen werden, so daß die verschiedenen Komplikationen — Dekubitus, Harnwegsinfektionen, Gelenkkontrakturen — gar nicht erst auftreten oder doch auf ein Mindestmaß eingeschränkt werden können. Es handelt sich also um Normzeiten unter optimalen Bedingungen, die wir deswegen in dieser Arbeit abkürzend „optimale Behandlungszeiten" oder „Optimalzeiten" nennen wollen.

Für diese als Grundlage unseres Maßsystems gewählten Optimalzeiten verwenden wir die folgenden *Bezeichnungen* (Abb. 1):

Termin    I: Tag des Unfalls, Tag der Operation bei raumfordernden Prozessen oder Tag, an dem sich das Lähmungssyndrom infolge Myelitis oder vaskulären Prozesses komplett oder subtotal ausgebildet hatte

Termin   II: „1. Nachuntersuchungstermin"

| | |
|---|---|
| bei Qu. L. der Segmente $C_4$ bis $D_5$ | 12 Monate |
| bei Qu. L. der Segmente $D_6$ bis $D_{12}$ | 7 Monate |
| bei Qu. L. der Segmente $L_1$ bis $L_4$ | 5 Monate |

seit dem Eintritt der Lähmung (Termin I)

Termin III: „2. Nachuntersuchungstermin"

| | |
|---|---|
| bei Qu. L. der Segmente $C_4$ bis $D_5$ | 24 Monate |
| bei Qu. L. der Segmente $D_6$ bis $D_{12}$ | 14 Monate |
| bei Qu. L. der Segmente $L_1$ bis $L_4$ | 10 Monate |

seit dem Eintritt der Lähmung (Termin I)

In unseren Tabellen werden also unter den Terminen II und III Befunde und Ergebnisse mitgeteilt, die sich zu dem jeweiligen *Zeitpunkt* aus den Zustandsbildern der Qu. G. ermitteln ließen. Dieses Vorgehen ergibt bis zu dem jeweiligen Termin drei verschiedene — je nach der Höhe der Qu. L. abgestufte — Beobachtungszeiten, denen die Lähmungszeiten in der Länge entsprechen. Die Beobachtungszeiten und die Lähmungszeiten sind gerade wegen der unterschiedlichen Längen von 12, 7 und 5 Monaten gleichwertig und die zu den jeweiligen Terminen erhobenen Befunde daher miteinander vergleichbar. Auf diese Weise wurde nämlich die Erfahrung berücksichtigt, daß die Rehabilitation von Qu. G. mit hochsitzenden Lähmungen nicht nur größere Anstrengungen verursacht, sondern auch eine längere Zeit beansprucht als die Wiedereingliederung von Qu. G. mit niedrigeren Lähmungen.

Soll über Befunde — vor allem Komplikationen — im Verlauf der gesamten *Zeitstrecke* zwischen den Terminen I und II oder II und III berichtet werden, so geschieht dies unter den Bezeichnungen Beobachtungsabschnitt *A* (Intervall zwischen I und II) und Beobachtungsabschnitt *B* (Intervall zwischen II und III). Die zusätzliche Auszählung der zwischen den Terminen unter Umständen nur vorübergehend aufgetretenen Komplikationen erschien uns bei dem oft sehr wechselvollen Verlauf der ersten Lähmungsphasen besonders wichtig. Sie fielen durch das Netz unserer Berichterstattung, wenn wir lediglich die Zustandsbilder zu bestimmten Zeitpunkten miteinander verglichen hätten.

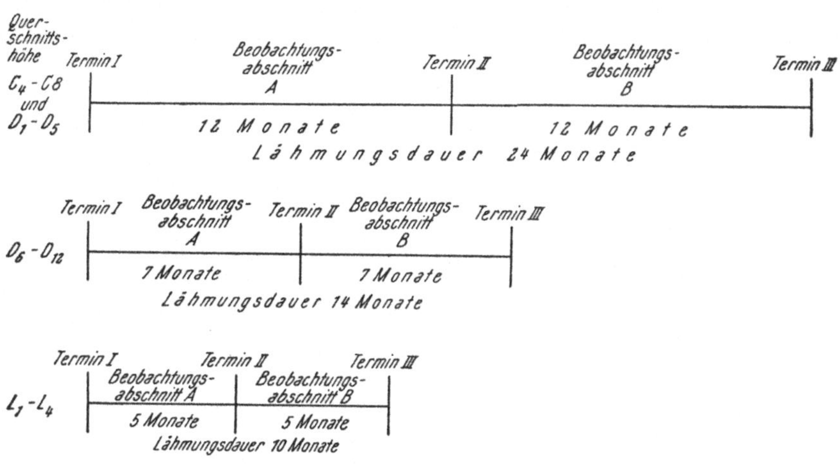


Abb. 1. Querschnittshöhe und Länge der Beobachtungszeit

Um den geplanten *Umfang dieser Arbeit* nicht zu überschreiten, können wir unsere katamnestischen Ergebnisse hier nicht bis zu den Nachuntersuchungsterminen des Jahres 1960 veröffentlichen, sondern müssen uns auf die beiden Beobachtungsabschnitte *A* und *B* beschränken. Von dieser Begrenzung sind nur die oft bis zum Jahre 1960 oder bis zum Jahre 1961 reichenden *kasuistischen Beiträge* und einige *Nachträge* (siehe S. 99, 110, 114, 132) ausgenommen. Über das weitere Schicksal von 46 total Gelähmten (Tab. 4) bis zum Jahre 1961 wird in einer kurzgefaßten Arbeit zusammen mit I. Pampus berichtet [245].

Zur *schnellen Unterrichtung* genügt es, die jeweilige „*Besprechung der Ergebnisse*" am Ende der speziellen Kapitel einzusehen. In diesen Besprechungen werden die wesentlichen Folgen und Ursachen unserer Ergebnisse dargestellt sowie die sich daraus ergebenden Folgerungen erörtert (s. S. 30, 54, 70, 84, 93, 104, 106, 111, 115, 118, 123, 136).

Dagegen muß für viele Fragen der Pathogenese sowie zu manchen Problemen der Klinik und der Therapie der Qu. L., die in dieser Arbeit nicht besprochen werden können, ein *Hinweis auf die einschlägigen Handbücher* der Unfallchirurgie [68, 132], Orthopädie [204], Neurologie [15, 53, 93, 201] und Pathologie [131, 174] gegeben werden.

# C. Zusammensetzung des Beobachtungsgutes

## Die Entstehung der Querschnittslähmung

*Allgemeine Bemerkungen.* Nach den Angaben der Literatur überwiegen unter den Ursachen der Qu. L. die *Verletzungen* des Rückenmarks und der Kauda mit und ohne Wirbelfraktur oder Wirbelluxation. Die Qu. L. können aber auch Folge von akuten und chronischen *Myelitiden,* von intra- und extramedullären *Tumoren* sowie von *gefäßbedingten Prozessen* der Wirbelsäule, des Rückenmarks oder der Kauda sein. Diese zuletzt genannten nichttraumatischen Qu. L. lassen sich den traumatischen Qu. L., die so gut wie immer akut entstehen, gegenüberstellen.

Tabelle 1. *Ursachen der Rückenmarksschädigung bei 100 Querschnittsgelähmten* (65 Männer, 35 Frauen)

| Höhe | Traumatische Schädigungen | | Entzündliche Prozesse | | Raumfordernde Prozesse | | Vaskuläre Prozesse | | Summe |
|---|---|---|---|---|---|---|---|---|---|
| | Männer | Frauen | Männer | Frauen | Männer | Frauen | Männer | Frauen | |
| $C_4$—$C_8$... | 2 | 1 | — | 1 | — | 2 | — | — | 6 |
| $D_1$—$D_5$.. | 9 | 1 | 1 | 2 | 2 | 1 | — | — | 16 |
| $D_6$—$D_{12}$.. | 23 | 9 | 3 | 5 | — | 5 | 1 | 1 | 47 |
| $L_1$—$L_4$... | 24 | 4 | — | 1 | — | 2 | — | — | 31 |
| Summe.. | 58 | 15 | 4 | 9 | 2 | 10 | 1 | 1 | |
| Gesamt-Summe.. | 73 | | 13 | | 12 | | 2 | | 100 |

*Zur Verteilung auf die verschiedenen Ursachen.* Die eigenen Erhebungen bei 100 Qu. G. (Tab. 1) bestätigten diese allgemeine Erfahrung. 73 traumatischen Qu. L. folgten in weitem Abstand entzündliche ($^{13}/_{100}$)[1] und gleich häufig raumfordernde Prozesse des Rückenmarks und der Kauda ($^{12}/_{100}$). Der zuletzt genannten Gruppe haben wir eine Qu. L. infolge fortschreitender Skoliose bei Spina bifida zugezählt. Vaskuläre Prozesse des Rückenmarks nach Art einer Myelomalazie und eines Angioms kamen nur je einmal vor.

---

[1] $^{13}/_{100} = 13$ Fälle von 100 Fällen.

Die Häufigkeitsverteilung in anderen Beobachtungsreihen schwankt je nach dem Patientengut der einzelnen Kliniken. So werden zum Beispiel die berufsgenossenschaftlichen Sonderstationen für Schwerverletzte selten nichttraumatische Qu. G. behandeln. Diese befinden sich eher in der Pflege der Orthopädischen Heilanstalten und der Nervenkliniken. Zum *Vergleich* der Häufigkeitsverteilung sind daher nur größere Statistiken mit gemischtem Patientengut geeignet. In ihnen nehmen die traumatischen Qu. L. aber ebenfalls 65 bis 75 % der Fälle ein [26, 69, 70, 73, 76 b, 84, 87, 127, 128].

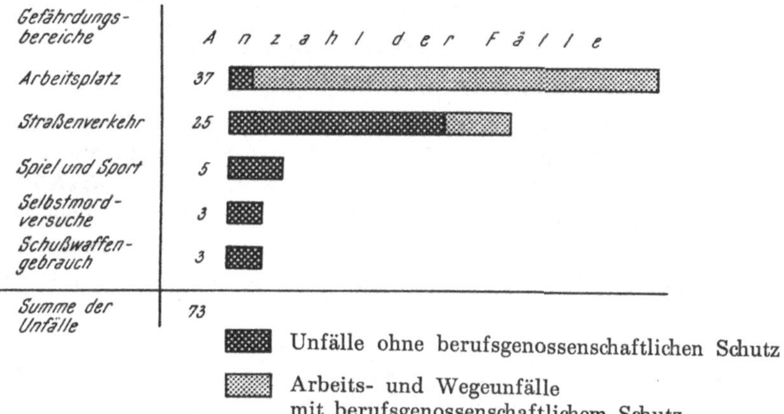


Unfälle ohne berufsgenossenschaftlichen Schutz

Arbeits- und Wegeunfälle
mit berufsgenossenschaftlichem Schutz

Abb. 2. Gefährdungsbereiche bei 73 traumatischen Querschnittslähmungen

Unsere 73 traumatischen Qu. L. erlauben eine genaue Darstellung der Entstehungsursachen. Ihre Verteilung auf die verschiedenen *Gefährdungsbereiche* (Abb. 2) richtet sich in Friedenszeiten nach der industriellen und wirtschaftlichen Struktur des Landes, in dem sich die Unfälle ereignen. Dadurch ist auch das Zahlenverhältnis der einerseits durch Arbeits- und Verkehrsunfälle sowie andererseits durch alle übrigen Unfälle verursachten Lähmungen bestimmt. Bei unseren Qu. G. aus dem Rheinland machten die *Arbeitsunfälle* die Hälfte ($^{37}/_{73}$) aller traumatischen Qu. L. aus. Dies entspricht den Angaben aus der Sonderstation der Orthopädischen Klinik Heidelberg [84, 87, 127]. Unter den wichtigsten *Unfallereignissen* (Abb. 3) waren die Abstürze von Baugerüsten und Arbeitsbühnen, vom Baum oder vom Heuboden sowie durch Bodenluken zu nennen ($^{24}/_{73}$). Dann folgten — in unserem Beobachtungsgut befinden sich die Unfallverletzten des Aachener Steinkohlenbergbaues — die Verschüttungen durch Hangendes unter Tage, durch nachrutschende Sande und Gesteine in Gruben oder Steinbrüchen ($^{10}/_{73}$). Weiter waren die direkten Gewalteinwirkungen auf umschriebene Abschnitte der Wirbelsäule nach Art von Stoß und Schlag durch umfallende Masten, Träger, Ballen und Rollen zu erwähnen ($^{6}/_{73}$). Ein Elektrotrauma kam nur einmal vor. Bei 2 der genannten 37 Arbeitsunfälle fehlte ein berufsgenossenschaftlicher Unfallschutz (Abb. 2).

Eine beträchtliche Gruppe mit mehr als einem Drittel der Fälle ($^{25}/_{73}$) stellten die *Verkehrsunfälle* dar (Abb. 3). Dieser große Anteil — Ausdruck des zunehmenden und schnellen motorisierten Straßenverkehrs — stimmt überein mit den Angaben von K. LINDEMANN (1960, 1961) und

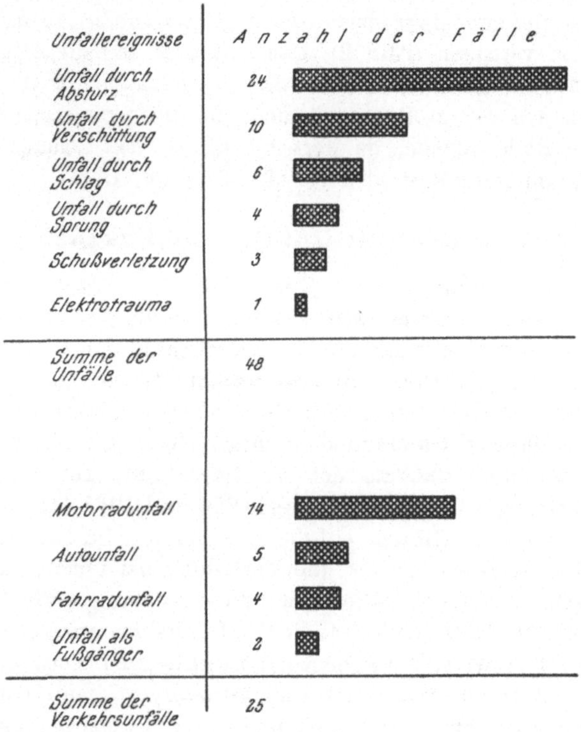

Abb. 3. Unfallereignisse bei 73 traumatischen Querschnittslähmungen

D. BRUNS (1961). In Österreich und der Schweiz, Ländern mit einer durchschnittlich geringeren Verkehrsdichte, ist die Zahl der durch Verkehrsunfälle entstandenen Qu. L. mit etwa 20 % offenbar noch nicht so groß [47, 153]. Wie auch von anderer Seite betont [9, 32], führen in der Unfallstatistik die gestürzten Motorradfahrer ($^{14}/_{25}$). Etwa ein Viertel der Verkehrsunfälle waren Wegeunfälle (Abb. 2). — Eine Ordnung der im Straßenverkehr verunglückten Qu. G. nach dem Unfalljahr zeigte zwar einen *Anstieg der Verkehrsunfälle* in den letzten Jahren unseres Beobachtungsjahrzehnts, doch sind unsere Werte für eine statistische Sicherung zu klein. Außerdem nahmen die nichttraumatischen Qu. L. ähnlich zu (Tab. 2). Auf die steigende Gesamtzahl der Qu. G. wird unten noch eingegangen (s. S. 10). In der neueren Literatur ist aber die Zunahme von Verkehrsunfällen mit schweren Verletzungsfolgen für unseren Beobachtungszeitraum erwiesen [9, 94]. Auch das Statistische Bundesamt berichtete im Jahre 1960 anhand der Sterbeziffern über ein Anwachsen aller Todesfälle infolge eines Verkehrsunfalls von 15,6 auf 20,7, bezogen auf 100 000 der Bevölkerung [255].

In unserem Beobachtungsgut waren Qu. L. infolge von *Unfällen bei Sport und Spiel* oder nach einem *Sprung in suizidaler Absicht* verhältnismäßig selten vertreten (Abb. 2). Das galt auch für die offenen Rückenmarks- und Kaudaschäden durch *Schußverletzungen* ($^3/_{73}$), die in den Übersichten aus den großen englischen und amerikanischen Zentren eine bedeutende Rolle spielen, da dort die Qu. G. des Zweiten Weltkrieges meist weiter mitgezählt werden [67, 68, 69, 156, 157].

## Die Verteilung auf die Unfall- und Erkrankungsjahre

Wenn die Verteilung aller Qu. G. auf die einzelnen Unfall- und Erkrankungsjahre betrachtet wird (Tab. 2), muß die Feststellung beunruhigen, daß — im Gegensatz zu der großen Zahl von 26 Qu. G. aus dem Jahre 1958 — die jährliche Durchschnittszahl für die Zeit von 1952 bis 1957 bei etwa 12 Qu. G. liegt, für die Jahre 1950 und 1951 aber nur bei 2 Qu. G. Dieser Unterschied ist nicht allein auf den Bevölkerungszuwachs oder die Zunahme der Verkehrsunfälle zurückzuführen. Die kleine Zahl der Qu. G. aus den Jahren 1950 und 1951 läßt sich auch nicht mit dem zusätzlichen Hinweis auf die erfolgreichere Schockbekämpfung der letzten Jahre erklären, da sich die Verteilung bei unseren 27 nichttraumatischen Qu. L. ohne ein Schocksyndrom gleichsinnig verhielt. Wir möchten daher folgern, daß zumindest die Qu. G. aus den ersten Jahren unserer Berichtszeit eine besonders hohe Letalität aufwiesen. Dies kann nicht mit Zahlen belegt werden, weil der Landesfürsorgeverband (LFV) und die Berufsgenossenschaften (BG) aufgrund ihrer Fragebogenaktion in den Jahren 1959 und 1960 lediglich die Überlebenden erfaßt haben, die Zahl der Verstorbenen aber offenbar gar nicht (LFV) oder nur sehr schwer (BG) zu ermitteln war. H. Noeske, der im Jahre 1960 ausführlich über die Betreuung der Rückenmarksverletzten durch die Berufsgenossenschaften berichtete, hat hierüber jedenfalls keine Angaben gemacht. — Bis zur Nachuntersuchung unserer Fälle aus den Jahren 1950 und 1951 waren inzwischen neun bis zehn Jahre vergangen. Es ist nicht zu entscheiden, ob die fehlenden Fälle schon in den ersten Jahren oder entsprechend der von F. Partsch und L. Wagner im Jahre 1949 errechneten durchschnittlichen Überlebenszeit von rund zehn bis zwölf Jahren kurz vor unserer Nachfrage verstorben waren. Wie sich nun die Überlebenszeiten der Qu. G. der Jahre 1951 und 1952 auch verhalten haben mögen, wichtig ist es, unser Beobachtungsgut in fünf oder zehn Jahren erneut zu katamnestizieren, um festzustellen, ob die Qu. L. der Jahre 1952 bis 1958 dann eine ähnlich hohe Letalität aufweisen, wie offenbar die der Jahre 1950 und 1951.

Zusätzlich ließe sich ermitteln, ob es in der Zwischenzeit gelungen ist, die durchschnittliche Überlebenszeit zu verlängern.

Tabelle 2. *Verteilung von 100 Querschnittsgelähmten nach Unfall- oder Erkrankungsjahr*

| Ursachen | 1950 | 1951 | 1952 | 1953 | 1954 | 1955 | 1956 | 1957 | 1958 | Summe |
|---|---|---|---|---|---|---|---|---|---|---|
| Traumatische Schädigungen..... | 1 | 3 | 9 | 6 | 9 | 7 | 11 | 9 | 18 | 73 |
| Nichttraumatische Schädigungen..... | — | — | 4 | — | 5 | 2 | 4 | 4 | 8 | 27 |
| Summe............. | 1 | 3 | 13 | 6 | 14 | 9 | 15 | 13 | 26 | 100 |
| | 4 | | 19 | | 23 | | 28 | | | 100 |
| Jahresmittel........ | 2 | | 9,5 | | 11,5 | | 14 | | 26 | |

### Die Altersverteilung

Die Verteilung unserer Fälle auf die einzelnen Altersgruppen zur Zeit des Termins I ist einmal durch die oben aufgeführten Auslesegrundsätze begrenzt (s. S. 3). Querschnittsgelähmte unter 15 Jahren und über 54 Jahren müssen daher fehlen. Zum anderen bestimmt der große Anteil von

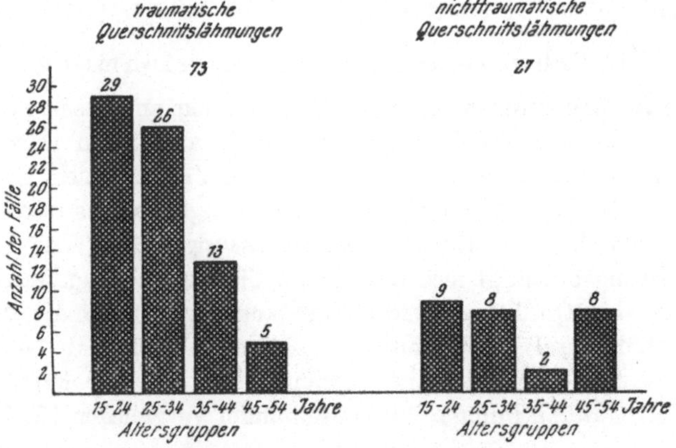


Abb. 4. Verteilung von 100 Querschnittsgelähmten nach dem Lebensalter bei Eintritt der Querschnittslähmung

73 Unfallverletzten die Verteilung auf die verschiedenen Altersgruppen (Tab. 3). Während für die nichttraumatischen Qu. L. eindeutige Unterschiede nicht nachweisbar waren, nahm die Zahl traumatischer Qu. L. mit steigendem Lebensalter signifikant ab (Abb. 4). Diese ungleiche Verteilung ist wohl vor allem auf die unterschiedliche Exposition der verschiedenen

Altersstufen gegenüber Traumen zurückzuführen. Wie weit eine erhöhte Letalität des höheren Lebensalters mitspielte, die grundsätzlich erwiesen ist [47, 172], läßt sich von unserem Beobachtungsgut aus nicht beurteilen, da wir bei unserer Nachfrage im Jahre 1960 nur die Anschriften überlebender Qu. G. gesammelt haben.

Tabelle 3. *Verteilung von 100 Querschnittsgelähmten nach Ursache der Schädigung und Lebensalter zur Zeit des Termins I*

|  | Altersgruppen in Jahren | | | | |
|---|---|---|---|---|---|
|  | 15—24 | 25—34 | 35—44 | 45—54 | Summe |
| Traumatische Schädigung...... | 29 | 26 | 13 | 5 | 73 |
| Nichttraumatische Schädigung . | 9 | 8 | 2 | 8 | 27 |
| Summe...................... | 38 | 34 | 15 | 13 | 100 |

### Die Verteilung auf die Geschlechter

65 Qu. G. waren männlichen, 35 weiblichen Geschlechts (Tab. 1). Das Überwiegen der Männer, das auch von anderen Autoren festgestellt wurde [84, 158], erklärt sich wieder zwanglos aus der besonderen Gefährdung einzelner Berufsgruppen, beispielsweise im Bergbau und Steinbruch, im Baugewerbe und in der Landwirtschaft. Außerdem benutzen Männer häufiger Motorräder und Mopeds, die vergleichsweise besonders an Unfällen beteiligt sind.

### Die Schwere der Querschnittslähmung

Statistische Erhebungen über Qu. G. gewinnen an Aussagewert, wenn gleichzeitig *Höhe und Ausdehnung der Qu. L.* angegeben werden. Diese beeinflussen, vor allem in den beiden ersten Jahren nach Eintritt der Lähmung, die Prognose, das erreichte Behandlungsergebnis und das Rehabilitationsniveau bei der Krankenhausentlassung [158]. Die Richtigkeit dieser Erfahrung bestätigt sich darin, daß die Behandlungszeiten je nach der Schwere der Qu. L. unterschiedlich ausfallen (s. S. 4). Nur wenn Querschnittshöhe und -ausdehnung — bleibende Merkmale einer defekt verheilten Qu. L. — berücksichtigt werden, lassen sich die Ergebnisse aus verschiedenen Untersuchungsreihen miteinander vergleichen [2, 168].

### a) Querschnittshöhe

*Zum methodischen Vorgehen.* Die Höhe der Qu. L. wurde bei unseren 100 Fällen *aufgrund der oberen Grenze der sensiblen und motorischen Ausfälle* im Defektstadium nach Ablauf von mindestens zwei Jahren festgelegt. Dies gilt gleichermaßen für traumatische Qu. L., deren Höhe andernorts manchmal nach der Höhe des frakturierten oder luxierten Wirbels bestimmt wird. Wenn auch die Höhe der Wirbelverletzung einerseits und die des Rückenmarkssegments oder der beiden benachbarten

Rückenmarkswurzeln andererseits meist miteinander übereinstimmen, so trifft diese Beobachtung doch nicht immer zu [48, 225, 226, 227, 228, 254], wie ein Teil unserer Qu. L. beweist.

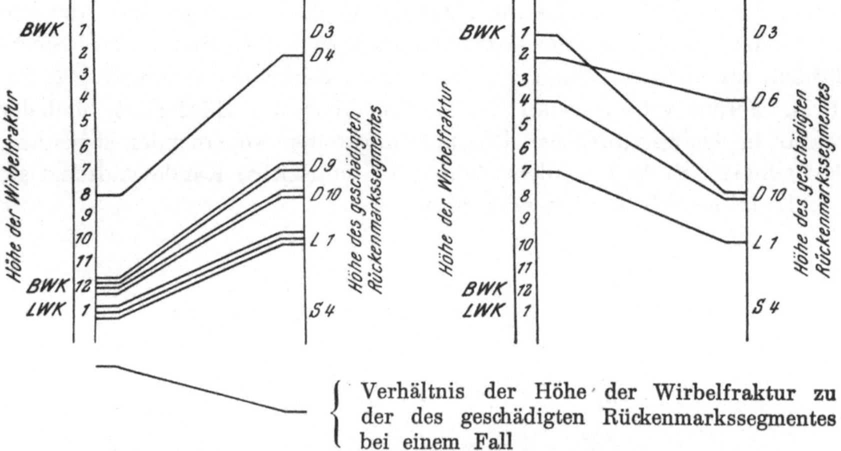



{ Verhältnis der Höhe der Wirbelfraktur zu der des geschädigten Rückenmarkssegmentes bei einem Fall

Abb. 5. Verlagerung der geschädigten Segmenthöhen bei 12 traumatischen Querschnittslähmungen mit Wirbelfrakturen zur Zeit des Termins II

*Zur Höhe der Rückenmarksschädigung und Wirbelfraktur (Abb. 5).* Soll ermittelt werden, wie häufig eine anatomische *Diskrepanz zwischen Rückenmarksschädigung und Wirbelfraktur* in einem Beobachtungsgut auftritt, so müssen die schlaffen Qu. L. des Lumbalmarks unberücksichtigt bleiben. Denn es gibt keine zuverlässigen Kriterien, die eine Unterscheidung schwerer und ausgedehnter Kaudaschäden von Verletzungen des Lumbalmarks mit Schädigung der entsprechenden Vorderhornsäulen ermöglichten. In beiden Fällen ist das zweite Neuron betroffen. Dies bedeutete für unser Beobachtungsgut, daß von 73 Fällen 54 verblieben, nachdem außerdem noch die Qu. L. infolge eines Elektrotraumas ausgeschlossen worden war. Von diesen 54 Fällen zeigten 42 Qu. L. eine Übereinstimmung der Höhe von Rückenmarkssegment und Wirbelfraktur, die übrigen 12 Fälle, also 22,2 %, eine Diskrepanz. Dieser Prozentsatz ist immerhin so hoch, daß die Höhe einer Qu. L. nur nach der Höhe des oberen geschädigten Rückenmarkssegments festgelegt werden sollte. Auf die verschiedenen im Schrifttum niedergelegten Ansichten über die Entstehung derartiger Höhenunterschiede kann hier nicht eingegangen werden [48, 225, 226, 227, 228, 254]. Zur Deutung bietet sich vor allem die Annahme eines vaskulär bedingten hypoxämischen Fernschadens des Rückenmarks an. Weiterhin wäre der Höhenunterschied auch durch einen entfernt gelegenen Kontusionsherd ohne entsprechende Wirbelfraktur zu erklären. Die Vorstellung, die langen Rückenmarksbahnen seien nur teilweise geschädigt, kann hingegen lediglich für Qu. L. herangezogen werden, deren obere Segmenthöhe unterhalb der Wirbelfraktur liegt. — Eine Verlagerung der geschädigten Segmenthöhe nach kaudal fand sich in 4 von 54 Fällen, nach kranial in 8 von 54 Fällen (Abb. 5).

*Zur Verteilung auf die verschiedenen Querschnittshöhen.* In der *Literatur* schwanken die Angaben der einzelnen Autoren über die Zusammensetzung des Beobachtungsgutes nach der Querschnittshöhe. Unterschiede ergeben sich, wenn in einem Fall alle Frischverletzten, im anderen nur die Überlebenden erfaßt wurden. Eine Auslese erfolgt nämlich bereits in den ersten Tagen, Wochen und Monaten nach Eintritt der Lähmung durch die verschiedene Letalität der Qu. G. Die Patienten mit schweren zervikalen und oberen thorakalen Lähmungen haben eine größere Sterblichkeit als die mit Lähmungen im unteren Rückenmarksbereich [47, 88, 141]. Ferner müssen auch die Zahlen über die Häufigkeit lumbaler Qu. L. in den verschiedenen Untersuchungsreihen voneinander abweichen, je nachdem, ob leichte inkomplette oder halbseitige Kaudasyndrome als Qu. L. mitgezählt werden oder nicht.

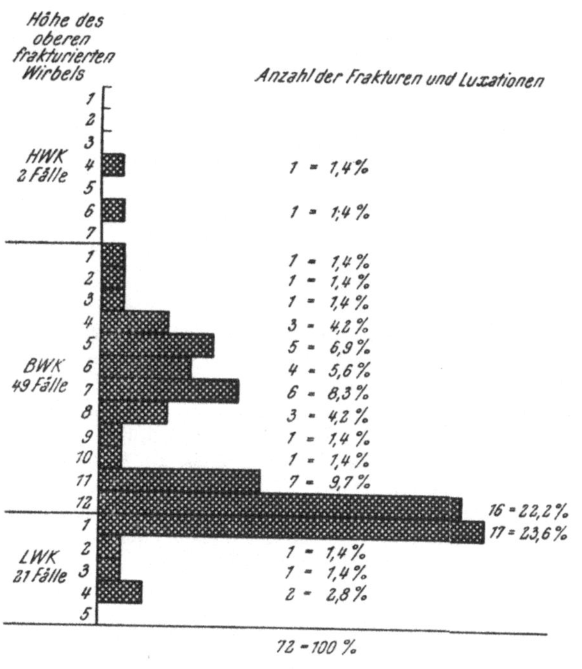


Abb. 6. Verteilung der Frakturen und Luxationen auf die Wirbelsäule bei 72 traumatischen Querschnittslähmungen
(Von den 73 traumatischen Querschnittslähmungen konnten lediglich 72 Querschnittslähmungen berücksichtigt werden, weil eine durch ein Elektrotrauma entstanden war)

Bei der üblichen Unterteilung *unseres Beobachtungsgutes* in zervikale, obere und untere thorakale (= dorsale) sowie lumbale Qu. L. fanden sich die meisten Fälle in Übereinstimmung mit den Angaben einiger anderer deutscher Autoren [26, 84, 127] in den beiden unteren Gruppen (Tab. 4). Eine solche Ansammlung ist durch die Verteilung der traumatischen Qu. L.

bedingt, die im thorako-lumbalen Übergangsbereich entsprechend der Häufung von Frakturen des 12. Brustwirbels und 1. Lendenwirbels besonders oft vorkommen (Abb. 6). — Diese Beobachtung wird mit der unterschiedlichen Beweglichkeit der Wirbelsäule erklärt, da in dem genannten Abschnitt die starre Brustwirbelsäule in die beweglichere Lendenwirbelsäule übergeht [139]. Die gleichen Verhältnisse in der Beweglichkeit wirken sich auch bei der Entstehung von Frakturen und Luxationen der unteren Halswirbelsäule ungünstig aus, die deshalb nach chirurgischen Übersichten ebenso häufig betroffen ist [47, 225, 235]. — In unserem Beobachtungsgut dürften aber die besonders kleinen Zahlen der zervikalen Querschnittslähmungen wie die der zervikalen Wirbelverletzungen durch die hohe Letalität dieser Qu. G. verursacht sein. Da totale und subtotale zervikale Qu. L. sogar völlig fehlten, ist der Schluß erlaubt, daß diese Qu. G. bei uns die Zweijahresgrenze offenbar nur ganz selten überlebten. Das stimmt mit der Erfahrung von W. HEIPERTZ (1958, 1960) überein, nach der „auch heute noch alle Totalläsionen des Halsmarkes tödlich verlaufen". J. BÖHLER (1953) meinte, „für die meisten sei es ein Glück, daß sie innerhalb der ersten Tage sterben".

Unabhängig von diesem zuletzt genannten Gesichtspunkt erscheint uns das Fehlen von totalen und subtotalen zervikalen Qu. L. ein *erster Beweis für die pflegerischen Mängel* in unseren Krankenhäusern zu sein. Denn in England und in den USA überleben solche schwerstbetroffenen Qu. G. häufiger, sie werden sogar in bescheidenem Ausmaß soweit wie möglich rehabilitiert [37]. — So berichtete D. MUNRO (1950) über 4 Kriegsverletzte mit totalen Qu. L. des Zervikalmarks, die nach Hause entlassen werden konnten, während noch in den Jahren 1930 bis 1940 alle 15 gleichartig Gelähmten im Verlauf von zehn Jahren gestorben seien. Nach dem Jahre 1950 hätten 5 von 10 Zivilgeschädigten zu Hause die Dreieinhalbjahresgrenze überlebt. — Vor allem sei auf die Letalitätsquote von L. GUTTMANN (International Congress of Physical Medicine in Paris, 1964) hingewiesen. Bei 153 Tetraplegikern mit kompletten zervikalen Läsionen, die zwischen den Jahren 1944 und 1964 in Stoke Mandeville behandelt worden waren, ergab sich eine Letalitätsrate von nur 22,2 % ($^{34}/_{153}$).

Tabelle 4. *Verteilung von 100 Querschnittsgelähmten nach Höhe und Ausdehnung der Lähmung*

| Höhe | total | subtotal | inkomplett | Summe |
|---|---|---|---|---|
| $C_4$—$C_8$ .............. | — | — | 6 | 6 |
| $D_1$—$D_5$ ............. | 10 | 4 | 2 | 16 |
| $D_6$—$D_{12}$ ............. | 24 | 11 | 12 | 47 |
| $L_1$—$L_4$ ............. | 12 | 7 | $L_1$—$L_2$ 12 | 31 |
| Summe ........... | 46 | 22 | 32 | 100 |

b) Querschnittsausdehnung

*Zum methodischen Vorgehen.* Für die Statistik und Kasuistik erscheint es uns weiter notwendig, neben der Höhe die Ausdehnung der Qu. L. mitzuteilen. Damit ist lediglich die *Ausdehnung des Schadens im Rückenmarkssegment,* also im Querschnitt gemeint und nicht die Schädigung in der Längenausdehnung. Diese kann hiervon unabhängig, so bei Myelitiden, das ganze Rückenmark erfassen. Dann sind unterhalb der Läsion nicht nur, wie bei den meisten traumatischen Qu. L., die langen Rückenmarksbahnen ausgefallen, sondern zusätzlich auch alle Reflexbögen geschädigt. Eine solch schwere Zerstörung des Rückenmarks kommt allerdings selten vor. Sie hat für die betroffenen Qu. G. große Bedeutung, weil die Trophik in diesen Fällen besonders stark beeinträchtigt ist und die schlaffen Lähmungen bei entsprechender Höhe bis zu den Armen reichen können. In der Statistik darf diese Beobachtung aber unberücksichtigt bleiben. Die Ausdehnung der Qu. L. im geschädigten Rückenmarkssegment oder in der gesamten Kauda sollte dagegen nicht nur bei der Beschreibung des Beobachtungsgutes immer angegeben werden, sondern auch bei der Darstellung der einzelnen Befunde und Behandlungsergebnisse. Denn „Patienten mit inkompletten Lähmungen sind in jeder Hinsicht günstiger gestellt" (K. Boshamer 1960). Auch nach W. Heipertz (1958) „stellen inkomplette Lähmungen im allgemeinen weniger Ansprüche an die Behandlung und zeitigen offensichtlichere Erfolge". Dem Sinn nach ähnlich äußerten sich D. Munro (1954), W. Ehalt (1955) und G. Leimbach (1956). H. Noeske (1960) behauptete sogar, daß Statistiken, in denen komplette und inkomplette Qu. G. nicht streng auseinandergehalten werden, vollkommen unzulänglich seien. Zur Bewertung der Schwere inkompletter Lähmungen ist dagegen einschränkend zu sagen, daß diese hin und wieder einer intensiveren physikalischen Behandlung bedürfen als komplette, weil sich bei den inkompletten Qu. L. die Spastik manchmal stärker entwickelt. Auch dann, wenn sich die Lähmungen inkompletter Syndrome langsam zurückbilden, kann es notwendig werden, das physikalische Training länger fortzusetzen als bei kompletten, die eine Zunahme der Muskelkraft nicht mehr erwarten lassen.

*Zur Verteilung auf die verschiedenen Querschnittsausdehnungen.* Bei den Fällen *unseres Beobachtungsgutes* wurde die Ausdehnung der Querschnittslähmung (Tab. 4) ebenso wie die Höhe nach dem irreparablen Defektsyndrom beurteilt und so entschieden, ob es sich im jeweiligen Fall um eine totale, subtotale oder inkomplette Lähmung handelte. In die Gruppe „totale Qu. L." fielen 46 Fälle mit vollständigem Verlust der Willkürmotorik, der Sensibilität und der normalen willkürlichen Entleerung von Harn und Stuhl. Als subtotal wurden 22 Qu. L. angesehen, bei denen nur funktionell belanglose Motilitätsreste neben einer Hypästhesie und Hypalgesie vorlagen. Auch hier bestanden intermittierende

Harn- und Stuhlinkontinenz oder Harn- und Stuhlverhaltung. Wie oben schon dargelegt, wurden leichte inkomplette Querschnittssyndrome ausgeschieden, so daß in der dritten Gruppe noch 32 schwere inkomplette Lähmungen enthalten sind. Unter diesen befanden sich 24 ausgeprägte Syndrome mit annähernd symmetrischen Paresen, die immer nach distal, mindestens aber von dem Segment $L_4$ an abwärts vollständig waren, außerdem 4 schwere Halsmarkläsionen und 4 schwere Qu. L. von den Segmenten $D_9$, $D_{10}$ und $L_1$ an abwärts. Bei der Hälfte dieser zuletzt genannten Gruppe von 8 inkomplett Gelähmten fehlte allerdings jede Paralyse. Die Lähmungen hatten aber immer ein solches Ausmaß, daß eine Gehfähigkeit, wenn sie später überhaupt erzielt wurde, nur mit Stützapparaten, bei Kaudalähmungen mit Peronäuszügeln oder Peronäusfedern und Unterarm-stützen möglich war. Alle diese inkomplett Gelähmten hatten Sensibilitäts-, Blasen- und Mastdarmstörungen, einige jedoch lediglich im Sinne einer leichten, durch manuellen Druck oder starkes Pressen ausgleichbaren Retentio urinae. — Ein Teil der inkomplett Gelähmten wies zur Zeit der Termine I und II viel stärkere Ausfälle auf, die sich aber bis zum Termin III so weit zurückgebildet hatten, daß diese Fälle den subtotal Querschnittsgelähmten nicht mehr zugezählt werden konnten. Dies mag auch mit dazu beigetragen haben, warum die Unterschiede am Termin II zwischen total und inkomplett Gelähmten nicht immer rechnerisch signifikant waren. — Aus der Beschreibung der Querschnittslähmungen wird deutlich, daß unsere katamnestischen Ergebnisse nur etwas über das Schicksal von schwer oder schwerst Betroffenen aussagen. Diese Beschränkung erschien uns aber wichtig, um dem Einwand von H. NOESKE (1960) zu entgehen und nicht durch das Einbeziehen von Leichtgelähmten das Recht zu eindeutigen Aussagen verloren zu haben. Da vor allem der Begriff „inkomplette Qu. L." dehnbar ist, wollen wir für den Vergleich unserer Ergebnisse mit denen anderer Autoren nach Möglichkeit vor allem totale Qu. L. verwenden, die sich von subtotalen und inkompletten Lähmungen scharf abgrenzen lassen.

# D. Katamnestische Erhebungen Medizinischer Teil

## I. Funktionsausfälle und Komplikationen der Querschnittslähmung

### 1. Die Störungen der Sensibilität

Die Art und das Muster der Sensibilitätsausfälle bei Qu. G. im einzelnen darzustellen, würde über den Rahmen dieser Arbeit hinausgehen. Weil aber die Gefahr des Wundliegens in etwa dem Verlust an Druck- und

Schmerzempfinden entspricht (s. S. 26), soll wenigstens der Schweregrad für die Störungen der einzelnen Empfindungsqualitäten bei *unserem Beobachtungsgut* angegeben werden.

*Zur Querschnittsausdehnung und Querschnittshöhe (Tab. 4).* Die 46 Qu. G. mit *totalen Lähmungen* hatten eine komplette Empfindungslosigkeit für Berührungs-, Schmerz-, Temperatur- und Bewegungsreize (Anästhesie, Analgesie und vollständige Lagesinnausfälle), die sich von dem obersten geschädigten Rückenmarkssegment oder von der obersten geschädigten Kaudawurzel bis zur Fußsohle und zum Analring ausdehnte. Wie hoch die Sensibilitätsausfälle bei diesen 46 Qu. G. hinaufreichten, ergibt sich aus der Tabelle über die Höhe der Qu. L. (Tab. 4). Zervikale Qu. L. fehlten. Die verschiedenartigen Empfindungsqualitäten im Bereich der oberen Grenzzone haben wir ebensowenig berücksichtigt wie die Schwankungen der Grenze in den ersten Tagen und Wochen nach dem Auftreten der Qu. L. Die angegebenen Höhen und Schweregrade beziehen sich immer auf das unveränderliche Defektstadium.

Die 54 *unvollständig Gelähmten* mit subtotalen oder inkompletten Qu. L. boten zwar nicht regelmäßig Sensibilitätsausfälle, doch stets Sensibilitätsstörungen mehr oder minder schwerer Natur. Meist fanden sich in den oberen betroffenen Segmenten eine Hypästhesie und eine Hypalgesie, die mit zunehmender Entfernung vom Rumpf, also nach distal, bis zur Anästhesie oder Analgesie zunahmen ($^{44}/_{54}$ = 81,5 % der Fälle).

Nur 10 der unvollständig Gelähmten ließen jede Anästhesie und Analgesie vermissen;

nur 19 der unvollständig Gelähmten ließen jede Anästhesie vermissen, hatten aber analgetische Körperabschnitte;

nur 12 der unvollständig Gelähmten ließen jede Analgesie vermissen, hatten aber anästhetische Körperabschnitte.

Lediglich 2 Qu. G. konnten geführte Bewegungen in allen Gelenken erkennen. — Somit ist die Feststellung berechtigt, daß auch die Sensibilitätsstörungen der unvollständig Gelähmten entsprechend unserer Auslese keineswegs leicht waren. Zugleich ist die große Gefährdung unseres Beobachtungsgutes durch Dekubitalgeschwüre schon ersichtlich. Das gilt umso mehr, wenn bedacht wird, wie viele dieser Qu. G. in der ersten Zeit nach Eintritt der Qu. L. noch schwerere und ausgedehntere Sensibilitätsstörungen aufwiesen als in dem hier berücksichtigten Defektstadium nach Ablauf von mindestens zwei Jahren. — Die Höhe der Sensibilitätsstörungen entsprach wieder der Verteilung auf zervikale, thorakale und lumbale Qu. L., wie sie aus der Tab. 4 zu ersehen ist.

## 2. Die Komplikationen infolge von Druckgeschwüren

### Vorbemerkungen und Literatur

Von jeher werden mit dem *Begriff* Dekubitus die durch anhaltenden Druck entstandenen Nekrosen der Haut und der darunter liegenden Gewebe bezeichnet. Die Druckschädigung der Haut tritt umso schneller ein, je schwerer oder abgemagerter der entsprechende Körperabschnitt, je härter die Unterlage und je kleiner die Auflagefläche ist. Die örtlichen Störungen der Durchblutung, der Schweißsekretion, des Wärmehaushalts und des Stoffwechsels fördern die Geschwürsbildung ebenso wie eine sich entwickelnde Anämie. Liegt der Qu. G. länger in Urin oder Kot, so wird seine Haut zusätzlich geschädigt. Weitere Gefahren bedeuten Reflexsynergien, die aufliegende Hautstellen durchscheuern. Auch beim Umbetten, Ankleiden und Training kann durch Verletzungen ein Druckgeschwür verursacht werden. Alle genannten Faktoren wirken sich mit zunehmender Ausdehnung der Qu. L. besonders ungünstig aus, also am stärksten bei totalen Qu. L. mit vollständigen Muskellähmungen und völligem Sensibilitätsverlust [158].

Das *Ziel der Behandlung* ist darin zu sehen, den Qu. G. vor allem durch pflegerische Maßnahmen vor dem Auftreten größerer und kleinerer Druckgeschwüre zu bewahren. Damit wird das Behandlungsergebnis zu einem Kriterium erfahrener und gewissenhafter Pflege.

Über die *Aussichten,* bei einer Qu. L. *das Durchliegen zu vermeiden,* gehen die Meinungen auseinander: F. Brussatis und W. Taillard (1952), G. Neubauer (1953), D. Munro (1954), G. Leimbach (1955), L. Guttmann (1956, 1964), P. Houssa und A. Tricot (1959), K. Lindemann (1960), K. L. Lemberg (1961) vertreten die Ansicht, das Druckgeschwür verhindern zu können. W. Ehalt und A. Titze (1957) halten es für sehr wahrscheinlich, H. Schultheiss (1960) für fast sicher, daß ein Dekubitus nicht zu entstehen braucht. Nach Ansicht von M. Hentschel (1957), W. Arens (1958), A. Rütt (1958) und F. W. Meinecke (1960) lassen sich aber Druckgeschwüre nicht unbedingt verhindern. W. Arens (1958 und persönliche Mitteilung) hat in diesem Zusammenhang eine entsprechende Rundfrage an einige westdeutsche Kliniken gerichtet, die sich in größerem Rahmen mit der Behandlung von Qu. G. befassen. Die eingegangenen Antworten von Boshamer, Edelmann, Fuss, Lob, Schwier und Seeger fielen unterschiedlich aus. Man kann sie aber — ohne allzu große Vereinfachung — dahin zusammenfassen, daß trotz sorgfältiger Pflege „dem Durchliegen nicht immer zu entgehen ist". Dabei mißt K. Boshamer (1960) offenbar neben der direkten Druckschädigung auch der allgemeinen Resistenzminderung, wie sie durch Komplikationen des Urogenitaltraktes hervorgerufen wird, eine besonders große Bedeutung zu. Wenn nun auch die Ansichten darüber, ob jedes Dekubitalgeschwür zu vermeiden gewesen wäre, nicht übereinstimmen, so besteht doch darin Einigkeit, daß nicht jeder komplett Gelähmte sich zwangsläufig in den ersten Monaten aufliegen muß. So konnten wir im Querschnittsgelähmtenzentrum in Stoke Mandeville (L. Guttmann) — ebenso wie H. Noeske (1960) und S. Hage (1961) — genügend einwandfreie Beobachtungen sammeln, die dies belegen. Auch G. Neubauer zeigte uns aus seinem Rehabilitationszentrum in Tobelbad unter 16 Qu. G. verschiedener Schweregrade 3 komplett gelähmte Traumatiker, die während einer siebenmonatigen Behandlung nie an einem Dekubitus gelitten hatten. Patienten aus den vier Arbeitsunfallkrankenhäusern Österreichs, in denen ein regelmäßiger Lagewechsel mit Freilagerung der gefährdeten Stellen durchgeführt wird, sind nach seinem Bericht so gut wie nie durchgelegen. Insgesamt rechnet G. Neubauer, daß 40 % der zu ihm eingewiesenen Qu. G. frei von Druckgeschwüren sind. Bei dieser Zahl sind allerdings auch die inkompletten Qu. L. berücksichtigt. — Zu unserer Überraschung mußten wir bei der Aufnahme eines deutschen Auswanderers mit kompletter traumatischer Qu. L. in Höhe von $C_7$ feststellen, daß er während einjähriger Behandlung im Paraplegiker-Zentrum des Austin Hospitals, Heidelberg bei Melbourne (Australien) (D. J. E. Cheshire), *nie* an einem Dekubitus gelitten hatte. Er war nach den Grundsätzen von L. Guttmann durch einen Lagewechsel — in ein- bis zwei- oder dreistündigen Intervallen je nach Lähmungsdauer — und unter Verwendung von Schaumgummimatratzen behandelt worden. Dieser Fall hat uns bewiesen, daß sogar bei einer kompletten Schädigung in einer Höhe von $C_7$ — mit völligem  Verlust der eigenen Beweglichkeit — sich der Dekubitus vermeiden läßt. — Wie hoch der Prozentsatz dekubitusfreier Qu. G. durch *„klassisches Wenden"* getrieben werden kann, ist von unseren Beobachtungen und von der Literatur aus nicht zu entscheiden. Die These vom unersetzlichen Umlagern scheint bisher unwiderlegt [17, 29, 32, 46, 47, 70, 79, 87, 89, 98, 112, 123, 127, 135, 148, 160, 236]. Sie wäre nur durch Beobachtungen an solchen Fällen überzeugend einzuengen, die sich trotz regelmäßigen Wendens durchlagen. Sorgfältige Protokolle müßten die streng eingehaltenen zeitlichen Intervalle zwischen den Umlagerungen belegen, wenn derartige Beobachtungen überzeugen sollen.

An dieser Stelle sei kurz die deutsche Literatur genannt, soweit in ihr *Vergleichszahlen* über die Dekubitushäufigkeit zur Zeit der Krankenhausaufnahme erwähnt sind. Dabei gilt — wie auch bei vielen späteren Vergleichsangaben —, daß die Befunde weder untereinander noch mit unseren ohne *große* Vorbehalte vergleichbar sind. Oft war nämlich das jeweilige Beobachtungsgut, was die Schwere der Lähmung (Höhe und Ausdehnung), die Länge der Beobachtungszeit und die Lähmungsdauer angeht, recht unterschiedlich zusammengesetzt. — Trotzdem wollen wir in unserer Arbeit derartige Zahlenangaben im Schriftgrad Petit und unter den Stichworten *„Vergleichszahlen"*, *„Vergleichsangaben"* oder *„Vergleich"* gesammelt referieren, so daß der Leser sie gut auffinden und von unseren eigenen Zahlenangaben leicht abgrenzen kann.

Aus der Nachuntersuchungsreihe von W. Heipertz (1956) ist zu entnehmen, daß die Mehrzahl von seinen 100 Qu. G. durchschnittlich ein Jahr vor der Aufnahme außerhalb vorbehandelt worden war. Die meisten Patienten, darunter 56 mit kompletten Qu. L., litten an hartnäckigen Dekubitalgeschwüren. Diese kamen bei der Hälfte der Fälle durch konservative Maßnahmen schließlich zur Abheilung, bei einem Viertel erst nach erfolgreichen Hautplastiken. Das übrige Viertel der Qu. G. zeigte auch bei der Nachfrage noch Druckgeschwüre. Daher spricht sich der Verfasser für ein aktives Vorgehen aus.

E. Kreusch veröffentlichte im Jahre 1957 die Ergebnisse bei 140 Qu. G. des Versorgungskrankenhauses in Bad Pyrmont, unter denen sich 112 Versehrte des Ersten und Zweiten Weltkrieges befanden. Anlaß zur dortigen Aufnahme in den Jahren 1945 bis 1952 gaben Badekuren, orthopädische Neuversorgung und Behandlung von Komplikationen. Es handelte sich also vorwiegend um „alte" Fälle mit unterschiedlich langen Verläufen, die zu 28,6 % komplett gelähmt waren. 30 Patienten boten bei der Aufnahme noch einen großen Dekubitus, dessen Heilung zwar in den meisten Fällen gelang, „jedoch nur um den Preis eines oft monatelangen Krankenhausaufenthaltes, der bei richtiger Frühbehandlung ohne weiteres hätte vermieden werden können".

Bei 101 Gelähmten — darunter 56 mit kompletten Qu. L. — aus den Behandlungsjahren 1956 bis 1958, über die K. Lindemann (1960) berichtete, war in 46 Fällen der Heilverlauf durch Dekubitalgeschwüre verzögert. 10 Operationen waren zu ihrer Beseitigung vonnöten. Ähnlich lauten die Angaben von D. Bruns (1961) aus der gleichen Klinik.

Auch S. Hage (1961) hat die Komplikationen infolge von Druckgeschwüren bei ihren 20 Fällen, von denen 10 total gelähmt waren, anschaulich beschrieben. Ein Dekubitus konnte auf die Dauer nur in 4 besonders günstig gelagerten Fällen vermieden werden. 13 Patienten waren durch Druckgeschwüre gefährdet, bettlägerig und langwierig behandlungsbedürftig. Von geringerem Schweregrad war das Dekubitalleiden der 3 übrigen Patienten.

## Eigene klinische Daten

### Häufigkeit und Ausmaß der Druckgeschwüre in den Beobachtungsabschnitten A und B (Abb. 7)

Zunächst stellt sich die Frage, wie viele unserer Qu. G. im ersten Beobachtungsabschnitt (A) mit heiler Haut die schädigenden Druckeinwirkungen überstanden haben. Lediglich 8 von 100 Qu. G. blieben frei von Druckgeschwüren. Diese kleine Zahl von 8 Fällen verliert noch mehr an Gewicht, wenn berücksichtigt wird, daß alle 8 Patienten eine „günstige" Anamnese aufwiesen. Es handelte sich bei ihnen nämlich immer um raumfordernde oder — seltener — um entzündliche Prozesse, die das Rückenmark schon über eine längere Zeit hin vorgeschädigt hatten, ehe es zu erheblichen oder totalen Ausfällen gekommen war. Bei diesen Kranken hatte offenbar ein schweres Schockstadium gefehlt. 9 andere Patienten mit ähnlich gelagerten Prozessen waren jedoch trotz einer Vorschädigung des Rückenmarks durchgelegen, so daß unsere Beobachtung nicht verallgemeinert werden darf. Gleichzeitig wurde in erschütternder Weise deutlich, daß nicht einer unserer 73 Unfallverletzten frei von

Dekubitalgeschwüren geblieben war. Dies galt sowohl für Qu. G. der ersten sieben Jahre unserer Beobachtungszeit als auch für Verletzte der Jahre 1957 und 1958.

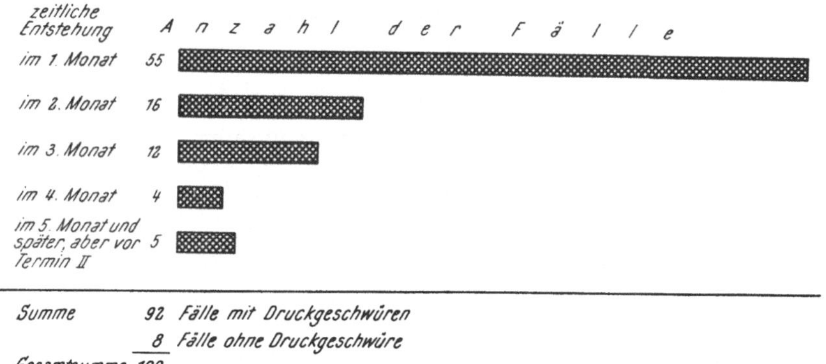


Abb. 7. Häufigkeit und Ausmaß der Druckgeschwüre bei 100 Querschnittsgelähmten in den verschiedenen Beobachtungsabschnitten

Veröffentlichungen über die Häufigkeit von Dekubitalgeschwüren innerhalb ähnlicher Zeitstrecken, die einen *Vergleich mit unseren Zahlen* zuließen, sind nur vereinzelt vorhanden. Genau wie wir, sahen die Schweizer Autoren U. Müller-Egger und B. v. Rütte (1957) in der ersten Zeit nach Auftreten der Qu. L. bei *allen* Unfallverletzten mit *totalen* Lähmungen Druckgeschwüre. Auch diesen Patienten fehlte eine sachgemäße Spezialbehandlung. Nur 5 % der Fälle waren regelmäßig gewendet worden.

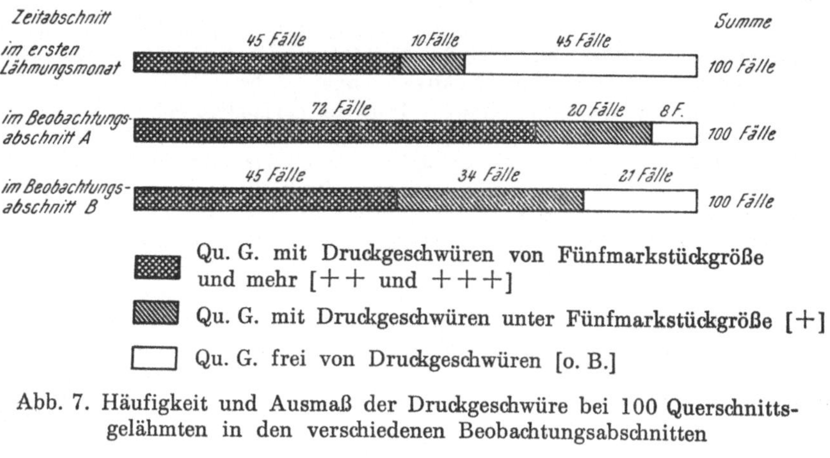


Abb. 8. Zeitliche Entstehung der Druckgeschwüre bei 100 Querschnittsgelähmten im Beobachtungsabschnitt A

*Zur zeitlichen Entwicklung (Abb. 8).* Die ersten Druckgeschwüre traten bei unseren 92 Fällen überwiegend in den ersten Wochen und Monaten nach Eintritt der Qu. L. auf. Mehr als die Hälfte der Qu. G. lag sich bereits im ersten Monat wund. So wird die immer wieder vertretene Ansicht bestätigt, daß die Pflege der ersten Wochen entscheidend wichtig ist. Damit wird zugleich die schwere Aufgabe deutlich, die den erstbehandelnden Kräften zufällt. — Zu welchem Zeitpunkt das kurzfristige Wenden in ein längerfristiges umgewandelt werden darf, konnte von unserem Beobachtungsgut aus nicht entschieden werden, da sich unter unseren Fällen nicht ein einziger Qu. G. mit einem Schockstadium befand, der frei von Dekubitus geblieben war. Immerhin lagen sich auch im vierten Monat nach Erkrankungsbeginn und später noch 9 unserer Fälle erstmals durch.

*Zur Dekubitusgröße (Abb. 7).* Einer statistischen Erfassung der Dekubitusgrößen sind bestimmte Grenzen gesetzt, weil in den Krankenblättern fast immer Schätzwerte eingetragen waren und die eigenen „Maßstäbe" der Qu. G. für die Krankenhauszeit und den häuslichen Aufenthalt manchmal unterschiedlich ausfielen. Eine Orientierung über die Maximalgröße der Druckgeschwüre mag sich aber aus unserer Abbildung ergeben. Dabei sind Druckgeschwüre ohne Größenangabe als Dekubitus unter Fünfmarkstückgröße gewertet worden. — Es zeigte sich, daß in den Beobachtungsabschnitten A und B mindestens 45 % der Qu. G. mit großen Druckgeschwüren behaftet waren. Von den 72 großen Geschwüren im Abschnitt A erreichten 42 sogar mehr als Handtellergröße.

*Zur Lokalisation der Druckgeschwüre (Tab. 5).* Wie man die Prädilektionsstellen für Druckgeschwüre vorbeugend schützt, wurde eindringlich von L. GUTTMANN (1953) und anderen Autoren beschrieben. Trotzdem stellten sich bei unserem Beobachtungsgut die Dekubitalgeschwüre weiter an den gleichen bevorzugten Körperstellen ein. Wenn von 92 Betroffenen das Kreuz- und Steißbein 72mal, die Fersen, fast immer beidseits, 46mal und der Rücken 21mal durchgelegen waren, so spricht dies unseres Erachtens dafür, daß die Patienten ohne ausreichendes Wenden vorwiegend auf dem Rücken gelegen haben. Das Gefälle zu den anderen Prädilektionsstellen, wie Trochanter, Spina ilica anterior, Fußknöchel, Fußrücken oder Zehen, dürfte sonst nicht so groß sein. Diese Stellen waren jeweils höchstens bei 7 Qu. G. beteiligt. — Später, im Beobachtungsabschnitt B, als in der Zwischenzeit 24 Qu. G. frei von Druckgeschwüren geworden waren, zeigte sich dann, daß zur Entlastung der 220 Druckgeschwüre an der Dorsalseite die Seitenlagerung zwar häufiger, aber auch wieder jeweils zu lange angewandt wurde. Die Trochanteren waren jetzt nämlich bei 17 Qu. G. durchgelegen, zur Hälfte beidseits. Die oft der äußeren Öffnung nach nicht einmal sehr großen, aber meist ausgebuchteten oder tiefreichenden Sitzbeindekubitus, die im Abschnitt A noch keine wesentliche Rolle spielten, fanden sich jetzt bei 16 Patienten, was zwanglos durch den Übergang von vorwiegender Bettlägrigkeit zur Rollstuhlbenutzung erklärt werden darf. — Wie außerordentlich wichtig es in diesem Zusammenhang ist, den sitzfähigen Qu. G. von Anfang an zum regelmäßigen Hochstemmen des Körpers von der Sitzfläche — in Abständen von zehn Minuten — zu erziehen, kann nicht oft genug wiederholt werden. Nur dadurch und durch veränderte Gewichtsverteilung wird die druckgefährdete Haut über den Sitzbeinknorren geschont (*Dekubitus-Schutzverhalten* nach L. GUTTMANN 1956; referiert bei E. KREUSCH, K. L. LEMBERG und F. VOLKMANN 1957 u. a. [85, 187 a, 238]). — Nach Abzug der Fälle, die immer frei von Druckgeschwüren waren, läßt sich errechnen, daß die meisten Qu. G. in den Abschnitten A oder B durchschnittlich mit je 3 Dekubitus behaftet gewesen sind.

Tabelle 5. *Lokalisation und Häufigkeit der Druckgeschwüre bei 92 Querschnittsgelähmten in den Beobachtungsabschnitten A und B*

| Lokalisation der Druckgeschwüre | A | | B | |
|---|---|---|---|---|
| | Anzahl der Fälle | Anzahl der ein- und beidseitigen Druckgeschwüre | Anzahl der Fälle | Anzahl der ein- und beidseitigen Druckgeschwüre |
| Kreuz- und Steißbein | 72 | | 62 | |
| Fersen | 46 (fast immer bds.) | | 40 (meist bds.) | |
| Rücken | 21 | | 7 | |
| Fibulaköpfchen | 8 (meist bds.) | | 5 (einseitig) | |
| Waden | 10 (meist bds.) | | 13 (zur Hälfte bds.) | |
| Kniekehlen | 7 (meist bds.) | | 3 (einseitig) | |
| Trochanteren | 7 (meist eins.) | | 17 (zur Hälfte bds.) | |
| Spina ilica anterior | 5 (meist bds.) | | 2 (ein- und bds.) | |
| Gesäß | 5 | 259 | 3 | 244 |
| Sitzbein | 4 (beidseitig) | | 16 (meist bds.) | |
| Knöchel | 3 (meist eins.) | | 8 (meist eins.) | |
| Spina ilica posterior | 3 (einseitig) | | 1 (einseitig) | |
| Fußrücken | 1 (einseitig) | | — | |
| Zehen | 1 (einseitig) | | 3 (meist eins.) | |
| Patella | — | | 2 (ein- und bds.) | |
| Penis-Skrotum-winkel* | — | | 1 | |

* Durch Urinflasche.

## Häufigkeit und Ausmaß der Druckgeschwüre zur Zeit der Termine II und III (Abb. 9)

Jeder, der die langen Heilungszeiten der großen oder tiefen Druckgeschwüre kennt, wird nicht davon überrascht sein, daß zum Termin II — an dem die Rehabilitation unter angemessenen Bedingungen abgeschlossen sein sollte — nicht weniger als 77 von 100 Qu. G. an Dekubitus litten. Diese hatten bei 50 Qu. G. eine Ausdehnung von Fünfmarkstückgröße bis über Handtellergröße. Aber auch am Termin III, bis zu dem die doppelte Zeitspanne vergangen war, wiesen noch 33 von 100 Qu. G. ähnlich große Geschwüre auf.

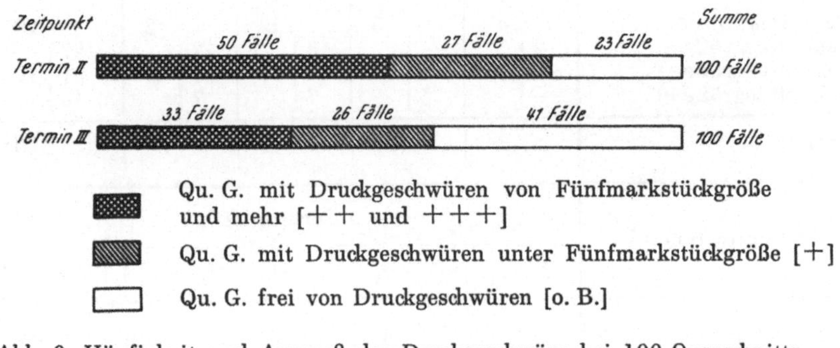


Abb. 9. Häufigkeit und Ausmaß der Druckgeschwüre bei 100 Querschnittsgelähmten zur Zeit der Termine II und III

Für einen *Vergleich* der Dekubitushäufigkeit in verschiedenen Beobachtungsreihen eignen sich am besten *total* Gelähmte. Dabei wird *unser Ergebnis* vom Termin II, zu dem 82,6 % der total Gelähmten Druckgeschwüre boten, in etwa von K. Boshamer (1960) bestätigt. Bei rund 90 % seiner total Gelähmten bestanden — allerdings nach unterschiedlich langer Lähmungsdauer — zur Zeit der Aufnahme Dekubitalgeschwüre.

*Zur Querschnittshöhe (Tab. 6)*. Am Termin II fiel auf, daß alle Qu. G. mit *lumbalen* Schäden zum Unterschied von den zervikal und thorakal Gelähmten noch mit einem Dekubitus behaftet waren. Der Unterschied ist rechnerisch signifikant[1]. 2 dekubitusfreie lumbale Fälle sprachen nicht gegen diese Feststellung. Sie waren nämlich deswegen von Anfang an nicht durchgelegen, weil es sich bei ihnen um Patienten ohne einen spinalen Schock handelte.

Daraus folgt die Frage, ob die lumbalen Qu. L. nicht eine verhältnismäßig längere Zeit bis zum Ausgleich der vasomotorisch-trophischen Störungen benötigen als die thorakalen Qu. L. O. Marburg (1936) hat dies bejaht. — Zur Zeit von Termin III bestand bei unseren Fällen kein Unterschied mehr zwischen den oberen und den lumbalen Qu. L. hinsichtlich der Dekubitushäufigkeit.

*Zur Querschnittsausdehnung (Tab. 7)*. Eine Aufteilung der Fälle in totale, subtotale und inkomplette Qu. L. zeigte, daß eine inkomplette Lähmung unter unseren unzulänglichen Behandlungsbedingungen an den

---

[1] Wenn in dieser Arbeit der Ausdruck „rechnerisch signifikant" gebraucht wird, so ist damit eine Sicherheit von 95 % gemeint (Binominalverteilung).

**Tabelle 6.** *Dekubitusbefund bei 100 Querschnittsgelähmten zur Zeit der Termine II und III (nach Querschnittshöhe geordnet)*

| Dekubitusbefund | Termin II | | | | |
|---|---|---|---|---|---|
| | $C_4$—$C_8$ | $D_1$—$D_5$ | $D_6$—$D_{12}$ | $L_1$—$L_4$ | Summe II |
| Ohne Dekubitus...... | 4 | 5 | 12 | 2 | 23 |
| Dekubitusgröße + .... | 2 ⎱ | — ⎱ | 13 ⎱ | 12 ⎱ | 27 ⎱ |
| Dekubitusgröße ++ .... | — ⎰ 2 | 6 ⎰ 11 | 15 ⎰ 35 | 10 ⎰ 29 | 31 ⎰ 77 |
| Dekubitusgröße +++ .... | — | 5 | 7 | 7 | 19 |
| Summe............. | 6 | 16 | 47 | 31 | 100 |

| Dekubitusbefund | Termin III | | | | |
|---|---|---|---|---|---|
| | $C_4$—$C_8$ | $D_1$—$D_5$ | $D_6$—$D_{12}$ | $L_1$—$L_4$ | Summe III |
| Ohne Dekubitus...... | 5 | 5 | 18 | 13 | 41 |
| Dekubitusgröße + .... | 1 ⎱ | 6 ⎱ | 9 ⎱ | 10 ⎱ | 26 ⎱ |
| Dekubitusgröße ++ .... | — ⎰ 1 | 3 ⎰ 11 | 17 ⎰ 29 | 6 ⎰ 18 | 26 ⎰ 59 |
| Dekubitusgröße +++ .... | — | 2 | 3 | 2 | 7 |
| Summe............. | 6 | 16 | 47 | 31 | 100 |

+ = Dekubitus unter Fünfmarkstückgröße.

++ = Dekubitus von Fünfmarkstückgröße bis unter Handtellergröße.

+++ = Dekubitus über Handtellergröße.

Dekubitus ohne Größenangabe sind unter „Dekubitusgröße +" aufgeführt.

Terminen II und III nur verhältnismäßig selten größere Aussichten für Dekubitusfreiheit bot. Unterschiede zwischen totalen und subtotalen Qu. L. einerseits und inkompletten andererseits waren zwar vorhanden, aber nicht signifikant. — Wenn jedoch die 10 inkomplett Gelähmten (s. S. 18), bei denen an keinem Körperabschnitt eine Anästhesie und eine Analgesie bestanden, mit den 90 Qu. G. verglichen werden, bei denen anästhetische und analgetische Segmente vorlagen, so kam folgendes Ergebnis zustande:

am *Termin II:*

10 Fälle *ohne* Anästhesie und Analgesie
     wiesen in 9 Fällen (90,0 %) keinen Dekubitus auf,
90 Fälle *mit* Anästhesie und Analgesie
     wiesen in 14 Fällen (15,6 %) keinen Dekubitus auf;

am *Termin III:*

10 Fälle *ohne* Anästhesie und Analgesie
     wiesen in 10 Fällen (100,0 %) keinen Dekubitus auf,
90 Fälle *mit* Anästhesie und Analgesie
     wiesen in 31 Fällen (34,4 %) keinen Dekubitus auf.

Diese Unterschiede in den Prozentsätzen sind zu beiden Terminen rechnerisch signifikant. Damit wird unsere Ansicht von der günstigeren Prognose hypästhetisch-hypalgetischer Qu. L. bekräftigt, soweit sie sich auf das Freisein von Dekubitalgeschwüren bezieht.

Tabelle 7. *Dekubitusbefund bei 100 Querschnittsgelähmten zur Zeit der Termine II und III (nach Querschnittsausdehnung geordnet)*

| Dekubitusbefund | Termin II | | | | Termin III | | | |
|---|---|---|---|---|---|---|---|---|
| | total | subtotal | inkomplett | Summe II | total | subtotal | inkomplett | Summe III |
| Ohne Dekubitus..... | 8 | 3 | 12 | 23 | 15 | 9 | 17 | 41 |
| Dekubitusgröße + ... | 13⎫ | 4⎫ | 10⎫ | 27⎫ | 14⎫ | 3⎫ | 9⎫ | 26⎫ |
| Dekubitusgröße ⧺ ... | 14⎬38 | 10⎬19 | 7⎬20 | 31⎬77 | 14⎬31 | 7⎬13 | 5⎬15 | 26⎬59 |
| Dekubitusgröße ⧻... | 11⎭ | 5⎭ | 3⎭ | 19⎭ | 3⎭ | 3⎭ | 1⎭ | 7⎭ |
| Summe............ | 46 | 22 | 32 | 100 | 46 | 22 | 32 | 100 |

+ = Dekubitus unter Fünfmarkstückgröße.
⧺ = Dekubitus von Fünfmarkstückgröße bis unter Handtellergröße.
⧻ = Dekubitus über Handtellergröße.
Dekubitus ohne Größenangabe sind unter „Dekubitusgröße +" aufgeführt.

## Angewandte prophylaktische und therapeutische Maßnahmen

### a) Arten der Lagerung

Die hierher gehörenden Richtlinien haben in der *Literatur* eine breite Erörterung gefunden [16, 24, 26, 28, 47, 51, 68, 71, 81, 98, 112, 127, 135, 160, 164, 189, 192, 203, 231, 236]. Auf die große Bedeutung, die dabei der Dekubitusprophylaxe zufällt, wurde bereits hingewiesen (siehe S. 20).

Unsere Zusammenstellung der Lagerungsarten (Tab. 8) zeigt, daß bei dem *eigenen Beobachtungsgut* während der Beobachtungsabschnitte A und B recht unterschiedlich verfahren wurde. Wenn bei ein und demselben Qu. G. im Lauf der Monate verschiedene Maßnahmen verzeichnet waren, wurden diese alle mitgezählt. Werden die Regeln aus englischen und amerikanischen Paraplegiker-Zentren zum Maßstab gewählt, dann kamen in den ersten Monaten nach dem Eintritt der Qu. L. *(Beobachtungsabschnitt A)* am häufigsten Behandlungsmöglichkeiten vor, die als unzureichend bewertet werden [17, 29, 32, 70, 71, 87, 98, 104, 112, 148, 153, 158, 160, 187a, 192]. Dies waren: die einfache Lagerung des Patienten auf einer gewöhnlichen Matratze ($^{31}/_{100}$) sowie die Lagerung im Gipsverband ($^{27}/_{100}$) und in der Gipsschale ($^{30}/_{100}$). Die bisher wirksamsten

Methoden — den Qu. G. möglichst regelmäßig zu wenden ($^{24}/_{100}$) und ihn auf Schaumgummi zu lagern ($^{17}/_{100}$) — waren dagegen nicht sehr häufig zu verbuchen. Die Lagerung im Drehbett ($^{3}/_{100}$) oder auf der Alternating-Matratze ($^{2}/_{100}$) gehörte ebenso zu den Seltenheiten wie die auch bei uns als überholt [24, 16] angesehene Lagerung auf dem Wasserbett ($^{7}/_{100}$) oder im Dauerbad ($^{2}/_{100}$).

Nachdem in der Zwischenzeit viele Druckgeschwüre an der dorsalen Körperseite der Qu. G. entstanden waren (Tab. 5), entsprachen die Behandlungsmaßnahmen im *Beobachtungsabschnitt B* eher den neuzeitlichen Anforderungen (Tab. 8). Trotzdem wurden aber nur 39 von 100 Qu. G. regelmäßig gewendet oder drehten sich jetzt selber. 28 Qu. G. lagen nun zwar auf Schaumgummimatratzen, jedoch ist mit dieser Zahl nicht einmal ein volles Drittel aller Fälle erreicht.

Tabelle 8. *Arten der Lagerung zur Dekubitusbekämpfung und ihre Anwendungshäufigkeit bei 100 Querschnittsgelähmten in den Beobachtungsabschnitten A und B*

| Lagerungsarten | Beobachtungsabschnitt | |
| --- | --- | --- |
| | A | B |
| | Anzahl der Maßnahmen | |
| Wenden des Qu. G., mehr oder weniger häufig .. | 24 | 39 |
| Wenden des Qu. G. im Drehbett | 3 | 1 |
| Lagerung des Qu. G. auf Alternating-Matratze ... | 2 | 4 |
| Lagerung des Qu. G. auf Schaumgummi | 17 | 28 |
| Lagerung des Qu. G. auf Wasserbett | 7 | 4 |
| Lagerung des Qu. G. im Dauerbad | 2 | 1 |
| Einfache Lagerung des Qu. G. auf Matratzen, ohne Wenden | 31 | 30 |
| Behandlung mit Gipsverband | 27 | 3 |
| später oft Übergang zur Lagerung in Gipsschale . | 30 | 14 |

b) **Bluttransfusionen und Plasmainfusionen**

Von den oft empfohlenen Bluttransfusionen [16, 24, 29, 37, 68, 71, 87, 90, 98, 112, 123, 148, 160] und Plasmainfusionen [98, 148, 160], die regelmäßig in kleinen Abständen wiederholt werden sollten, wurde bei *unseren Qu. G.* verhältnismäßig wenig Gebrauch gemacht (Tab. 9), nämlich im Beobachtungsabschnitt A bei gut 30 % und im Beobachtungsabschnitt B bei knapp 20 % der durchgelegenen Fälle. Bei einem Drittel der Empfänger begnügte man sich mit 1 bis 2 Infusionen während des ganzen Zeitraums.

c) **Operationen**

Eine Erörterung der operativen Behandlungsmöglichkeiten und ihrer Erfolge muß dem Spezialisten überlassen bleiben [34, 68, 231]. Hier sei

Tabelle 9. *Anwendung von Bluttransfusionen bei Querschnittsgelähmten mit Dekubitus in den Beobachtungsabschnitten A und B*

| Häufigkeit der Anwendung | Beobachtungsabschnitt | |
|---|---|---|
| | A | B |
| 1— 2mal .............. | bei  9 Fällen | bei 7 Fällen |
| 3— 5mal .............. | bei 15 Fällen | bei 6 Fällen |
| 6—10mal .............. | bei  4 Fällen | bei 2 Fällen |
| Summe................ | 28 von 92 Fällen | 15 von 76 Fällen |
| In Prozent............ | 30,4 % | 19,7 % |

nur auf die Erfahrungen von L. Guttmann (1953) sowie auf das Referat von E. Kreusch, K. L. Lemberg und F. Volkmann (1957) hingewiesen. Diese Autoren bevorzugen es, den Dekubitus nicht zu operieren, sondern konservativ auszuheilen. Anschließend werden ungünstige Narben und osteomyelitische Herde operativ entfernt. Von dieser Routinebehandlung sind nur Sitzbeindekubitus ausgenommen, die operiert werden, bevor die Wunde geschlossen ist.

Als Anhalt dafür, wie erfolgreich Dekubitusoperationen sein können, seien einige Angaben zum groben *Vergleich* genannt. G. Neubauer (1958) erzielte in 70 % seiner operierten Fälle primäre Heilungen. — P. Houssa und A. Tricot (1959) verbuchten je nach dem Sitz des Dekubitus in 45 bis 85 % Erfolge. — Die günstigen Ergebnisse von W. Heipertz (1956) wurden schon angeführt (siehe S. 21).

Die Ergebnisse bei *unserer Beobachtungsreihe* erscheinen nicht sehr ermutigend, da im Beobachtungsabschnitt A von 23 operierten Druckgeschwüren nur 5 und im Beobachtungsabschnitt B von 16 operierten Dekubitus nur 6 primär oder sekundär innerhalb von vier bis sechs Wochen verheilten. — Wenn einzelne der bereits genannten Operateure aber im Durchschnitt wesentlich bessere Erfolge vermeldeten, so war dies auf eine geeignetere Indikationsstellung und eine bessere Operationsvorbereitung durch Hebung der Resistenzlage zurückzuführen [124]. Hierbei wird vor allem an die Normalisierung des Eiweißstoffwechsels gedacht. — Außerdem ist zu bedenken, daß Operationen nur dann sinnvoll sind, wenn der Operateur oder der Nachbehandler auch in der Lage ist, die Ursachen abzustellen, die zum Dekubitus geführt haben. Sonst muß es zwangsläufig trotz geglückter Operation bald zu einem Rezidiv kommen.

### Kasuistischer Beitrag

Wie bedenklich sich immer wieder neu auftretende *Dekubitalgeschwüre* auf den Verlauf der Behandlung und der Rehabilitation des Qu. G. auswirken können, soll an einem Beispiel dargestellt werden. Es fiele nicht schwer, eine große Zahl ähnlicher Fehlentwicklungen — auch bei traumatischen Qu. L. — anzuführen (S. HAGE 1961).

G. S. (Fall 86):

Bei dem 16jährigen Hilfsarbeiter handelte es sich um eine akute Myelitis, die vom Segment $D_5$ an abwärts das Rückenmark im gesamten Querschnitt und der ganzen Länge nach betraf, denn auch nach Ablauf von zwei Jahren fehlte noch jede spinale Eigentätigkeit. Die schlaff atrophischen Lähmungen entsprachen einer Paralyse; Sensibilität, willkürliche Blasen- und Mastdarmtätigkeit waren vollkommen erloschen. Bei der bestehenden Stuhlverhaltung lag der Qu. G. während der Defäkationsversuche zu lange auf einem ungepolsterten Metallsteckbecken. Auch beim Röntgen der Wirbelsäule im Liegen wurde kein „Dekubitus-Schutzverhalten" geübt. Während der Rückenlagerung auf gewöhnlicher Matratze traten nach zwei Wochen die ersten Druckgeschwüre am Rücken, an Kreuz- und Steißbein auf, die dann eifrig mit Rivanol- und Chlorina-Lösung behandelt wurden. Jetzt erst lagerte man den Qu. G. für mehrere Stunden abwechselnd auf die Seiten, was nach zwei weiteren Wochen zu Druckgeschwüren über beiden Trochanteren führte. Als er sich in der sechsten Krankheitswoche auch noch beide Fersen durchlag, wurde er für Monate im Dauerbad behandelt. Dies schwächte den von Haus aus mageren, wenig kräftigen Jungen ganz erheblich. Immerhin gelang es, den zeitweilig faustgroßen Kreuzbeindekubitus zu bessern und die Geschwüre über einem Trochanter sowie über beiden Fersen zur Abheilung zu bringen. Bei Sitzübungen im Bett kam es dann aber zu einer neuen Druckschädigung über einem Sitzbein. Nach Ablauf von zwölf Monaten, in denen nicht ein einziges Mal Blut oder Serum transfundiert wurde, erfolgte eine Verlegung in eine Spezialbehandlungsstätte zur orthopädischen Versorgung des Qu. G. Sein Allgemein- und Kräftezustand waren aber so unzureichend und die vorhandenen Druckgeschwüre noch so tief und mißfarbig, daß nur mit leichten passiven Bewegungsübungen zur Behebung der inzwischen eingetretenen Kontrakturen begonnen werden konnte. Dies waren die ersten physikalischen Maßnahmen nach einem ganzen Jahr der Behandlung in einer Universitätsklinik. Auch intensiveres Wenden, regelmäßige Transfusionen und sechs Operationen mit mehr negativen als positiven Erfolgen, über das zweite Krankheitsjahr verstreut, hatten den Qu. G. kaum wesentlich weitergebracht. Septische Temperaturen, ausgehend vom Dekubitus, von Zystopyelitiden oder Erysipelen vereitelten immer wieder jeden Ansatz zur Rehabilitation. Seit der letzten mißglückten plastischen Dekubitusdeckung bestand eine große Harnröhrenfistel. G. S. war nämlich immer noch auf einen Dauerkatheter angewiesen, da die atone Blase bisher keine Detrusoraktivität aufwies und manuelles Auspressen mißlang. Nachdem der Patient anfangs nach jeder kleinen Besserung immer wieder neue Hoffnung geschöpft hatte, zeigte er sich am Termin III, zwei Jahre nach Lähmungsbeginn, zutiefst niedergeschlagen und resigniert.

## Besprechung der Ergebnisse

Nach unseren *Ergebnissen* ist die Zahl der Qu. G., die während der Beobachtungsabschnitte A und B frei von Druckgeschwüren geblieben oder wieder geworden sind, außerordentlich klein gewesen (Abb. 7, s. S. 22). Zu einem Zeitpunkt, da die Rehabilitation längst abgeschlossen sein sollte, litt noch ein Drittel aller Qu. G. an großen Dekubitalgeschwüren (Abb. 9, s. S. 25).

Solch ausgedehnte Druckgeschwüre haben sehr ungünstige *Folgen.* Sie wirken sich nachteilig aus

auf die Abwehrlage des Qu. G. gegenüber Harninfekten,

auf die automatischen Funktionen von Blase und Mastdarm,

auf die Spastik der Skelettmuskulatur,

auf den Eiweißhaushalt

und schließlich auf das allgemeine Wohlbefinden.

Die Dekubitalgeschwüre hindern den Qu. G. beim Sitzen (Sitzbeindekubitus), Liegen (Kreuzbeindekubitus) oder Stehen (Fersendekubitus), beim Training, bei der Arbeit und beim Sport. In den schwersten Fällen droht die Gefahr einer zusätzlichen Osteomyelitis und der Wundsepsis. Immer wieder wird der Rehabilitationsplan des Qu. G. durch eine langwierige Dekubitusbehandlung unterbrochen.

Unsere trotz mannigfaltiger Bemühungen ungewöhnlich schlechten Ergebnisse mußten der *Ursache* nach auf die inkonsequente Anwendung des „klassischen Wendens" und des Dekubitus-Schutzverhaltens zurückgeführt werden. Dabei mag während der Jahre 1950 bis 1955 bei den ärztlichen Stellen und beim Pflegepersonal noch nicht überall bekannt gewesen sein, mit welch strenger Regelmäßigkeit Lage- und Sitzwechsel beim Qu. G. vorgenommen werden müssen. Für die Zeit von 1955 bis 1960 trat aber sicher der katastrophale Mangel an Pflegekräften ganz in den Vordergrund. A. LOB [135] meinte in diesem Zusammenhang mit Recht, die Forderung, zu wenden, sei leicht aufzustellen, aber bei uns schwer durchzuführen, da es an geschultem Personal mangele. So ist auch unser Arbeitskreis von der Notwendigkeit, den Qu. G. „nach der Uhr" umzulagern, zutiefst durchdrungen. Dieser Forderung können wir jedoch nicht vollkommen entsprechen, weil die dazugehörigen Kräfte fehlen. Auf weite Sicht bedeutet aber das Nichtwenden keine echte Minderung des Arbeitsausmaßes für das Pflegepersonal. Was anfangs vorbeugend nicht gewährt werden konnte, wird später über Monate bis Jahre — jetzt nur mit beschränkter Aussicht auf Erfolg — doch noch für die Dekubitusbehandlung eingefordert. Diese Überlegung gilt ebenso für die finanziellen Aufwendungen der Kostenträger.

Da wir wenig Hoffnung hegen, daß sich die genannten Unzulänglichkeiten bei den gegebenen Verhältnissen bald ausgleichen, bleiben die Vorschläge von L. GUTTMANN (1956), E. KREUSCH, K. L. LEMBERG und F. VOLKMANN (1957) sowie von P. HOUSSA und A. TRICOT (1959) als notwendige *Folgerungen.* Diese Autoren empfahlen, ungelernte junge Menschen eigens für diesen Zweck als *Hilfspersonal* auszubilden, entsprechend zu bezahlen und angemessen unterzubringen, um einen wirksamen Anreiz für diese Tätigkeit zu geben.

## 3. Die Störungen der Blasenfunktion

*Allgemeine Bemerkungen.* In den letzten Jahren sind die anatomischen und physiologischen Grundlagen der motorischen und sensiblen Blasenfunktion [207] ebenso wie die pathologisch-anatomischen Veränderungen der Blase und ihre Funktionsstörungen im deutschen Schrifttum mehrfach zusammenfassend beschrieben worden [7, 8, 24, 42, 53, 63, 92, 111, 190, 192, 205, 211, 214, 230, 242]. Wir verweisen auf diese Arbeiten und beschränken uns hier auf einige Erläuterungen, die für das Verständnis unserer Befunde erforderlich sind. — Die Blasenfunktion bei der Qu. L. ist abhängig vom Sitz der nervalen Schädigung sowie vom Zustand und der Leistungsfähigkeit der Harnwege selbst. Eine Analyse der Blasenfunktion wird wie üblich zwischen den sensiblen und motorischen Leistungen unterscheiden müssen. Die Blasensensibilität, erkennbar am Harndrangempfinden, soll vorweg und getrennt besprochen werden. Weil die Leistungsfähigkeit der Blasenmotilität sich dagegen mit klinischen Mitteln nur an der gesamten Blasenfunktion ablesen läßt, wird sie mit dieser im Zusammenhang beschrieben.

### Die Störungen des Harndrangempfindens

### Vorbemerkungen und Literatur

Die Störungen des Harndrangempfindens sind Ausdruck einer Schädigung der verschiedenen sensiblen Bahnen [24, 28, 37, 42, 47, 69, 70, 78, 242]. Entweder sind die peripheren sensiblen Fasern der Kauda, die von der Blasenmuskulatur und Blasenschleimhaut bis zum sakralen und lumbalen Zentrum ziehen, oder die langen sensiblen Rückenmarksbahnen zwischen den medullären und den zerebralen Blasenzentren unterbrochen. — Die unterschiedlichen Arten von Störungen des Harndrangempfindens sollen in Verbindung mit den Befunden am eigenen Beobachtungsgut geschildert werden.

### Eigene klinische Daten

Häufigkeit und Art der Empfindungsstörungen (Abb. 10)

Das *normale Harndrangempfinden* beim Qu. G. ist ein Beweis für eine unversehrte sensible Leitung. Bei der Auswahl unseres Beobachtungsgutes — wir waren bemüht, möglichst totale und schwere inkomplette Qu. L. zu sammeln — ist es verständlich, daß meistens ein *Verlust des Harndrangempfindens* bei Eintritt der Qu. L. *(Termin I)* zu verzeichnen war ($^{91}/_{100}$). Ein *verändertes Harndrangempfinden* zeigten 9 Fälle. Die Qu. G. bemerkten statt des normalen Harndrangs Druckgefühle, Schmerzen, Brennen oder nicht näher bestimmbare Mißempfindungen,

die sie im Bereich der Blase, über dem Schambein, im Bereich der Penis-
wurzel oder der Bauchdecken verspürten.

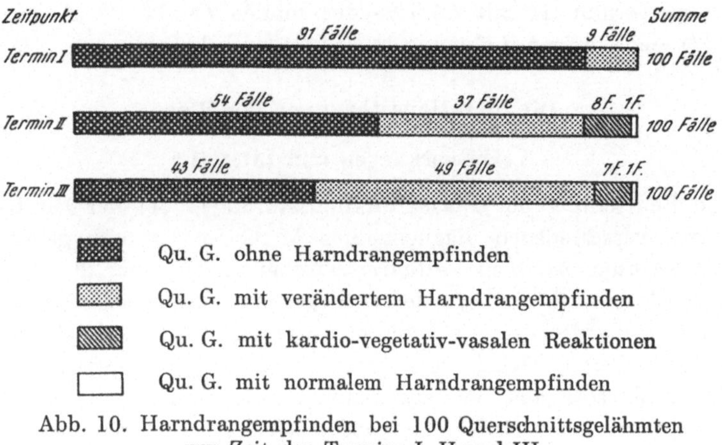


Abb. 10. Harndrangempfinden bei 100 Querschnittsgelähmten
zur Zeit der Termine I, II und III

Der schwerwiegende Verlust des Harndrangempfindens blieb im
*Defektstadium* noch für etwa die Hälfte unserer Fälle bestehen. Dagegen
schilderten von den Qu. G. mit einem veränderten Harndrangempfinden
sogenannte *kardio-vegetativ-vasale Reaktionen:*

am Termin II 8 von 45 Fällen (17,9 %),
am Termin III 7 von 56 Fällen (12,5 %).

Immer handelte es sich um spastisch Gelähmte. Bei voller Blase beob-
achteten diese Qu. G. anfallsweise unangenehme, manchmal schmerzhafte
Spannungsgefühle im unteren Abdominalbereich, verbunden mit Beklem-
mungsgefühlen in der Brust, Herzklopfen, Schweißausbruch, Kopfschmer-
zen und Gesichtsröte. Ein normales Harndrangempfinden hatte im Defektstadium nur ein Qu. G. mit inkompletter Lähmung.

*Zur zeitlichen Entwicklung.* Wenn sich ein verändertes Harndrangempfinden wieder einstellte, so geschah das manchmal schon in den ersten
Wochen nach Auftreten der Qu. L. Andererseits versicherten 5 Qu. G.,
daß sie ein verändertes Harndrangempfinden erstmals nach Ablauf eines
Jahres bemerkt hätten.

*Zur Querschnittshöhe.* Die Qu. L. zwischen den Segmenten $D_6$ und $L_4$
zeigten bei Termin II mit 38,5 % der Fälle ($^{30}/_{78}$) rechnerisch signifikant seltener ein — wenn auch verändertes — Harndrangempfinden
als die oberen Qu. L. ($C_4$ bis $D_5$) mit 72,7 % der Fälle ($^{16}/_{22}$). Vegetativ-
vasale Reaktionen kamen bei Qu. L. in Höhe von $D_4$, $D_5$, $D_8$ und $D_{11}$, nie
aber bei spastischen oder schlaffen lumbalen Lähmungen vor. Die gleichen Unterschiede fanden sich bei Termin III.

*Zur Querschnittsausdehnung.* Die bleibend total Gelähmten sind, wie zu erwarten, häufiger ohne jedes Harndrangempfinden geblieben als die inkomplett und subtotal Gelähmten. Dieser Unterschied wird aber erst zum Termin III mit 56,5 % der totalen Qu. L. ($^{26}/_{46}$) gegenüber 31,5 % der übrigen Lähmungen ($^{17}/_{54}$) deutlicher als zum Termin II.

## Die Funktionsstörungen der Blase

### Vorbemerkungen und Literatur

Die Beurteilung der Blasenfunktionsstörungen bei der Qu. L. kann nach zwei verschiedenen diagnostischen Methoden vor sich gehen. Nach dem *ersten diagnostischen Verfahren* wird mit Hilfe einer differenzierten Funktionsdiagnostik der Typ der vorliegenden neurogenen Blasenstörung bestimmt. Außerdem ist zu untersuchen, wie gut oder schlecht der jeweilige Blasentyp arbeitet. Dabei ist unter anderem mit der Zystometrie festzustellen, ob sich aus der sogenannten *Schockblase* nach Ablauf des Schockstadiums eine *Reflexblase* entwickelt hat. Der erhaltene sakrale Reflexbogen ($S_2$—$S_4$) stellt hierzu eine notwendige anatomische Voraussetzung dar. Die Rückenmarksschädigung liegt dann oberhalb des sakralen Blasenzentrums. Ist aber das sakrale Blasenzentrum selber oder sind die entsprechenden Reflexbögen im Bereich von $S_2$—$S_4$ geschädigt, so kann aus der anfänglichen Schockblase im günstigsten Fall eine *autonome Blase* entstehen, sofern der intramurale Ganglienapparat ungeschädigt geblieben ist. Im folgenden werden die Reflexblase und die autonome Blase häufig unter dem übergeordneten Begriff der *automatischen Blase* zusammen erwähnt. — Zu beurteilen ist weiter, ob sich diese beiden Formen der automatischen Blase ausreichend oder unzureichend entleeren und ob sich sekundäre Schäden der Blasenwand, wie bei der *atonen überdehnten Blase* oder wie bei der *Schrumpfblase,* eingestellt haben. — Die Durchsicht der uns vorliegenden Krankenblätter zeigte aber, daß eine solche besondere Funktionsdiagnostik der Blase bei unseren 100 Qu. G. nur in wenigen Spezialkliniken regelmäßig betrieben worden ist. Häufig fehlten sogar Angaben über Restharn, Blasenkapazität und Auslösbarkeit des Analreflexes, so daß auch nachträglich eine sichere Zuordnung zu einem bestimmten Typ der Blasenlähmung nicht immer möglich war. — Während unserer eigenen Hausbesuche im Jahre 1960 konnten solche Untersuchungen aus praktischen und psychologischen Erwägungen jedoch nicht mehr durchgeführt werden.

Bei unserem Beobachtungsgut waren wir daher vorwiegend auf das *zweite diagnostische Verfahren* angewiesen. Aus dem neurologischen Befund und den Angaben des Qu. G. über die Art seiner Harnentleerung wurde der jeweilige Entleerungstyp bestimmt. In Anlehnung an D. MUNRO (1943), E. BORS (1954) und A. E. COMARR (1957, 1959) erschien uns eine

Zweiteilung der Blasenlähmungen in eine sogenannte zentrale Blasenlähmung ("upper motor neuron bladder" = obere neurogene Blasenstörung) und in eine periphere Blasenlähmung ("lower motor neuron bladder" = untere neurogene Blasenstörung) noch vertretbar. Dabei sprechen wir von einer *zentralen Blasenlähmung,* wenn aufgrund des übrigen neurologischen Befundes unterstellt werden darf, daß die sakralen Reflexbögen, vor allem die Segmentbögen $S_2$—$S_4$, erhalten geblieben sind und ihre Eigentätigkeit wieder aufnehmen konnten. Die Schädigung hat dann vorwiegend die langen Rückenmarksbahnen, das 1. Neuron, getroffen. Die Gliedmaßen sind mehr oder weniger spastisch gelähmt oder weisen wenigstens spinale Reflexsynergien auf. Der Analreflex ist erhalten. Bei der *peripheren Blasenlähmung* ist dagegen der sakrale Reflexbogen, das 2. motorische Neuron, im Rückenmark selbst oder in den Kaudawurzeln unterbrochen. Dann finden sich schlaff-atrophische Gliedmaßenlähmungen. Wenn der Analreflex fehlt, wird unterstellt, daß die Schädigung auch die Segmente $S_2$—$S_4$ nicht verschont hat.

Diese Zweiteilung nach dem neurologischen Befund besagt aber noch nichts über den Funktionszustand der Blase, der sich vor allem aus dem Bericht des Qu. G. über die *Art seiner Harnentleerung* erkennen ließ. Da Teillähmungen *ohne* eine neurogene Blasenstörung bei unseren Querschnittsgelähmten nicht vorkamen, unterscheiden wir fünf klinisch faßbare Entleerungstypen:

1. Totale Harnverhaltung, keine Inkontinenz
2. Harnentleerung nur nach Auspressen der Blase, keine Inkontinenz
3. Unwillkürliche Harnentleerung in kleinen Intervallen unter zwei Stunden, passive oder aktive intermittierende Inkontinenz
4. Automatische Harnentleerung in großen Intervallen über zwei Stunden, aktive intermittierende Inkontinenz
5. Vorwiegend automatische Harnentleerung in großen Intervallen über zwei Stunden, *keine* Inkontinenz

Diese Einteilung ermöglichte es, jeden einzelnen Fall einem bestimmten Entleerungstyp zuzuordnen. Hierbei ist aber zu beachten, daß dem einzelnen wohlumgrenzten Entleerungstyp teilweise verschiedene neurogene Blasenlähmungen zugrunde liegen können. Darauf wird bei der Besprechung der einzelnen Formen noch eingegangen.

Das *Ziel der Blasenbehandlung* ist es, die der jeweiligen Qu. L. zugeordnete Blasenlähmung in einen so günstigen Funktionszustand zu bringen, daß sich der Qu. G. selber trocken- und sauberhalten kann. Die ärztliche Aufgabe besteht darin, die natürliche Entwicklung von der Schockblase mit Harnverhaltung zur reflektorischen oder zur autonomen Blase in möglichst kurzer Zeit zu fördern. Bis dahin ist es notwendig, durch eine geeignete und erfahrene Behandlung eine Schrumpfung oder Überdehnung der Blasenwand sowie eine Harninfektion größeren Ausmaßes zu vermeiden. Damit wird die rasche Rehabilitation des Qu. G. erst ermöglicht sowie die Integrität der oberen Harnwege und des Nierenparenchyms gewährleistet. — Aber auch die verständige und stetige Mitarbeit des Qu. G. selber ist erforderlich, wenn das Behandlungsziel erreicht werden soll. Hierbei ist vor allem an das Blasentraining nach D. MUNRO (1936) und A. E. COMARR (1957, 1959) gedacht. — Zu den *Merkmalen einer guten Blasenfunktion* gehört die regelmäßige automatische Entleerung in zwei- bis dreistündigen Intervallen, auf die sich der Qu. G. rechtzeitig einstellen kann. Die Zuverlässigkeit dieser indirekten Kontrolle ist nur dann wirklich erwiesen, wenn der Qu. G. auf ein Urinal oder andere Hilfsmittel verzichtet. Für eine leistungsfähige Blase sprechen weiter der geringe Restharn, der ein Katheterisieren überflüssig macht, sowie eine Blasenkapazität von 200—400 ccm.

Die *Aussichten des Querschnittsgelähmten,* das Behandlungsziel völlig zu erreichen, werden in der Literatur unterschiedlich beurteilt. Einigkeit besteht aber unter allen Sachkennern darüber, daß die zentrale Blasenlähmung eine günstigere Prognose bietet als die periphere Blasenlähmung. Ohne Zweifel sind die Aussichten immer gering, wenn es dem Arzt an der notwendigen Erfahrung und Ausrüstung fehlt. Das gleiche gilt für den uneinsichtigen Qu. G., der das Blasentraining lässig betreibt oder vorzeitig abbricht und sich mit Urinal, Flasche oder Steckbecken schnell zufrieden gibt. Treten zur Blasenlähmung Komplikationen wie die sekundären Wandschäden im Sinne der Überdehnung oder Schrumpfung oder wie die schweren entzündlichen Harnwegskomplikationen hinzu, so wird die Entwicklung zur automatischen Blase unterbrochen oder gar völlig unmöglich [24]. Auch Blasensteine [47, 190, 191] und ausgedehnte Dekubitalgeschwüre [192], eine schwere Spastik der gelähmten Beine [24, 47] und ein schlechter Allgemeinzustand [47] beeinflussen eine Blasenautomatik außerordentlich ungünstig. — Umgekehrt ist die Prognose gut, wenn es gelingt, die obengenannten hinderlichen Faktoren auszuschalten oder wenigstens einzuschränken. Vor allem wirken sich frühes Aufrichten des Qu. G., baldiger Beginn mit passiven und aktiven Bewegungsübungen sowie Steh- und Gehübungen fördernd auf die Blasenfunktion aus [68, 70, 84, 112, 124, 158, 160, 164]. Die notwendige Voraussetzung weitgehend funktionsfähiger Arme muß natürlich gegeben sein, um die Toilette zu erreichen, die Blasenautomatik zu provozieren und die Blase auszudrücken.

Als *Vergleichszahlen* sollen die Angaben von D. MUNRO (1954) dienen, der die Prognose der Blasenfunktion zuversichtlich beurteilte. Dieser Autor veröffentlichte die Ergebnisse einer Umfrage nach einer durchschnittlich etwa achtjährigen Beobachtungszeit. Von 199 Qu. G. — darunter ein Drittel mit totalen Qu. L. — gaben 156 (78 %) an, über eine zufriedenstellende „Blasenkontrolle" zu verfügen. Trotzdem hatten die meisten ihr Blasentraining offensichtlich in der Zwischenzeit vernachlässigt und waren vom Urinal abhängig geworden. 43 Qu. G. (22 %) verloren eine regelmäßige Kontrolle über ihren Urinabgang, 8 von ihnen waren Katheterträger.

## Eigene klinische Daten

### Häufigkeit und Art der Harnentleerungsstörungen
### (Abb. 11)

1. Zur Zeit des Termins I zeigten fast alle Qu. G. eine *totale Harnverhaltung*. Diese dürfte meist Ausdruck einer Schockblase gewesen sein. Nur 3 Fälle boten vom Beginn des Leidens an und auch am Termin I eine

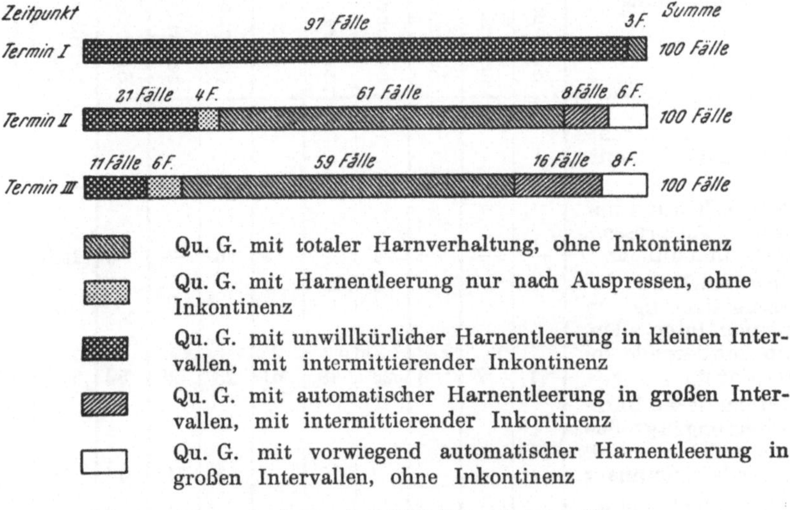


Abb. 11. Blasenfunktion bei 100 Querschnittsgelähmten zur Zeit der Termine I, II und III

intermittierende Inkontinenz mit kleinen Intervallen. Ihre Querschnittslähmungen waren die Folge raumfordernder und chronisch entzündlicher spinaler Prozesse, die langsam zu schwersten Ausfällen geführt hatten, so daß ein Schockstadium übersprungen wurde oder nur in leichter Form und vorübergehend bestand. — Zur Zeit des Termins II, an dem die Rehabilitation bei angemessener Behandlung abgeschlossen sein sollte, wiesen immer noch 21 von 100 Fällen eine totale Harnverhaltung auf. Auch zum Termin III fanden sich weiterhin 11 von 100 Qu. G. mit totaler Harnverhaltung. Das Schockstadium war zu dieser Zeit, 10 bis 24 Monate nach dem Eintritt der Lähmung, längst abgeklungen. Es dürfte sich daher nicht mehr um „Schockblasen" handeln, sondern um atone überdehnte Blasen. Unter ihnen scheinen die peripheren Blasenlähmungen mit 20,0 % (8/40) gegenüber den zentralen Blasenlähmungen mit 5,0 % (3/60) zu überwiegen (Tab. 10). Die Prognose dieser Qu. G., die jetzt noch eine Harnverhaltung boten, muß als ungünstig angesehen werden, weil die Kranken meist einen Dauerkatheter, seltener eine suprapubische Fistel trugen oder täglich mehrfach katheterisiert wurden (Tab. 11). Die Gefahr entzündlicher Komplikationen steigt damit erheblich.

Tabelle 10. *Blasenfunktion bei 100 Querschnittsgelähmten zur Zeit der Termine I, II und III (nach der Art der Blasenlähmung geordnet)*

| Art der Blasenlähmung | Termin I | | | Termin II | | | Termin III | | | Termin III Blasenlähmung | |
|---|---|---|---|---|---|---|---|---|---|---|---|
| | Schockblase* | zentral | Summe I | peripher | zentral | Summe II | peripher | zentral | Summe III | peripher (%) | zentral (%) |
| 1. Totale Harnverhaltung, keine Inkontinenz .............. | 94 | 3 | 97 | 13 | 8 | 21 | 8 | 3 | 11 | 20,0 | 5,0 |
| 2. Harnentleerung nur nach Auspressen, keine Inkontinenz .. | — | — | — | 4 | — | 4 | 6 | — | 6 | 15,0 | — |
| 3. Unwillkürliche Harnentleerung in kleinen Intervallen, intermittierende Inkontinenz......... | 1 | 2 | 3 | 23 | 38 | 61 | 23 | 36 | 59 | 57,5 | 60,0 |
| 4. Automatische Harnentleerung in großen Intervallen, intermittierende Inkontinenz | — | — | — | 2 | 6 | 8 | 3 | 13 | 16 | 7,5 | 21,7 |
| 5. Vorwiegend automatische Harnentleerung in großen Intervallen, keine Inkontinenz........ | — | — | — | — | 6 | 6 | — | 8 | 8 | — | 13,3 |
| Summe.............. | 95 | 5 | 100 | 42 | 58 | 100 | 40 | 60 | 100 | 100,0 | 100,0 |

* Periphere und zentrale Blasen im Schockstadium.

2. Die Zahl der Qu. G., die eine *Harnentleerung nur nach Auspressen* erreichten, ist klein (Abb. 11):

am Termin II waren es 4 von 100 Fällen,
am Termin III waren es 6 von 100 Fällen.

Alle Fälle hatten eine periphere Blasenlähmung (Tab. 10). Diese Art der Harnentleerung wurde von den Qu. G. meist als „günstig" angesehen, weil die Betroffenen so gut wie nie einnäßten. Die Prognose bleibt aber schlecht, wenn die Restharnwerte hoch liegen.

Tabelle 11. *Harnentleerungsstörungen und die zu ihrem Ausgleich angewandten Hilfsmittel bei 100 Querschnittsgelähmten zur Zeit der Termine II und III*

| Art der Harnentleerungsstörung | Termin II | | | | | | | | Termin III | | | | | | | |
|---|---|---|---|---|---|---|---|---|---|---|---|---|---|---|---|---|
| | Dauerkatheter | suprapubische Fistel | intermitt. Katheter | Dauerurinflasche | Vorlage, Gummihose | Urinal, Penisklemme | keine Hilfsmittel | Summe II | Dauerkatheter | suprapubische Fistel | intermitt. Katheter | Dauerurinflasche | Vorlage, Gummihose | Urinal, Penisklemme | keine Hilfsmittel | Summe III |
| 1. Totale Harnverhaltung, keine Inkontinenz ... | 14 | 3 | 4 | — | — | — | — | 21 | 5 | 1 | 5 | — | — | — | — | 11 |
| 2. Harnentleerung nur nach Auspressen, keine Inkontinenz ... | 1 | — | 1 | — | — | — | 2 | 4 | — | — | — | — | — | — | 6 | 6 |
| 3. Unwillkürliche Harnentleerung in kleinen Intervallen, intermittierende Inkontinenz ........ | 15 | 3 | 15 | 7 | 8 | 13 | — | 61 | 10 | 2 | 10 | 5 | 6 | 26 | — | 59 |
| 4. Automatische Harnentleerung in großen Intervallen, intermittierende Inkontinenz ........ | 2 | (1)* | — | — | 2 | 2 | 1 | 8 | — | — | 1 | 2 | 4 | 8 | 1 | 16 |
| 5. Vorwiegend automatische Harnentleerung in großen Intervallen, keine Inkontinenz ..... | — | — | 1 | — | — | — | 5 | 6 | — | — | — | — | — | — | 8 | 8 |
| Summe ......... | 32 | 7 | 21 | 7 | 10 | 15 | 8 | | 15 | 3 | 16 | 7 | 10 | 34 | 15 | |
| | 60 mit Katheter | | | 40 ohne Katheter | | | | 100 | 34 mit Katheter | | | 66 ohne Katheter | | | | 100 |

* Nur vorübergehend, zur Zeit der Operation einer Harnröhrenfistel.

3. In der 3. Funktionsgruppe — *unwillkürliche Harnentleerung in kleinen Intervallen unter zwei Stunden* — fanden sich (Abb. 11)

am Termin II 61 von 100 Fällen,
am Termin III 59 von 100 Fällen.

Periphere und zentrale Blasenlähmungen — wieder nach der Art der Gliedmaßenlähmungen bestimmt — waren gleich häufig vorhanden (Tab. 10). Zu denken ist an hypotone und atone, geschrumpfte und überdehnte autonome Blasen, die überlaufen oder sich nur unzureichend kontrahieren, weil die autonomen intramuralen Ganglien nicht oder ganz unzulänglich arbeiten. Diese Gruppe enthält aber sicher auch hypo- und hypertone Reflexblasen, die sich zu häufig und dennoch unzureichend entleeren. Da vor allem für die periphere Blasenlähmung von uns nach den Unterlagen nicht mehr entschieden werden konnte, ob die intermittierende Inkontinenz passiver oder aktiver Natur war, haben wir in unserer Arbeit auf eine Trennung dieser beiden Entleerungstypen verzichtet. Lediglich bei der aktiven intermittierenden Inkontinenz handelt es sich um automatische Entleerungen. Wir sprechen daher verallgemeinernd nur von unwillkürlichen Blasenentleerungen in kleinen Intervallen. — Dieser Entleerungstyp muß als unzulänglich angesehen werden, weil er männliche Qu. G. bestenfalls zu Urinalträgern macht. Frauen sind gezwungen, unentwegt uringetränkte Vorlagen zu tragen oder dauernd auf dem Nachtstuhl zu sitzen. So wird verständlich, daß

am Termin II noch über die Hälfte ($^{33}/_{61}$) ,
am Termin III mehr als ein Drittel der Fälle ($^{22}/_{59}$)

katheterisiert wurden (Tab. 11). — Soweit es sich nicht um Urinalträger handelt, stellen Qu. G. mit dieser Harnentleerungsstörung für sich selbst und ihre Umgebung eine schwere Belastung dar [192]. Die pflegerischen Mühen sind groß, die Möglichkeiten zur Rehabilitation eingeschränkt.

4. Die folgende Funktionsstörung, die *automatische Harnentleerung in großen Intervallen von mehr als zwei Stunden,* ist schon als ein befriedigendes Behandlungsergebnis zu bezeichnen. Sie kam unter unseren 100 Qu. G. nur selten vor (Abb. 11):

am Termin II bei  8 von 100 Fällen,
am Termin III bei 16 von 100 Fällen.

Diesen Automatismus fanden wir eher bei gut funktionierenden zentralen Blasenstörungen (21,7 %) als bei peripheren Blasenstörungen (7,5 %) (Tab. 10). — Im allgemeinen läßt sich hierbei der automatische Ablauf willkürlich weder abbremsen noch einhalten. Daran ändert auch ein manchmal vorhandenes Harndrangempfinden in irgendeiner Form nichts, weil die Zeitspanne zwischen Empfinden und automatischer Kontraktion des Detrusormuskels zu kurz ist. Da aber die Intervalle zwischen den einzelnen Miktionen relativ lang sind, kann der Qu. G. bei geeignetem Training der aktiven unwillkürlichen Harnentleerung zuvorkommen, wenn er vorbeugend zur rechten Zeit die Toilette aufsucht und den Reflexvorgang manuell provoziert. — Aus Sicherheitsgründen blieben unsere Qu. G. aber meistens auf Kompensationsmittel angewiesen (Tab. 11).

5. Schließlich ist der letzte Typ einer Blasenentleerungsstörung zu besprechen, die *automatische Harnentleerung in großen Intervallen ohne Inkontinenzerscheinungen*. Ihre Prognose kann als besonders günstig angesehen werden, wenn der Restharn weniger als 20 % der Blasenkapazität beträgt. In unserem Beobachtungsgut war diese Art der Harnentleerung noch seltener vertreten als die der vorgenannten Gruppe (Abb. 11):

am Termin II bei 6 von 100 Fällen,
am Termin III bei 8 von 100 Fällen.

Zur Hälfte mußten die Qu. G. gleichzeitig vermehrt mit den Bauchdecken oder mit beiden Händen die Blase auspressen, sie waren aber durchweg frei von Hilfsmitteln (Tab. 11). Immer handelte es sich um zentrale Blasenlähmungen (Tab. 10) bei meist inkompletten Qu. L. Daher liegt der Verdacht nahe, daß die betreffenden Qu. G. einen beschränkten willkürlichen Einfluß auf den spastischen Sphincter vesicae externus besaßen. Wenn in dieser Gruppe nicht *ein* einziger Qu. G. mit einer peripheren Blasenlähmung vertreten war, so spricht dies für die schon oben erwähnte Auffassung, autonome Blasen gelangten meist in einen schlechteren Funktionszustand als Reflexblasen.

Zum groben *Vergleich mit unseren Zahlen* bieten sich wegen des ähnlichen Anteils totaler Qu. L. ($^{46}$/100 beim eigenen Beobachtungsgut) die Zahlen von D. Munro (1950) an. Von 170 traumatischen Qu. G. des Zweiten Weltkrieges (darunter etwa 56 % komplette Qu. L.) berichteten 105 Qu. G. — also 61,8 % — bei der Krankenhausentlassung oder bei Nachfrage über eine „12—24-Stundenkontrolle". Mit diesem Begriff wird die indirekte Kontrolle einer automatischen Blase bezeichnet, die der Qu. G. nach der Uhr etwa alle drei Stunden entleert. — Wie bei unseren Fällen wurden aber bei etwa der Hälfte der 105 Qu. G. außerhalb der eigenen Wohnung aus Sicherungsgründen zusätzlich Urinale getragen.

Die entsprechenden Prozentsätze für eine automatische Harnentleerung in großen Intervallen ( 4. und 5. Funktionstyp) lauteten dagegen bei unseren 100 Qu. G.

am Termin II auf 14,0 % der Fälle,
am Termin III auf 24,0 % der Fälle.

Der Vergleich mit der Beobachtungsreihe von D. Munro ist allerdings durch eine unterschiedlich lange Lähmungsdauer in den beiden Vergleichsreihen eingeschränkt.

Mit unseren schlechten Ergebnissen stimmen die Beobachtungen der Schweizer Autoren B. v. Rütte und U. Müller (1957) überein, die bei 57 Qu. G. (darunter 31 totale Qu. L.) nach mindestens dreijähriger Lähmungsdauer nur bei etwa 28 % der Fälle eine gute und leistungsfähige Blasenfunktion feststellten. Auch dort fehlte es zu dieser Zeit noch an einer Spezialbehandlung für Qu. G.

*Zur zeitlichen Entwicklung (Tab. 12)*. Die Harnverhaltung hielt bei unseren Fällen unterschiedlich lange an. Nachträglich konnte von uns nicht immer unterschieden werden, ob die einsetzende unwillkürliche Inkontinenz durch Detrusorkontraktionen oder durch einfaches Überlaufen der Blase bedingt war. — Wir halten es nach unseren Erfahrungen an

Qu. G., die Monate nach dem Unfall zu uns verlegt wurden, für durchaus möglich, daß die Dauer der Harnverhaltung in Wirklichkeit gelegentlich kürzer war als angegeben. In Verlegungsberichten aus dem zuerst aufgesuchten Krankenhaus wird nämlich manchmal von einer Harnverhaltung gesprochen, weil bei dem Qu. G. noch ein Dauerkatheter liegt. Nach Entfernung des Dauerkatheters wird aber erkennbar, daß die Blase doch schon zu aktiven Harnentleerungen fähig ist. Die Kontraktionen sind allerdings schwach. Sonst würden sie wohl auch trotz eines hin und wieder gestöpselten Dauerkatheters eine Harnentleerung neben dem Katheter erzwungen haben.

Tabelle 12. *Dauer der Harnverhaltung bei 97 Querschnittsgelähmten*

| | Dauer der Harnverhaltung | | | | | | Fälle ohne genaue Zeitangabe | Summe |
|---|---|---|---|---|---|---|---|---|
| | 1 Monat<br>1 2 3 4 Wochen | 2 Monate<br>5 6 7 8 Wochen | 3 Monate | 4 Monate | 5 Monate | länger als 5 Monate | | |
| Anzahl der Fälle ..... | 3 7 6 5<br>21 | 1 4 1 14<br>20 | 9 | 5 | 2 | 26 | 14 | 97 |
| Summe..... | 57<br>ohne Harnverhaltung | | | | | 26<br>mit Harnverhaltung | 14<br>ohne Zeitangabe | 97 |

In einem Viertel unserer Fälle ($^{21}/_{83}$) löste sich bereits im Verlauf der ersten vier Wochen die Harnverhaltung (Tab. 12). Unter diesen 21 Qu. L. sind etwa doppelt so viele inkomplette und subtotale ($^{16}/_{46} = 34,8\ \%$) wie totale Lähmungen ($^5/_{37} = 13,5\ \%$) vertreten. Der Unterschied ist aber rechnerisch nicht signifikant. — Die 5 totalen Qu. L. bestätigen jedoch den Hinweis von K. L. LEMBERG [123], der gleichfalls bei totalen Qu. L. schon zwischen dem 11. bis 14. Tag automatische Harnentleerungen beobachtet hat. — Aber auch nach vier oder fünf Monaten (Tab. 12) und noch später stellten sich bei einigen Fällen intermittierende Entleerungen ein.

*Zur Querschnittshöhe (Tab. 10).* Die Lokalisation der Qu. L. wirkt sich insofern auf die Blasenfunktion aus, als die Aussichten für ein Erhaltenbleiben der sakralen Reflexbögen steigen, je höher die Rückenmarksschädigung erfolgte. Ein leistungsfähiger sakraler Reflexbogen bedeutet meist die Entwicklung einer zentralen Blasenstörung, durchweg wohl im Sinne einer Reflexblase. Die zentralen Blasenlähmungen zeigten daher am Termin III mit 35,0 % der Fälle ($^{21}/_{60}$) den automatischen Entleerungstyp in großen Intervallen rechnerisch signifikant häufiger und früher als die peripheren Blasenlähmungen mit 7,5 % der Fälle ($^3/_{40}$). Dieses Ergebnis entspricht den in der Literatur niedergelegten Erfahrungen [24, 123].

*Zur Querschnittsausdehnung (Tab. 13).* Den Einfluß der Querschnittsausdehnung auf die Blasenfunktion belegen die folgenden Vergleiche. Unter den subtotalen und inkompletten Qu. L. fanden sich automatische Harnentleerungen mit großen Intervallen

am Termin II in 24,1 % ($^{13}/_{54}$) der Fälle,
am Termin III in 37,0 % ($^{20}/_{54}$) der Fälle.

Für die totalen Qu. L. lagen die entsprechenden Prozentsätze rechnerisch signifikant niedriger:

am Termin II in 2,2 % ($^1/_{46}$) der Fälle,
am Termin III in 8,7 % ($^4/_{46}$) der Fälle.

Mit dem Nachweis dieses besseren Funktionszustandes der Blase ist erwiesen, daß inkomplett Gelähmte mit einer günstigeren Prognose rechnen können als total Gelähmte.

Tabelle 13. *Blasenfunktion bei 100 Querschnittsgelähmten zur Zeit der Termine I, II und III (nach Querschnittsausdehnung geordnet)*

| Art der Harnentleerungsstörung | Termin I | | | | Termin II | | | | Termin III | | | |
|---|---|---|---|---|---|---|---|---|---|---|---|---|
| | total | subtotal | inkomplett | Summe I | total | subtotal | inkomplett | Summe II | total | subtotal | inkomplett | Summe III |
| 1. Totale Harnverhaltung, keine Inkontinenz | 45 | 20 | 32 | 97 | 12 | 3 | 6 | 21 | 4 | 3 | 4 | 11 |
| 2. Harnentleerung nur nach Auspressen, keine Inkontinenz | — | — | — | — | 2 | 1 | 1 | 4 | 3 | 1 | 2 | 6 |
| 3. Unwillkürliche Harnentleerung in kleinen Intervallen, intermittierende Inkontinenz | 1 | 2 | — | 3 | 31 | 16 | 14 | 61 | 35 | 13 | 11 | 59 |
| 4. Automatische Harnentleerung in großen Intervallen, intermittierende Inkontinenz | — | — | — | — | 1 | 2 | 5 | 8 | 4 | 4 | 8 | 16 |
| 5. Vorwiegend automatische Harnentleerung in großen Intervallen, keine Inkontinenz | — | — | — | — | — | — | 6 | 6 | — | 1 | 7 | 8 |
| Summe | 46 | 22 | 32 | 100 | 46 | 22 | 32 | 100 | 46 | 22 | 32 | 100 |

## Bestimmung des Restharns und der Blasenkapazität

Nach den Angaben der *Literatur* stellen — außer den Intervallängen bei der automatischen Harnentleerung — die Werte des Restharns und der Blasenkapazität Kriterien dar, um den Funktionszustand der gelähmten Blase zu beurteilen [21, 47, 148, 242]. Von einzelnen Autoren wird gefordert, den Restharn anfangs regelmäßig einmal in der Woche, später zweimal im Monat zu bestimmen [37, 98, 112].

Derartige Restharnmessungen erfolgten aber lediglich bei 33 von *unseren 100 Fällen* im Beobachtungsabschnitt A, obwohl sich alle Qu. G. während dieser Zeit über viele Monate in stationärer Behandlung befanden. — Noch kläglicher lautet die entsprechende Zahl für die Blasenkapazitätsbestimmungen, die nur bei 14 von 100 Qu. G. durchgeführt wurden. Eine weitere statistische Auswertung beider Ergebnisse scheint uns wegen der geringen Anzahl der Messungen nicht sinnvoll zu sein.

## Angewandte therapeutische Maßnahmen und verwendete Hilfsmittel

### Das manuelle Auspressen der Blase und die manuelle Provokation des Blasenautomatismus

Ob beim Querschnittsgelähmten eine systematische Behandlung der neurogenen Blasenstörung betrieben wurde, läßt sich auch dann einigermaßen zuverlässig erschließen, wenn der Qu. G. weiß, wie man seine Blase auspressen oder seinen Blasenautomatismus provozieren kann.

Das *Auspressen der Blase* mit Hilfe der Bauchmuskeln oder der Hände — wenn die Bauchmuskeln mitgelähmt sind — wird zur Einleitung der Miktion wie zur restlosen Harnentleerung empfohlen. Hierüber muß der Qu. G. mehr als einmal unterrichtet werden [148, 242]. Denn da diese Bemühungen im Anfang oft nicht gleich einen Erfolg bringen, neigt der Patient dazu, das Auspressen vorzeitig einzustellen. Stete Aufforderung und Kontrolle von seiten des Arztes können dieses resignierende Verhalten verhindern. Trotzdem wird es wohl immer einige Fälle geben, bei denen auch nach langem Üben der Erfolg ausbleibt. Dies soll bei reflektorischen Blasen häufiger vorkommen als bei autonomen Blasen.

Für die *manuelle Provokation eines Blasenautomatismus* durch taktile Reize, wie Druck auf den Unterbauch, Bestreichen der Oberschenkelinnenseiten, des Dammes, des Skrotums oder der Glans sowie leichtes Kratzen in der Kreuz-Steißbein-Gegend, gilt ebenfalls, daß die genaue Unterweisung mehrfach wiederholt und ihre Bedeutung dem Qu. G. eindringlich eingeschärft werden muß, wenn ein Erfolg erreicht werden soll. Dieser tritt vor allem bei reflektorischen Blasen ein; bei autonomen Blasen ist dagegen der spinale Reflexbogen unterbrochen und der autonome intramurale Ganglienapparat eher durch Bauchpresse oder manuelles Ausdrükken zu beeinflussen.

In *unserem Beobachtungsgut* wurde zur Zeit von Termin III das Auspressen der Blase oder die Provokation der automatischen Entleerung durchgeführt oder versucht:

mit Erfolg bei 32 von 100 Fällen,
ohne Erfolg bei 8 von 100 Fällen.

Die übrigen 60 Qu. G. kannten diese Methode nicht oder wendeten sie nicht an. Aus Krankenblattunterlagen und nachträglichem Befragen jedes einzelnen Qu. G. ließ sich feststellen, daß ein *systematisches Blasentraining* lediglich in den Kliniken betrieben wurde, die sich eingehender mit diesem Fragenkreis befassen. Andere Qu. G. hatten das Auspressen oder Provozieren erst nach der Krankenhausentlassung durch zufällige Eigenbeobachtung kennengelernt. Möglicherweise konnte oder wollte auch ein kleinerer Teil der Qu. G. sich nicht mehr an die entsprechenden Unterweisungen des Arztes erinnern. Im ganzen hatten wir aber den Eindruck, daß die Möglichkeiten eines konsequenten Blasentrainings noch zu wenig bekannt sind, obwohl ein solches Training allein den Qu. G. vor dem demütigend empfundenen Einnässen bewahren kann.

## Die Verwendung und Unabhängigkeit von Hilfsmitteln

*Allgemeine Bemerkungen.* Die verwendeten Hilfsmittel zum Ausgleich der Miktionsstörungen stellen untrügliche Zeichen für die Funktionsfähigkeit der zentral oder peripher gelähmten Blase dar. Das Idealziel der Behandlung liegt darin, daß der Qu. G. seine automatisch arbeitende Blase unter einer so zuverlässigen indirekten Kontrolle hat, daß er im allgemeinen ohne Hilfsmittel auskommt [157, 158]. Nach raschem Auftreten der Qu. L. entsteht aber zunächst so gut wie immer für eine mehr oder weniger lange Zeit eine Harnverhaltung, die sich nur selten in den ersten Tagen nach der Art des Credéschen Handgriffes überwinden läßt [47, 68, 70, 98, 112]. So kommt der Arzt nicht umhin, die Blase mit dem Dauerkatheter oder intermittierend zu entleeren [24, 32, 37, 148, 192].

### a) Die Verwendung des Katheters

Die in der *Literatur* niedergelegten Ansichten zu der Frage, ob der Anlage eines *Dauerkatheters* oder dem *intermittierenden Katheterisieren* der Vorzug zu geben ist, gehen noch auseinander. Mit Recht weisen die Verfechter des Dauerkatheters darauf hin, daß gehäuftes Katheterisieren eine erhöhte Gefahr in sich birgt, die Urethra zu verletzen [148, 192]. Diese Befürchtung gilt heute bei uns in besonderem Maße, da der Mangel an ausgebildeten Pflegern dazu zwingt, ungeübte Hilfskräfte nach kurzfristigem Anlernen katheterisieren zu lassen. Mit gleich guten Gründen weisen die Anhänger des intermittierenden Katheterisierens auf die Nachteile des Dauerkatheterismus hin: die vermehrte Infektionsgefahr der Harnwege und den intraurethralen Dekubitus [76 b, 123, 124]. Ein drittes Verfahren stellt in etwa einen Kompromiß zwischen diesen beiden Methoden dar. Die behandelnden Ärzte versuchen, den Dauerkatheter möglichst lange zu vermeiden, wenigstens aber in der ersten Woche [37, 68, 70, 71, 98, 242], besser noch in den ersten drei bis sechs Wochen [47, 127, 206]. — Einige Autoren wollen die infolge des Dauerkatheters drohenden verschiedenen Schäden durch Anlegen der Tidal-Drainage [24, 27, 28, 32, 47, 50, 63, 98, 148, 157, 192], andere durch eine Vasektomie [47, 56] mindern. Die Meinungen über die Wirksamkeit der Tidal-Drainage [36, 37, 182, 187 a] und den Nutzen der Vasektomie [24, 36] sind jedoch geteilt. — Auch der therapeutische Wert einer *suprapubischen Fistel* bei einer schon mehr oder weniger lange bestehenden Harnverhaltung ist umstritten. Mehrere Autoren haben gewichtige Bedenken geäußert [37, 63, 68, 124]. Vor allem bei Rückenlage des Qu. G. bleibt leicht eine Harnpfütze in der Blase zurück. Das Blasentraining ist erschwert. Auch besteht die Gefahr, daß die Blasenkuppel im Fistelbereich vernarbt und die Blase hierdurch schrumpft. Aus den genannten Gründen wird die Blasenfistel von einigen Therapeuten völlig abgelehnt [50, 76 b, 98, 192, 204]. — Die Indikation ändert sich natürlich, wenn eine chronische eitrige Urethritis, eine Harnröhrenfistel oder eine rezidivierende Nebenhodenentzündung entstanden ist.

Wie sich die genannten Empfehlungen in der Praxis auswirken, belegen die Zahlen des *eigenen Beobachtungsgutes*. Zur Zeit des *Termins I* wurde bei 71 von 97 Qu. G. die Harnverhaltung mit einem *urethralen Dauerkatheter* und bei 6 Fällen mit einem *suprapubischen Dauerkatheter* (suprapubische Fistel) behandelt. 20 Qu. G. mit Harnverhaltung wurden *intermittierend katheterisiert*. Dies geschah auch bei 2 Fällen von den 3 Qu. G. mit einer intermittierenden Inkontinenz. Das von L. GUTTMANN [68, 70] angeratene Verfahren, bei einer Harnverhaltung zunächst zu versuchen, die Blase nach Art des Credéschen Handgriffs vorsichtig auszudrücken, scheint bei unserem Beobachtungsgut kaum angewandt worden zu sein.

Bis zum *Termin II,* an dem die Rehabilitation beendet sein sollte, trugen noch immer 39 von 100 Qu. G. einen urethralen oder suprapubischen Dauerkatheter, weitere 21 Qu. G. wurden intermittierend katheterisiert (Tab. 14). Auch dieses Ergebnis beweist, wie verzögert bei unserem Beobachtungsgut ein gezieltes Blasentraining und eine befriedigende Blasenfunktion in Gang gekommen waren.

Obwohl die meisten Autoren [3, 24, 36, 37, 50, 158, 192] empfohlen haben, den *Dauerkatheter* abzuklemmen oder zu stöpseln, scheint bei *vielen* Fällen unseres Beobachtungsgutes der Harn durch den Dauerkatheter ständig in die Flasche abgeleitet worden zu sein. Genaue Zahlen fehlen, da die beiden Methoden — *offene Dauerdrainage oder geschlossenes System* mit intermittierendem Öffnen des Dauerkatheters in bestimmten

Zeitabständen — gemeinhin im Krankenblatt nicht verzeichnet wurden. So beruht unsere Aussage allein auf den Angaben der Qu. G. — Die Gefahr der offenen Dauerdrainage besteht in der schnellen Entwicklung zu einer Schrumpfblase. Selbstverständlich muß der gestöpselte Dauerkatheter zur rechten Zeit geöffnet werden, wenn eine Blasenwandüberdehnung vermieden werden soll.

Tabelle 14. *Hilfsmittel zum Ausgleich der Miktionsstörungen bei 100 Querschnittsgelähmten zur Zeit der Termine II und III*

| Hilfsmittel | Termin II | | | | | | | | Termin III | | | | | | | |
| --- | --- | --- | --- | --- | --- | --- | --- | --- | --- | --- | --- | --- | --- | --- | --- | --- |
| | Dauerkatheter | suprapubische Fistel | intermitt. Katheter | Dauerurinflasche | Vorlage, Gummihose | Urinal, Penisklemme | keine Hilfsmittel | Summe II | Dauerkatheter | suprapubische Fistel | intermitt. Katheter | Dauerurinfl., Steckb. | Vorlage, Gummihose | Urinal, Penisklemme | keine Hilfsmittel | Summe III |
| Männer . . . . . . . . . | 20 | 6 | 10 | 7 | 1 | 15 | 6 | 65 | 8 | 3 | 5 | 6 | 1 | 34 | 8 | 65 |
| Frauen. . . . . . . . . . | 12 | 1 | 11 | — | 9 | — | 2 | 35 | 7 | — | 11 | 1 | 9 | — | 7 | 35 |
| Männer u. Frauen | 32 | 7 | 21 | 7 | 10 | 15 | 8 | 100 | 15 | 3 | 16 | 7 | 10 | 34 | 15 | 100 |
| Summe . . . . . . . . . | 60 mit Katheter | | | 40 ohne Katheter | | | | 100 | 34 mit Katheter | | | 66 ohne Katheter | | | | 100 |

Die Auswirkungen einer *suprapubischen Fistel* mit Dauerkatheter können in unserem Beobachtungsgut zur Zeit von Termin II an 7 und von Termin III an 3 Qu. G. beschrieben werden (Tab. 14). Von den genannten Zahlen muß je ein Fall unberücksichtigt bleiben, weil hier die suprapubische Fistel nur vorübergehend zur Operation einer Harnröhrenfistel angelegt worden war. Die 6 übrigen Qu. G. (Termin II) trugen die suprapubische Fistel seit der ersten Woche nach Auftreten der Harnverhaltung. Bei 4 Fällen wurde die Fistel dann im weiteren Verlauf wieder geschlossen, während sie bei den beiden übrigen Qu. G. ohne Unterbrechung nicht nur bis zum Termin III, sondern auch noch bis zum Jahre 1960 verblieb. Die Katamnesen dieser beiden Qu. G. — mit einer Länge von fünf und neun Jahren seit dem Unfall — müssen auch insgesamt als besonders ungünstig angesehen werden.

Der eine Qu. G. (Fall 46, Qu. L. ab $L_1$, total) wurde nach der Krankenhausbehandlung als „reiner Pflegefall" entlassen. Er blieb dauernd bettlägerig und mußte bis zum Jahre 1960 noch zweimal wegen hämorrhagischer Zystitis und Pyelonephritis stationär behandelt werden. — Der andere Qu. G. (Fall 13) mit einer inkompletten Qu. L. bei $L_2$ stand in den vergangenen neun Jahren wegen Blasen- und Nierenkomplikationen neunmal mehr oder weniger lange in Krankenhausbehandlung, obwohl er wegen der unvollständigen Paresen an beiden Beinen mit Hilfsmitteln gehfähig war.

Es stellt sich nun die Frage, ob diese beiden Qu. G. wegen ihres schlechten medizinischen Allgemeinzustandes nicht von ihrer suprapubischen Fistel loskamen, oder ob umgekehrt die Belassung der Fistel über eine so lange Zeit als Hauptursache ihres schlechten Allgemeinzustandes anzusehen ist. Mit Sicherheit läßt sich aber sagen, daß das bedauernswerte Schicksal beider Qu. G. durch diese therapeutische Maßnahme nicht in eine günstigere Richtung gelenkt wurde. Außerdem gestalteten sich bei ihnen die pflegerischen Aufwendungen nach der Krankenhausentlassung keineswegs einfacher. Beide Fälle benötigten eine über viele Jahre gehende regelmäßige Wartung durch einen ausgebildeten Pfleger des nächstgelegenen Krankenhauses.

Wir können wegen unserer kleinen Zahlen den Wert einer suprapubischen Fistel nur mit Vorsicht beurteilen. Auffällig bleibt, daß sich bei den 6 Qu. G., bei denen die Fistel seit dem Auftreten der Harnverhaltung angelegt wurde, zu keiner Zeit ein auch nur annähernd leistungsfähiger Blasenautomatismus entwickelte. Dieser Befund entspricht den oben mitgeteilten Erfahrungen aus der Literatur.

### b) Das Freisein vom Katheter

Nach den Angaben der *Literatur* sind die Zahlen der Qu. G., die weder einen urethralen oder suprapubischen Dauerkatheter tragen noch intermittierend katheterisiert werden, von großem Aussagewert für das Rehabilitationsniveau. So bedeutet das Freisein vom Katheter ein Kriterium für die Güte der urologischen Behandlung. Bleiben aber im Einzelfall ständig hohe Restharnmengen zurück, ist die Blase also nach A. E. COMARR (1959) nicht „ausbalanciert", so täuscht das „Freisein vom Katheter" ein gutes Behandlungsergebnis nur vor [37, 197]. Derartige Qu. G. trügen besser einen Katheter. Wir haben guten Grund zu der Annahme, daß die Anzahl solcher „nichtausbalancierter" Blasen in unserem Beobachtungsgut verhältnismäßig groß war.

Wie oben schon erklärt, können die Ergebnisse verschiedener Autoren auch bei diesem Merkmal kaum ohne Vorbehalt miteinander verglichen werden, da sich die Lähmungsdauer unterscheidet und der Zeitfaktor gerade für die Entwicklung der Blasenautomatik eine sehr große Rolle spielt [37]. Dennoch seien zur Orientierung folgende *Vergleichszahlen* genannt:

A. E. COMARR (1959): Von 105 Qu. G. — darunter etwa die Hälfte total gelähmt — wurden innerhalb eines *Halbjahres* rund 57 %/o der Fälle katheterfrei, von denselben 105 Qu. G. wurden innerhalb *eines Jahres* 87,7 %/o der Fälle ($^{92}/_{105}$) katheterfrei.

G. J. THOMPSON, M. H. NOURSE und H. C. BUMPUS (1947): Von 46 Qu. G. (Ausdehnung der Qu. L. unbekannt) wurden nach etwa drei Jahren (?) seit Eintritt der Qu. L. rund 87 %/o der Fälle katheterfrei.

D. Bruns (1961): Von 56 Qu. G. — vorwiegend totale und subtotale Lähmungen — wurden nach mindestens drei Jahren seit Eintritt der Qu. L. 48 (85,7 %) der Fälle katheterfrei.

B. v. Rütte (1957): Von 57 Qu. G. — darunter 31 totale Lähmungen — wurden nach mindestens drei Jahren seit Eintritt der Qu. L. 40 (70,2 %) der Fälle katheterfrei.

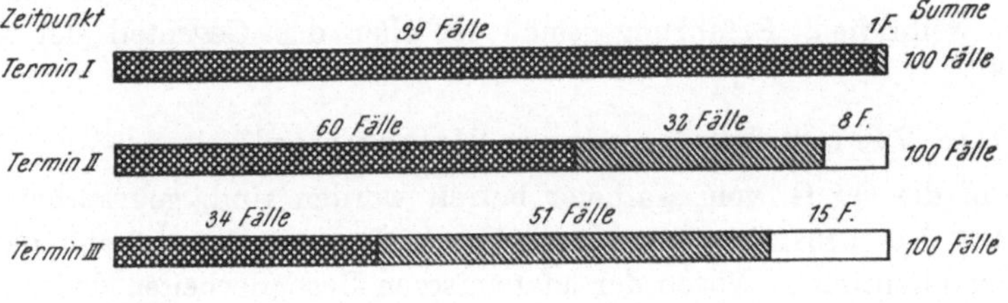


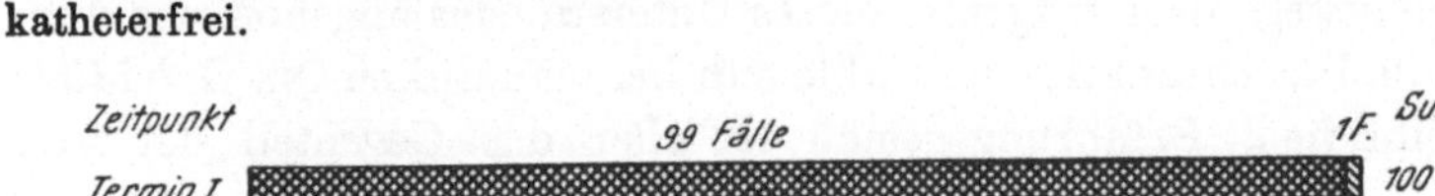


Abb. 12. Hilfsmittel zum Ausgleich der Miktionsstörungen bei 100 Querschnittsgelähmten zur Zeit der Termine I, II und III

Für unser *eigenes Beobachtungsgut* gelten je nach der Lähmungsdauer die folgenden Zahlen (Abb. 12, Tab. 14):

Von 100 Qu. G., darunter 46 totale Lähmungen, wurden bis zum

Termin II 40 von 100 Fällen katheterfrei,
Termin III 66 von 100 Fällen katheterfrei.

Das bedeutet für den Termin III, an dem die Rehabilitation längstens beendet sein sollte, daß noch 34 Qu. G. weiterhin einen urethralen oder suprapubischen Dauerkatheter trugen oder intermittierend katheterisiert wurden. — Die berufliche Rehabilitation dieser Fälle ist ungleich schwieriger als die der Qu. G. ohne einen Katheter.

Für einen *Vergleich mit unseren Ergebnissen an 46 totalen Qu. L.* zu einem ähnlichen Zeitpunkt eignen sich am ehesten die Angaben über totale Qu. L. von A. E. Comarr (1959):

Nach etwa 12 Monaten waren 47 von 53 (88,7 %)
seiner Fälle katheterfrei,
nach etwa 15 Monaten (Termin III) waren 20 von 46 (43,5 %)
unserer Fälle katheterfrei.

Dieser Unterschied ist rechnerisch signifikant. Unser Behandlungsergebnis fiele noch ungünstiger aus, wenn die Lähmungsdauer unserer Fälle ebensolang wie bei A. E. Comarr, also 3 Monate kürzer, wäre.

Beim Vergleich der katheterfreien *Qu. G. männlichen und weiblichen Geschlechtes* (Tab. 14) scheinen die männlichen Qu. G. in größerer Anzahl katheterfrei zu werden als weibliche Qu. G. Dieser Unterschied ist bei

Termin III fast rechnerisch signifikant. Als Erklärung hierfür sei — wie weiter unten noch dargelegt — darauf hingewiesen, daß unwillkürlich entleerter Harn in kleinen Intervallen bei Männern durch ein Urinal oder eine dauernd anliegende Urinflasche sicherer aufzufangen ist als bei Frauen. Keineswegs darf aufgrund dieses Unterschiedes angenommen werden, eine gute Blasenfunktion entwickle sich bei männlichen Qu. G. leichter als bei weiblichen. Erfahrungsgemäß ist eher das Gegenteil der Fall [69, 98].

### c) Die Verwendung anderer Hilfsmittel

Wenn die Qu. G. vom Katheter befreit worden sind, gebrauchen sie oft andere Kompensationsmittel zum Ausgleich einer aktiven oder passiven Harninkontinenz. Wegen der anatomischen Besonderheiten der männlichen und weiblichen Harnröhre unterscheiden sich auch die verwendeten Hilfsmittel, die deshalb im folgenden für Männer und Frauen getrennt besprochen werden.

### a) Dauerurinflasche

Männliche Qu. G. benutzen, so lange sie noch bettlägerig sind, häufig eine Urinflasche, die sie dauernd anlegen. Mit diesem Verfahren sind bekanntlich viele Nachteile verbunden. Wenn die Qu. G. einschlafen oder bei einer Paraspastik unter kräftigen spinalen Beugereflexsynergien leiden, besteht immer die Gefahr, Urin zu verschütten. Da anästhetisch-analgetische Qu. G. das „Einnässen" nicht bemerken, wird die Haut über dem Gesäß durch den Urin mazeriert und die Dekubitusbildung gefördert. Bei dauerndem Gebrauch der Flasche kann durch das Aufliegen des Penisansatzes am Flaschenhalsrand an dieser Stelle ein Dekubitus entstehen [24]. Trägt der Qu. G. gleichzeitig einen Dauerkatheter, kommt es manchmal zusätzlich zu einer Harnröhrenfistel [35]. Dabei wäre in diesen Fällen die Flasche vollkommen überflüssig, weil der Dauerkatheter nur intermittierend geöffnet werden sollte. Außerdem sind solche Qu. G. ans Bett gefesselt oder auf die großen schweren Rollstühle mit Fußkästen angewiesen. Für diese Fälle ist eine Rehabilitation weitgehend erschwert.

Bei *unserem Beobachtungsgut* (Tab. 14) hatten

am Termin II 7 von 29 katheterfreien Männern (24,1 %),
am Termin III 6 von 49 katheterfreien Männern (12,2 %)

die Urinflasche über Tag und in der Nacht — also dauernd — angelegt. Vergleichszahlen zu ähnlichen Zeitpunkten aus der Literatur fehlen. Doch scheinen uns die Zahlen vor allem zur Zeit von Termin II, dem möglichen Entlassungstermin, noch zu groß. — Bei der einzigen unter Termin III aufgeführten querschnittsgelähmten Frau handelte es sich um eine schon von Haus aus schwierige Persönlichkeit, bei der deshalb auf jegliche Rehabilitation verzichtet wurde. Sie befand sich in einem Altersheim und lag dauernd auf einer mit Luft gefüllten Gummimatratze, durch deren Aussparung in kleinen Intervallen der Urin in ein Steckbecken lief.

### β) Vorlage und Gummihose

Absorbierende Vorlagen mit oder ohne gleichzeitige Verwendung von Plastik- oder Gummihosen werden meist von querschnittsgelähmten Frauen benutzt, da durch das Anlegen einer Urinflasche oder durch ein Urinal das Einnässen doch nicht vermieden werden kann. Diese Vorlagen stellen für Qu. G. mit Harnentleerungen in kleinen Intervallen ein ganz unzureichendes Kompensationsmittel dar. Die Qu. G. sind so gut wie dauernd naß, schädigen ihre trophisch gestörte Haut und verbreiten einen Uringeruch. Damit bleibt eine Rehabilitation auf die eigene Wohnung oder ein entsprechend eingerichtetes Heim beschränkt, da Betriebsangehörige im allgemeinen nicht gewillt sind, mit solchen Qu. G. zusammenzuarbeiten. Aber auch für sich selbst und die Familie bilden diese Fälle eine schwere Belastung. Wesentlich günstigere Bedingungen sind gegeben, wenn derartige Hilfsmittel lediglich als zusätzliche Vorsichtsmaßnahme angewendet werden, also etwa bei automatischen Entleerungen in großen Intervallen.

Für dieses Hilfsmittel ergaben sich in *unserem Beobachtungsgut* an den wenigen katheterfreien Frauen folgende Zahlen (Tab. 14):

am Termin II 9 von 11 Frauen (81,8 %),
am Termin III 9 von 17 Frauen (52,9 %).

Der zunächst hohe Prozentsatz, der zum Termin III abfällt, beweist wieder die schleppende Entwicklung zu einer ausreichenden Blasenfunktion bei unseren Fällen. — Nur ein querschnittsgelähmter Mann trug an beiden Terminen ($^{1}/_{29}$; $^{1}/_{49}$) aus Vorsicht trotz relativ guter Blasenfunktion eine Vorlage mit Gummihose.

### γ) Urinal

Wirklich brauchbare Urinale mit einwandfreier Abdichtung stehen für weibliche Qu. G. bisher nicht zur Verfügung. So kommt es, daß Urinale so gut wie immer auf Dauer lediglich von Männern getragen werden. Die Urinale sollten sich erübrigen, wenn der Qu. G. eine verläßliche Blasenautomatik erreicht hat. Diese günstige Entwicklung tritt aber offenbar nicht nur bei uns, sondern auch andernorts längst nicht immer ein. So ist der Gebrauch eines Urinals oft nicht zu umgehen [28, 32]. Die Erziehung des Urinalträgers zu einer sorgfältigen Hygiene ist notwendig, wenn Hautschäden und Druckgeschwüre vermieden werden sollen [197]. F. W. MEINECKE (1960) hat darauf hingewiesen, daß der Qu. G. *zwei* Urinale zum täglichen Wechsel benötigt.

Nach der Literatur schwanken die Zahlenangaben über die Häufigkeit von Urinalträgern je nach der Zusammensetzung des Beobachtungsgutes. Zu den bekannten Unterschieden, wie Schwere der Qu. L. und Lähmungsdauer, kommt hier noch eine weitere Vergleichsschwierigkeit hinzu. Nicht immer ist es möglich, vor dem Vergleich die Zahl der Katheterträger aus dem Beobachtungsgut herauszunehmen. Aus annähernd ähnlich zusammengesetzten Beobachtungsreihen lassen sich die folgenden *Vergleichszahlen* anführen:

K. LINDEMANN (1960) berichtete über 76 männliche Qu. G. mit neurogenen Blasenstörungen, von denen 61 (80,3 %) ein Urinal trugen. — Diesem Prozentsatz entsprechen in etwa die Angaben von B. v. RÜTTE und U. MÜLLER (1957) mit 87,5 %; 35 von 40 männlichen katheterfreien Qu. G. mit Blasenlähmungen benutzten ein Urinal. Die Lähmungsdauer betrug mindestens drei Jahre, war aber oft länger.

Unsere *eigenen Zahlen* lauten (Tab. 14):

am Termin II waren 15* von 29 katheterfreien Männern (51,7 %) Urinalträger,

am Termin III waren 34** von 49 katheterfreien Männern (69,4 %) Urinalträger.

* 1 Fall mit Penisklemme.
** 3 Fälle mit Penisklemme.

Diese im Vergleich zur Literatur niedrigeren Prozentsätze sind durch die kürzere durchschnittliche Lähmungsdauer unserer Fälle bedingt. Sie beträgt im Mittel etwa 7¹/₂ Monate bei Termin II und etwa 15 Monate bei Termin III. Werden die zu diesen Zeitpunkten noch bettlägerigen Qu. G. mit dauernd anliegender Urinflasche als mögliche Urinalträger hinzugezählt, so ergeben sich ebenfalls größere Quoten (75,8 % und 81,6 %).

*Vergleichszahlen* mit einem günstigeren Ergebnis liegen dagegen von D. MUNRO (1950) vor. Von 155 querschnittsgelähmten Männern mit Blasenstörungen, die ohne Katheter auskamen, trugen 72 (46,8 %) dauernd oder zeitweilig ein Urinal. Die Qu. L. bestand hier schon etwa drei bis fünf Jahre. — Dieser Prozentsatz ist zwar deutlich geringer als die oben genannten Quoten, zeigt aber auch, daß ein nicht kleiner Teil der Fälle immer auf ein Urinal angewiesen bleibt.

Im allgemeinen hatten unsere Qu. G. *keine Schwierigkeiten mit* ihrem *Urinal,* wenn ihnen der Gebrauch hinreichend erklärt und anatomische Varianten des Genitale berücksichtigt worden waren. Klagen wurden manchmal dann vorgebracht, wenn beim Aufrechtsitzen nicht mehr genügend Gefälle gegeben war, so daß der Harn zurückfloß. Dieser Mangel läßt sich aber mit entsprechend zugeschnittenen Schaumgummikeilen ausgleichen. Zum anderen wurden einige knapp begabte oder zu ungeduldige Qu. G. mit ihrem Urinal zu keiner Zeit fertig und benutzten es zu Hause nicht mehr. Das galt vor allem für Urinale mit einem auswechselbaren Weichgummitrichter. Solche Qu. G. behalfen sich mit *Penisklemmen.* Bei dauerndem Gebrauch ist die Gefahr, daß dann Dekubitalgeschwüre oder Harnröhrenfisteln entstehen, sehr groß. — Das von A. E. COMARR (1959) empfohlene *Kondomurinal* wurde bei uns offenbar nicht eingeführt. Keiner unserer Qu. G. war damit ausgerüstet worden.

d) Die Unabhängigkeit von jeglichem Hilfsmittel

*Allgemeine Bemerkungen.* Für die Beurteilung des Blasenfunktionsniveaus ist die Anzahl der katheterfreien Fälle, wie oben schon aufgeführt wurde (s. S. 48), ebenso aufschlußreich wie die Anzahl der Qu. G., die außerdem trotz Blasenlähmung ohne jedes Hilfsmittel auskommen. Liegt doch das Endziel jeden Blasentrainings darin, die bleibenden Miktionsstörungen unabhängig von Kompensationsmitteln unter indirekter Kontrolle zu halten. Dieses Ziel wird gemeinhin von Frauen eher und in größerer Zahl erreicht als von Männern [69, 98]. Das mag daran liegen, daß es für Frauen kein zuverlässiges Urinal gibt. Sie sind gezwungen, beim Blasentraining bereitwilliger und anhaltender mitzuarbeiten, bis sich völlig unkontrollierte automatische Entleerungen so gut wie nicht mehr einstellen. Querschnittsgelähmten Männern bietet sich dagegen durch die vorhandenen Urinale ein bequemerer Weg an, um ein Einnässen zu vermeiden.

Wie häufig Qu. G. eine Unabhängigkeit von Hilfsmitteln erreicht haben, zeigen drei *Vergleichszahlen.*

D. MUNRO veröffentlichte im Jahre 1950 die Ergebnisse einer Nachfrage bei querschnittsgelähmten Soldaten des Zweiten Weltkrieges, von denen etwas mehr als 50 % total gelähmt waren. 52 von 155 Qu. G. mit Blasenstörungen, das sind 33,8 %, benutzten seit der Lazarettentlassung keine Hilfsmittel. Die Lähmungsdauer dieser Fälle lag zwischen drei und fünf Jahren.

D. BRUNS berichtete aus der Sonderstation Heidelberg über eine Nachuntersuchung an 56 Qu. G. mit totalen und subtotalen Lähmungen, von denen 48,2 % ($^{27}/_{56}$) einen ausreichenden Blasenautomatismus entwickelt hatten, so daß sie Hilfsmittel nicht mehr benötigten. Die Lähmungsdauer betrug mindestens drei Jahre.

Aus dem Rehabilitationszentrum Tobelbad vermeldete G. NEUBAUER im Jahre 1953 von den 25 ersten dort behandelten Qu. G. mit totalen und subtotalen Lähmungen, daß diese bei der Krankenhausentlassung zu 68,0 % ($^{17}/_{25}$) frei von Katheter und Urinal gewesen seien. Ein Nachuntersuchungsbefund dieser Fälle aus späterer Zeit wäre aufschlußreich.

Die entsprechenden Zahlen aus *unserem Erfahrungsgut* liegen dagegen sehr niedrig:

am Termin II waren  8 von 100 Fällen,
am Termin III waren 15 von 100 Fällen

frei von Hilfsmitteln (Abb. 12, Tab. 14). Eine Besserung der Befunde zur Zeit des Termins III ist zwar vorhanden, aber nicht erheblich.

## Kasuistischer Beitrag

An dem folgenden Beispiel wird dargestellt, wie verheerend sich die Behandlung mit einem gleich nach Eintritt der Harnverhaltung (Termin I) angelegten *Dauerkatheter* auf die Harnröhre auswirken kann. Zugleich sind die ungünstigen Folgen einer *offenen Dauerdrainage* auf die Blasenfunktion zu erkennen.

K. A. (Fall 73):

Der damals 29jährige Elektroschweißer erlitt im Jahre 1951 einen Betriebsunfall, der zu einer Kompressionsfraktur des zweiten Lendenwirbelkörpers und zu einer subtotalen Qu. L. in Höhe von $L_1$ führte. Die gelähmten Muskeln blieben auch im Defektstadium schlaff-atrophisch. Während der Frühbehandlung in einem allgemeinen Krankenhaus traten nach zwei Wochen verschiedene, zum Teil über handtellergroße Druckgeschwüre auf. Nach einer sechswöchigen Behandlung mit einem Dauerkatheter entstand eine Urethralfistel, die trotz zweimaliger Operation bis zum Termin III nicht geschlossen werden konnte. K. A. trug deswegen weiterhin einen Dauerkatheter, auch als sich der Harn nach Abklingen der Verhaltung in kleinen Intervallen entleerte. Laut Angaben des Qu. G. soll der Dauerkatheter von Anfang an nie gestöpselt worden sein. — Nach einjähriger Wartezeit wurde der Qu. G. — inzwischen waren 15 Monate seit dem Unfall vergangen — auf eine berufsgenossenschaftliche Sonderstation verlegt. Vier weitere Operationen der Urethralfistel erbrachten leider keinen dauerhaften Verschluß. Häufige Zystopyelitiden störten die jetzt verstärkt einsetzenden Rehabilitationsbemühungen. Immerhin lernte K. A. mit Hilfe eines kurzen Schienen-Schellen-Apparates und mit Unterarmstützen leidlich gehen. Zwei Jahre nach dem Unfall erfolgte die Krankenhausentlassung, etwa zwölf Monate später der Abbruch des Gehtrainings. Der Qu. G. begründete dies mit neu entstandenen Druckgeschwüren. Das Gehen war ihm aber offenbar außerdem zu mühsam geworden. — Das weitere medizinische Schicksal des Qu. G. bis zu unserem Besuch im Jahre 1960 wurde von den entzündlichen Komplikationen der Harnwege bestimmt. Pyelonephritiden schädigten die Niere immer wieder; schließlich bestand eine nephrogene Hypertonie.

Die anhaltende Harnröhrenfistel hatte zu paraurethralen Abszessen geführt; rechtsseitige Hoden- und Nebenhodenentzündungen mit nachfolgender rechtsseitiger Semikastration und linksseitiger Vasektomie kamen hinzu. Infolge der offenen Dauerdrainage und der vielen Zystitiden entstand zuletzt eine erhebliche Schrumpfblase mit einer Blasenkapazität von nur 30 ccm. Insgesamt mußte der Qu. G. nach seiner Entlassung aus der Sonderstation wegen der genannten Komplikationen noch sechsmal in stationäre Behandlung des Heimatkrankenhauses gebracht werden. Im Sommer 1961 wurde er völlig bettlägerig und verstarb im August desselben Jahres an Urämie.

## Besprechung der Ergebnisse

In unseren beiden Beobachtungsabschnitten erscheinen die folgenden *Endergebnisse* besonders bemerkenswert:

die kleine Zahl der Fälle, die eine gute Blasenfunktion aufwiesen (Abb. 11, s. S. 37),

die kleine Zahl der Fälle, die ihre Blase auspreßten (s. S. 45),

die kleine Zahl der Fälle, die den Blasenautomatismus provozieren konnten (s. S. 45),

die kleine Zahl der Fälle, die ohne jedes Hilfsmittel ihre Miktionsstörungen ausglichen (Abb. 12, s. S. 49).

Diese schlechten Ergebnisse haben für unsere Qu. G. besonders nachteilige *Folgen*. Zu der Verlängerung der klinischen Behandlung, zu den vermehrten Schwierigkeiten in der häuslichen Pflege und den eingeschränkten Möglichkeiten der beruflichen Rehabilitation tritt die Minderung des

Selbstwertgefühls durch die mit der Inkontinenz verbundenen Peinlichkeiten. Eine schlechte Blasenfunktion wirkt sich aber vor allem auf die Lebenserwartung des Qu. G. nachteilig aus.

Wird nach den *Ursachen* für derart ungünstige Behandlungsergebnisse gefragt, so ist einmal auf die Häufigkeit und das Ausmaß der verschiedenen Komplikationen bei unseren Qu. G. hinzuweisen. Lange Bettlägerigkeit wegen großer Dekubitalgeschwüre und schwere Harnwegsinfekte (s. S. 58) verzögerten oder verhinderten die Entwicklung einer ausreichend funktionierenden automatischen Blase. Offenbar wurden die hierfür notwendigen prophylaktischen und therapeutischen Regeln — die sich in den Querschnittsgelähmtenzentren seit Jahren bewährt haben — bei uns längst nicht überall angewendet. Dies belegen unter anderem: die zu häufige und langzeitige Verwendung des nicht abgeklemmten Dauerkatheters sowie die kleine Zahl der Fälle, bei denen der Restharnwert und die Blasenkapazität bestimmt wurden.

Gemessen an den Literaturangaben ergibt sich für uns die *Folgerung,* daß die Blasenfunktion der Qu. G. sicher noch zu verbessern ist. Dazu müßte aber das unbedingt notwendige Blasentraining systematisch von allen Stellen durchgeführt werden, die sich mit der Behandlung von Qu. G. befassen. Da das Blasentraining längere Zeit beansprucht und die Mitarbeit des Patienten verlangt, ist es wichtig, den Qu. G. über die Funktion der Blase sowie über Sinn und Ziel der Maßnahmen zu unterrichten. Diese Unterweisung muß mehrfach wiederholt und ihre Bedeutung dem Qu. G. eindringlich eingeschärft werden [148, 242].

## 4. Die Komplikationen infolge von Entzündungen der Harnwege

*Allgemeine Bemerkungen.* Zu den *entzündlichen Komplikationen,* die von seiten der harnableitenden Wege den Qu. G. gefährden, gehören bekanntlich die bakteriellen Entzündungen der Blase (Zystitis), der Harnleiter und des Nierenbeckens (Pyelitis). Als weitere Komplikationen sind die mechanischen Schädigungen der Harnröhre beim Katheterisieren und die Druckschäden durch den liegenden Dauerkatheter zu nennen, die zu Schleimhautnekrosen, Abszessen und Harnröhrenfisteln führen. Hinzu kommen die von der Harnröhre aufsteigenden Infektionen des Hodens (Orchitis) und Nebenhodens (Epididymitis) sowie die Steinbildungen in den Harnwegen.

### Die Zystitis, Pyelitis und Pyelonephritis

#### Vorbemerkungen und Literatur

Zystitis und Pyelitis entstehen vor allem durch die Harnstauung infolge der Blasenlähmung. Dadurch verursacht, wuchern die pathogenen Bakterien in die Harnwege hinein oder werden beim Katheterisieren eingeschleppt. Bei ungünstiger Entwicklung bleibt auch das Nierenparenchym nicht unbeteiligt; aus der Pyelitis entwickelt sich eine Pyelonephritis.

Diese Entzündungen der ableitenden Harnwege zählen zu den ernsten Komplikationen der Qu. L. Sie sind in weitaus den meisten Fällen Ursache des letalen Ausgangs [24, 47, 160], wenn sie einmal einen bestimmten Schweregrad erreicht haben. Daher liegt das *Pflege- und Behandlungsziel* in der Verhütung oder wenigstens in der Eindämmung der Harnwegsinfektionen. Wie bei der Dekubitusprophylaxe stellt die Vermeidung schwerer Infektionen einen Prüfstein der sorgfältigen Pflege dar.

In der Literatur gehen die Meinungen über die *Aussichten,* beim Qu. G. die Harnwegsinfektionen vermeiden zu können, auseinander. W. Arens (1958) schrieb in diesem Zusammenhang, „daß wir trotz sorgfältiger aseptischer Behandlung und genauer Auswahl der Antibiotika gegen die ausgedehnte Bakterienflora, die uns das Urogenitalsystem unserer Querschnittsgelähmten durcheinanderbringt, einfach nicht ankommen". Nach Ansicht von A. Rütt (1959) ist eine Präventivtherapie oft kaum oder gar nicht durchführbar. K. Boshamer (1960) teilte mit, „bei der auch heute noch gewöhnlich durchgeführten Verweilkatheterung läßt sich eine Harnwegsinfektion nicht vermeiden". Dieses Urteil wird jedoch mit dem Satz eingeschränkt: „Bei entsprechender Sorgfalt gelingt es aber fast stets, diese Infektion in Grenzen zu halten." Ähnliche Meinungen vertreten P. Magnus (1954), W. Ehalt und A. Titze (1957) sowie F. May (1960). Auch nach der Auffassung von A. E. Comarr (1957, 1959) ist die schwere Infektion vermeidbar. Wenige Bakterien und weiße Blutkörperchen fänden sich aber in fast jedem Harnsediment, unabhängig davon, ob ein Katheter getragen werde oder nicht. Diese Infektion sei gewöhnlich zu „tolerieren"; schließlich entwickle sich eine lokale Gewebsimmunität. — Noch zuversichtlicher lautet die Ansicht von D. Munro (1954) sowie von B. v. Rütte und U. Müller (1957), die es für möglich halten, die Harnwegsinfektion weitgehend zu verhindern.

Diesen Urteilen entsprechend, finden sich unterschiedliche *Vergleichszahlen* über die Häufigkeit von pathologischen Harnbefunden in verschiedenen Beobachtungsreihen. Zunächst beruhen die Unterschiede auf den schon oben genannten Faktoren (s. S. 20), die es verbieten, die Ergebnisse ohne Vorbehalt miteinander zu vergleichen. Weiterhin entstehen unvergleichbare Gruppen dadurch, daß leichte entzündliche Urinbefunde mit Leukozyten und wenigen Bakterien von einigen Autoren zu den Fällen mit Zystitiden, von anderen aber als „tolerierbare Bagatellbefunde" den Fällen ohne eine Zystitis zugezählt werden. Wenn die aufgeführten Einschränkungen soweit wie möglich berücksichtigt werden, lassen sich aus der Literatur zwei gegensätzliche Befundgruppen zusammenstellen.

D. Munro (1950), der bei oder nach der Entlassung von 159 kriegsbeschädigten Qu. G. (darunter etwa 36 %/o totale Qu. L.) noch in etwa 38 %/o „gewichtige" Harnwegsinfekte feststellte, konnte diesen von ihm als hoch angesehenen Prozentsatz in seinem Zentrum bei zivilgeschädigten Qu. G. auf etwa 4 %/o senken. Dieses Ergebnis wurde während der Behandlung von 252 zivilgeschädigten Qu. G.

(darunter etwa 26 % totale Qu. L.) erreicht, die offenbar bald nach Auftreten der Lähmung in das Paraplegiker-Zentrum aufgenommen worden waren.

W. HEIPERTZ (1956) beobachtete in etwa 20 % der Fälle schwere Infektionen. Dabei handelte es sich um Nachuntersuchungen an 60 Qu. G. einer Sonderstation, von denen etwa 50 % komplett gelähmt waren.

Hierher gehören auch die Behandlungsergebnisse von G. J. THOMPSON, M. H. NOURSE und H. C. BUMPUS (1947), die bei 46 nachuntersuchten Qu. G. mit neurogenen Blasenstörungen in etwa 30 % der Fälle verschieden schwere Harnwegsinfektionen fanden.

G. NEUBAUER (1953 [160]) leitet dann mit seinen Erhebungen zur zweiten Gruppe über. Bei mehr als der Hälfte seiner Qu. G. trat vorübergehend trotz aller Vorsorge eine mehr oder minder schwere Infektion auf.

K. BOSHAMER (1960) berichtete über 53 *total* Querschnittsgelähmte. Diese litten bei der stationären Aufnahme nach unterschiedlich langer Lähmungsdauer alle an schweren Harnwegsinfektionen.

Im gleichen Jahr vermeldete E. SCHINDLER (1960) aus der Chirurgisch-urologischen Versorgungskuranstalt in Wildungen über 120 kriegsbeschädigte Qu. G. ein vielleicht noch schlechteres Ergebnis. 90 % der dort zu Kur- und Heilbehandlungen eingewiesenen Kriegsversehrten, deren Rückenmarksverletzung oft schon 18 Jahre zurücklag und offenbar meist inkomplett war, boten unterschiedlich schwere Infekte. Bei 30 % der Fälle bestanden Steinbildungen der Harnwege. 25 % der Qu. G. hatten eine Nephrektomie hinter sich. — Diese niederdrückenden Befunde könnten darin eine Erklärung finden, daß vorwiegend Kriegsbeschädigte mit schweren Komplikationen die Kuranstalt aufsuchten. Dadurch käme eine bestimmte Auswahl nach der negativen Seite zustande. Eine derartig einseitige Auswahl im gleichen oder im umgekehrten Sinne mag auch für die eine oder andere der oben mitgeteilten Beobachtungsreihen gelten.

## Eigene klinische Daten

*Zum methodischen Vorgehen.* Die Häufigkeit und das Ausmaß der entzündlichen Komplikationen von seiten der Harnwege zu erfassen, stieß auf größere Schwierigkeiten, wenn die Qu. G. aus der Krankenhausbehandlung entlassen waren. Von diesem Zeitpunkt ab fehlten Temperaturkurven und Krankenblätter. Bei Termin II befanden sich aber nur 16 Qu. G. und bei Termin III 30 Qu. G. außerhalb der stationären Behandlung. Die hierdurch entstandenen Lücken wurden soweit wie möglich aus berufsgenossenschaftlichen Akten, hausärztlichen Befunden und durch Befragung der Qu. G. nach zystitisch bedingten Fieberschüben ergänzt. Naturgemäß war die Erinnerung an solche vorübergehenden Ereignisse weniger genau als etwa an Druckgeschwüre, die Wochen, Monate oder Jahre bestanden und ausgedehnte Narben hinterlassen hatten. Auf eigene Harnuntersuchungen haben wir bei unseren Hausbesuchen im Jahre 1960 aus äußeren Gründen verzichtet. Sie hätten auch nur den bedingten Wert einer einmaligen Stichprobe bei der Jährung des Unfallmonats im Jahre 1960 besessen. Außerdem wären die Harnbefunde nicht auf den gleichen Termin, sondern auf verschiedene Termine — vom Termin III bis zum Termin X — gefallen, je nachdem, wie lange die Qu. L. schon bestand.

Wenn keine Unterlagen erhältlich waren oder zuverlässige Angaben fehlten, sahen wir uns daher gezwungen, diese Fälle zu den Qu. G. „ohne Harnbefund" zu zählen. Es handelt sich somit bei unseren Angaben über die Infektionshäufigkeit um Mindestzahlen. In Wirklichkeit dürften die Harnwegsinfekte schwerer und häufiger gewesen und der pyelo-renale Übergangsbereich stärker mitbetroffen worden sein. Wir unterscheiden zunächst nach der Schwere der Harnwegsinfektion:

Qu. G. ohne pathologische Veränderungen im Harnbefund oder ohne Angabe des Befundes,

Qu. G. mit leichten entzündlichen Harnbefunden,

Qu. G. mit einer mittelschweren akuten Zystitis (ohne Temperaturen oder mit Temperaturen bis 38⁰) oder mit einer mittelschweren chronischen Zystitis,

Qu. G. mit einer Zystopyelitis (mit Temperaturen über 38⁰).

Hiervon unabhängig wurden außerdem noch die Qu. G. mit fieberhaften Zystitiden oder Zystopyelitiden, die einmal monatlich oder häufiger vorkamen, und — soweit möglich — die Qu. G. mit Pyelonephritiden angegeben. Um in etwa alle aufflackernden Infektschübe zu erfassen, wählten wir zum Zahlenvergleich die Befunde innerhalb der bekannten Beobachtungsabschnitte A und B. Manchmal wurde auch der 1. Monat nach Eintritt der Lähmung gesondert berücksichtigt. Dieses Vorgehen war deswegen notwendig, weil zu den festgesetzten Terminen I, II und III natürlich nicht immer zeitpunktnahe Harnbefunde vorlagen.

Häufigkeit und Schweregrad<br>der Zystitiden und Pyelitiden (Abb. 13)

Wenn wir entsprechend der Ansicht von A. E. COMARR (1957) und G. RUTISHAUSER (1960) die leicht entzündlich veränderten Harnbefunde mit Leukozyten und vereinzelten Bakterien als unvermeidliche und „tolerierbare" Befunde ausklammern, sind die Summen der *Fälle mit mittelschweren akuten* oder *mittelschweren chronischen Zystitiden* sowie mit *Zystopyelitiden* immer noch sehr hoch:

im 1. Lähmungsmonat            45 von 100 Qu. G.,
im Beobachtungsabschnitt A     82 von 100 Qu. G.,
im Beobachtungsabschnitt B     70 von 100 Qu. G.

Überraschend ist die nur geringfügige Besserung im Beobachtungsabschnitt B, in dem die Rehabilitation unter günstigen Behandlungsbedingungen abgeschlossen sein sollte.

Eine *Vergleichsgruppe* mit einem besseren Behandlungsergebnis, die sich mit unserer Gruppe ohne Vorbehalt messen ließe, haben wir nicht gefunden. Lediglich aus der Arbeit von D. MUNRO (1954) konnten Zahlenangaben über *totale* Qu. L. entnommen werden, die unseren totalen Qu. L. gegenübergestellt werden sollen, obwohl sich die durchschnittliche Lähmungsdauer in beiden Gruppen erheblich unterscheidet.

D. MUNRO (1954): Von 77 total Querschnittsgelähmten zeigten 24 Fälle (31,2 %) schwere Harninfekte nach mindestens $1^{1}/_{2}$ Jahren seit der Krankenhausentlassung.

*Eigenes Beobachtungsgut:* Von 46 total Querschnittsgelähmten wiesen 35 Fälle (76,1 %) schwere Harninfekte nach durchschnittlich 15 Monaten Lähmungsdauer auf.

Unser Ergebnis wird bestätigt durch eine Arbeit aus den Heidelberger Universitätskliniken: V. PAESLACK (1962) berichtete, daß nach durchschnittlich $1^{1}/_{2}$ Jahren Lähmungsdauer von 35 total Querschnittsgelähmten 28 Fälle (80,0 %) an „schwerwiegenden" Harnwegsinfekten litten.

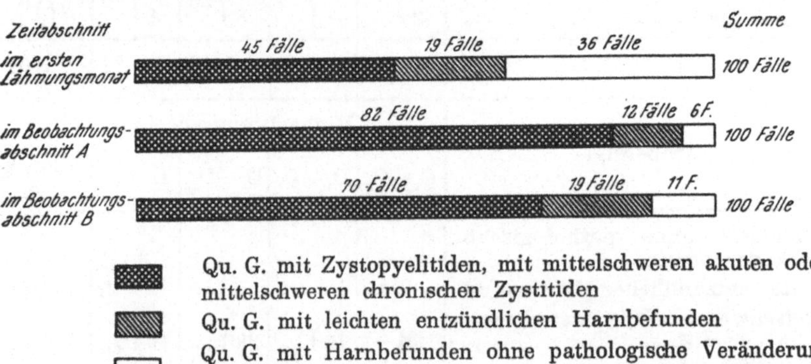


Abb. 13. Häufigkeit und Schweregrad der Zystitiden und Pyelitiden bei 100 Querschnittsgelähmten in den verschiedenen Beobachtungsabschnitten

*Zur zeitlichen Entwicklung (Tab. 15).* Teilweise entstanden die entzündlichen Harnbefunde laut Temperaturkurven schon in der ersten oder zweiten Woche, in zwei Dritteln der Fälle innerhalb des ersten Monats nach dem Auftreten der Qu. L. Bei einigen Qu. G. entwickelte sich im weiteren Verlauf die Harnwegsinfektion besonders ungünstig. Nicht ein Monat verging ohne hochfieberhafte Zystopyelitiden. 7 Qu. G. ließen im Beobachtungsabschnitt B eine Beteiligung des Nierenparenchyms erkennen.

*Zur Querschnittshöhe (Tab. 15).* Die Unterschiede in der Häufigkeit von Zystitiden und Pyelitiden, bezogen auf die verschiedenen Querschnittshöhen, halten sich im Bereich der Streubreite, da die verglichenen Gruppen zu klein sind. Im Beobachtungsabschnitt B·boten mittelschwere bis schwere Harnwegsinfektionen:

Qu. G. mit den Querschnittshöhen $C_4$—$D_5$ in 86,4 % ($^{19}/_{22}$) der Fälle,
Qu. G. mit den Querschnittshöhen $D_6$—$L_4$ in 65,4 % ($^{51}/_{78}$) der Fälle.

Es läßt sich daher nicht mit Sicherheit sagen, ob die Patienten mit hohen Querschnittslähmungen, die länger bettlägerig geblieben sind als

Tabelle 15. *Schweregrad der Zystitiden und Pyelitiden bei 100 Querschnitts-gelähmten im ersten Lähmungsmonat und in den Beobachtungsabschnitten A und B (nach Querschnittshöhe geordnet)*

| Harnbefund | 1. Lähmungsmonat | | | | |
|---|---|---|---|---|---|
| | $C_4$—$C_8$ | $D_1$—$D_5$ | $D_6$—$D_{12}$ | $L_1$—$L_4$ | Summe 1. Monat |
| Harnbefund ohne pathologische Veränderungen .............. | 2 | 10 | 14 | 10 | 36* |
| Leichter entzündlicher Harnbefund | 1 | 3 | 10 | 5 | 19 |
| Mittelschwere — akute oder chroni-sche — Zystitis ............... | 1 }3 | 3 }3 | 20 }23 | 15 }16 | 39 }45 |
| Zystopyelitis ................... | 2 } | — } | 3 } | 1 } | 6 } |
| Summe ................... | 6 | 16 | 47 | 31 | 100 |

| Harnbefund | Beobachtungsabschnitt *A* | | | | |
|---|---|---|---|---|---|
| | $C_4$—$C_8$ | $D_1$—$D_5$ | $D_6$—$D_{12}$ | $L_1$—$L_4$ | Summe A |
| Harnbefund ohne pathologische Veränderungen .............. | — | — | 5 | 1 | 6** |
| Leichter entzündlicher Harnbefund | 1 | 1 | 5 | 5 | 12 |
| Mittelschwere — akute oder chroni-sche — Zystitis ............... | 3 }5 | 12 }15 | 28 }37 | 19 }25 | 62 }82 |
| Zystopyelitis ................... | 2 } | 3 } | 9 } | 6 } | 20 } |
| Summe ................... | 6 | 16 | 47 | 31 | 100 |
| Monatlich oder häufiger auftretende Zystopyelitiden ............... | | | | | 8 |
| Pyelonephritis .................. | | | | | — |

| Harnbefund | Beobachtungsabschnitt *B* | | | | |
|---|---|---|---|---|---|
| | $C_4$—$C_8$ | $D_1$—$D_5$ | $D_6$—$D_{12}$ | $L_1$—$L_4$ | Summe B |
| Harnbefund ohne pathologische Veränderungen .............. | — | 1 | 6 | 4 | 11*** |
| Leichter entzündlicher Harnbefund | 1 | 1 | 12 | 5 | 19 |
| Mittelschwere — akute oder chroni-sche — Zystitis ............... | 4 }5 | 8 }14 | 17 }29 | 16 }22 | 45 }70 |
| Zystopyelitis ................... | 1 } | 6 } | 12 } | 6 } | 25 } |
| Summe ................... | 6 | 16 | 47 | 31 | 100 |
| Monatlich oder häufiger auftretende Zystopyelitiden ............... | | | | | 5 |
| Pyelonephritis .................. | | | | | 7 |

* 4 Fälle ohne Angabe.
** 4 Fälle ohne Angabe.
*** 6 Fälle ohne Angabe.

solche mit tiefsitzenden Lähmungen, häufiger und anhaltender unter Harnwegsinfektionen litten.

*Zur Querschnittsausdehnung (Tab. 16).* Auch hier bestehen erst im Beobachtungsabschnitt B — statistisch ungesicherte — Unterschiede zwi-

Tabelle 16. *Schweregrad der Zystitiden und Pyelitiden bei 100 Querschnittsgelähmten im ersten Lähmungsmonat und in den Beobachtungsabschnitten A und B (nach Querschnittsausdehnung geordnet)*

| Harnbefund | 1. Lähmungsmonat | | | |
| --- | --- | --- | --- | --- |
| | total | subtotal | in-komplett | Summe 1. Monat |
| Harnbefund ohne pathologische Veränderungen ................ | 17 | 7 | 12 | 36* |
| Leichter entzündlicher Harnbefund | 10 | 4 | 5 | 19 |
| Mittelschwere — akute oder chronische — Zystitis ................ | 17 ⎱ 19 | 10 ⎱ 11 | 12 ⎱ 15 | 39 ⎱ 45 |
| Zystopyelitis.................. | 2 ⎰ | 1 ⎰ | 3 ⎰ | 6 ⎰ |
| Summe...................... | 46 | 22 | 32 | 100 |

| Harnbefund | Beobachtungsabschnitt A | | | |
| --- | --- | --- | --- | --- |
| | total | subtotal | in-komplett | Summe A |
| Harnbefund ohne pathologische Veränderungen ................ | 2 | 2 | 2 | 6** |
| Leichter entzündlicher Harnbefund | 4 | 2 | 6 | 12 |
| Mittelschwere — akute oder chronische — Zystitis ................ | 29 ⎱ 40 | 14 ⎱ 18 | 19 ⎱ 24 | 62 ⎱ 82 |
| Zystopyelitis.................. | 11 ⎰ | 4 ⎰ | 5 ⎰ | 20 ⎰ |
| Summe...................... | 46 | 22 | 32 | 100 |

| Harnbefund | Beobachtungsabschnitt B | | | |
| --- | --- | --- | --- | --- |
| | total | subtotal | in-komplett | Summe B |
| Harnbefund ohne pathologische Veränderungen ................ | 4 | 2 | 5 | 11*** |
| Leichter entzündlicher Harnbefund | 7 | 3 | 9 | 19 |
| Mittelschwere — akute oder chronische — Zystitis ................ | 26 ⎱ 35 | 10 ⎱ 17 | 9 ⎱ 18 | 45 ⎱ 70 |
| Zystopyelitis.................. | 9 ⎰ | 7 ⎰ | 9 ⎰ | 25 ⎰ |
| Summe...................... | 46 | 22 | 32 | 100 |

* 4 Fälle ohne Angabe.
** 4 Fälle ohne Angabe.
*** 6 Fälle ohne Angabe.

schen den inkompletten Qu. L., die in 56,3 % ($^{18}/_{32}$) der Fälle, und den subtotalen und totalen Qu. L., die in 76,5 % ($^{52}/_{68}$) der Fälle mittelschwere bis schwere Harnwegsinfektionen aufwiesen.

*Zur Verteilung auf die Geschlechter (Tab. 17).* Beim Vergleich der Schwere und Häufigkeit der Harninfekte bei Männern und bei Frauen ist allenfalls im Beobachtungsabschnitt B ein günstigeres Ergebnis auf seiten der Frauen angedeutet, die zu 54,3 % ($^{19}/_{35}$) mittelschwere und schwere Infekte zeigten. Die vergleichbare Zahl bei den Männern lautete 78,5 % ($^{51}/_{65}$). Der Unterschied ist aber nur nahezu signifikant.

Tabelle 17. *Zystitis und Pyelitis bei 65 querschnittsgelähmten Männern und 35 querschnittsgelähmten Frauen im ersten Lähmungsmonat und in den Beobachtungsabschnitten A und B*

| Harnbefund | Männer | | | Frauen | | |
|---|---|---|---|---|---|---|
| | Beobachtungs-abschnitt | | | Beobachtungs-abschnitt | | |
| | 1. Monat | A | B | 1. Monat | A | B |
| Harnbefund ohne pathologische Veränderungen ... | 23* | 3* | 6* | 13* | 3* | 5** |
| Leichter entzündlicher Harnbefund ........... | 9 | 8 | 8 | 10 | 4 | 11 |
| Mittelschwere — akute oder chronische — Zystitis .... | 29 }33 | 38 }54 | 29 }51 | 10 }12 | 24 }28 | 16 }19 |
| Zystopyelitis............. | 4 | 16 | 22 | 2 | 4 | 3 |
| Summe.............. | 65 | 65 | 65 | 35 | 35 | 35 |
| Monatlich oder häufiger auftretende Zystopyelitiden | — | 8 | 4 | — | — | 1 |
| Pyelonephritis ........... | — | — | 6 | — | — | 1 |

* 2 Fälle ohne Angabe.
** 4 Fälle ohne Angabe.

# Die Fistelbildungen der Harnröhre

## Vorbemerkungen und Literatur

Nach P. Houssa und A. Tricot (1959) entstehen die Schleimhautnekrosen, Abszesse und Fisteln der Harnröhre häufig durch hastiges und brüskes Katheterisieren. Manchmal genügt aber allein der stete Druck des Dauerkatheters am Penis-Skrotum-Winkel, um zu mechanischen Schäden zu führen. Diese Entwicklung droht um so mehr, wenn auf das Harnröhrengewebe gleichzeitig durch den Rand einer dauernd anliegenden Urinflasche ein Gegendruck ausgeübt wird [35]. Zur Vermeidung eines solchen Druckschadens wird immer wieder empfohlen, den Dauerkatheter hochgeschlagen am Unterleib zu befestigen, um den Penis-Skrotum-Winkel zu strecken [24, 36, 37, 38, 192].

*Vergleichszahlen* über die Häufigkeit von Harnröhrenfisteln bei Qu. G. streuen erheblich. „In nicht auf Querschnittsgelähmte eingestellten Krankenhäusern sind sie leider nicht so selten, wie man es wünschen möchte" (P. Houssa und A. Tricot 1959).

W. Christ (1961): 6 von 12 (50,0 %) im Jahre 1960 übernommenen Qu. G. der Berufsgenossenschaftlichen Klinik Tübingen zeigten vollständige oder unvollständige Harnröhrenfisteln.

V. Paeslack (1962): Bei 8 von 28 (28,6 %) *total* Gelähmten der Heidelberger Universitätskliniken fanden sich nach durchschnittlich 1¹/₂jähriger Lähmungsdauer Harnröhrenfisteln.

K. Boshamer (1960): 10 von 53 (18,9 %) *total* Gelähmten der Berufsgenossenschaftlichen Sonderstation Wuppertal wiesen bei der Aufnahme Harnröhrenfisteln auf.

A. E. Comarr und E. Bors (1951): Diese Autoren berichteten dagegen aus ihrem amerikanischen Zentrum über 619 Qu. G. aus den vierziger Jahren, die nur in 6,9 % der Fälle unter Fisteln litten.

I. H. Griffiths und J. J. Walsh (1961): Bei rund 1000 *total* gelähmten Männern, die von 1944 bis 1960 in Stoke Mandeville behandelt wurden, traten nur 25 Urethralfisteln auf, also etwa in 2,5 % der Fälle. Dabei waren 23 dieser Fisteln bereits bei der Aufnahme der Qu. G. in das Zentrum vorhanden gewesen.

## Eigene klinische Daten

Für unser Beobachtungsgut beträgt die *Häufigkeit von Harnröhrenfisteln*

im Beobachtungsabschnitt A 27,7 % (18 von 65 Männern),
im Beobachtungsabschnitt B 20,0 % (13 von 65 Männern).

Unter den 13 zuletzt genannten Fällen befanden sich ein Urethraldivertikel und eine Skrotalfistel. — Der Vergleich unserer Ergebnisse mit denen von A. E. Comarr und E. Bors sowie von I. H. Griffiths und J. J. Walsh zeigt, daß die Zahl der Harnröhrenfisteln bei sorgfältiger Pflege kleiner sein könnte. Die Harnröhrenfistel gehört zwar nicht zu den gefährlichsten Komplikationen der Qu. L., aber zu ihren hartnäckigsten. Ihre ungünstigen Auswirkungen, die Verstärkung der Harnwegsinfektion, die Gefahr der Urethralphlegmone und die „Pseudoinkontinenz", seien nur aufgezählt. Die letzte gefährdet wieder durch Mazeration die Haut über dem Steiß- und Kreuzbein. Wenn es nicht gelingt, die Fistel zu schließen, ist der Qu. G. zum Tragen eines Dauerkatheters verurteilt. — Die Befestigung des hochgeschlagenen Dauerkatheters am Unterleib [24, 36, 38, 192] hatte sich während unseres Beobachtungszeitraums noch nicht durchgesetzt. Einige Qu. G., die in Spezialkliniken behandelt wurden, stellen in dieser Hinsicht eine Ausnahme dar. Diese prophylaktische Maßnahme scheint auch oft bei den behandelnden Ärzten unbekannt gewesen zu sein.

## Die übrigen Abszeßbildungen der Harnwege
### Vorbemerkungen und Literatur

Außer den *Abszessen der Harnröhre,* die zu Fisteln führen, sind noch jene zu nennen, die sich lediglich in die Harnröhre entleeren und mit oder ohne Divertikelbildung abheilen. Ferner gehören die *Abszesse der Niere* sowie die *Epididymitis* und *Orchitis* hierher. Die beiden letzten entstehen meist auf kanalikulärem Wege, seltener auf hämatogenem Wege oder durch eine Prellung der Organe, wenn etwa der Qu. G. auf den Rollstuhl hinüberwechselt. Sie werden auch bei Qu. G. beobachtet, die keinen Katheter tragen.

Wie häufig die übrigen entzündlichen Prozesse im Bereich der Harnwege und Genitalien vorkommen können, geht aus den *Vergleichszahlen* der oben schon genannten Arbeit von K. Boshamer (1960) hervor. Danach waren 17 von 53 *total* Qu. G. (32,1 %) an Abszessen der Niere und Prostata, an einer Orchitis oder Epididymitis erkrankt.

### Eigene klinische Daten

Der von K. Boshamer angegebenen Zahl entspricht in etwa die Anzahl der Schäden bei unserem Beobachtungsgut. Die eine oder andere, oft sogar gleichzeitig mehrere der nun folgenden entzündlichen Harnwegskomplikationen traten in den beiden Beobachtungsabschnitten bei 16 von 65 (24,6 %) der schwer gelähmten Männer auf. Am häufigsten kam es zu einer Epididymitis oder zu einer Orchitis. Weniger oft waren periurethrale Abszesse ohne Fistelbildung, skrotale Abszesse und Leistenphlegmonen verzeichnet. Alle diese Entzündungen gingen meist mit hohem Fieber einher und setzten die allgemeine Abwehrlage herab, führten zur Neuentstehung oder zur Vergrößerung von Druckgeschwüren und verlängerten die Bettlägerigkeit des Qu. G. außerordentlich. Eine Ureterstriktur bedingte im Beobachtungsabschnitt B eine Hydronephrose (Tab. 18).

Tabelle 18. *Weitere entzündliche Harnwegskomplikationen bei 16 von 65 querschnittsgelähmten Männern in den Beobachtungsabschnitten A und B*

| Art der Komplikationen bei 16 querschnittsgelähmten Männern | Anzahl der Komplikationen | |
| --- | --- | --- |
| | A | B |
| Periurethraler Abszeß* | 1 | — |
| Prostataabszeß | — | — |
| Epididymitis | 5 | 2 |
| Orchitis | 7 | 2 |
| Skrotalabszeß | 3 | — |
| Leistenphlegmone | 1 | — |
| Paranephritischer Abszeß | — | — |
| Hydronephrose nach Ureterstriktur | — | 1 |
| Summe der Komplikationen | 17 | 5 |

* Führte nicht zur Harnröhrenfistel.

# Die Steinbildungen der Harnwege

## Vorbemerkungen und Literatur

Auf die verschiedenen *Theorien* über die vermehrte Bildung von Steinen in den Harnwegen der Querschnittsgelähmten kann hier nicht näher eingegangen werden. Erwähnt seien die Theorien, nach denen die Steine infolge der vermehrten Kalkausscheidung nach Knochenbrüchen und Knochenatrophien [24], infolge von Vitaminmangel und Stoffwechselverschiebungen sowie infolge veränderter statischer Einflüsse bei langdauernder Rückenlage entstehen [24, 124, 186]. Andere Autoren bringen die Steinbildung mit der Störung der vegetativen Innervation — Ausfall der sakralen parasympathischen Nerven bei erhaltenen lumbalen sympathischen Fasern — in Verbindung [137]. Unabhängig von der Frage, ob und wieviel Bedeutung den aufgeführten Entstehungsbedingungen jeweils zukommt, werden von den meisten Forschern vor allem die Harnstauung und die Harnwegsinfektion als Hauptursachen angesehen [24, 37, 124, 140]. Umgekehrt verhindern einmal entstandene Steine die Ausheilung einer Zystopyelitis [24, 157].

Trotz der Blasenlähmung sind nach den Auffassungen einiger Autoren bei zweckmäßiger Behandlung die *Aussichten* gut, die gefährlichen Steinbildungen und Blasenwandinkrustationen weitgehend zu vermeiden. Der Qu. G. muß aber bald nach dem Unfall passiv und aktiv durchbewegt werden sowie früh zum Aufsetzen und Stehen kommen [24, 36, 37, 111, 112, 124, 158, 186, 192]. Gleichzeitig sollten die Qu. G. zur Durchspülung der Harnwege regelmäßig täglich drei bis vier Liter Flüssigkeit trinken [24, 28, 37, 160, 197].

Im klinischen Alltag werden Steinbildungen immer wieder, wenn auch in unterschiedlicher Häufigkeit, beobachtet. An *Vergleichszahlen* für *totale* Qu. L. seien genannt:

P. Magnus (1954), der bei 764 Patienten mit Brüchen des Beckens und der unteren Gliedmaßen ohne Qu. L. nach mindestens zehnwöchigem Krankenlager in 0,8 % der Fälle ($^6/_{764}$) Nierensteine fand, stellte solche bei total Qu. G. in 33,3 % ($^{11}/_{33}$) nach durchschnittlich sieben Monaten Lähmungsdauer fest.

G. C. Prather [181] gab im Jahre 1947 für total querschnittsgelähmte Soldaten des Zweiten Weltkrieges nach durchschnittlich 15 Monaten Lähmungsdauer die Häufigkeit von Steinbildungen der Harnwege mit 31,5 % ($^6/_{19}$) an.

K. Boshamer (1960) wies in 43,4 % ($^{23}/_{53}$) der Fälle seiner totalen Querschnittslähmungen bei der Klinikaufnahme nach unterschiedlich langer Vorbehandlung Steine der Harnwege nach.

V. Paeslack (1962) teilte mit, daß sich bei 54,3 % ($^{19}/_{35}$) total Gelähmter Nieren- oder Blasensteine im Röntgenbild darstellen ließen.

Gegenüber diesen Häufigkeitszahlen liegt die von D. Munro (1954) ermittelte Quote mit 11,7 % rechnerisch signifikant niedriger. Hierbei handelte es sich um 77 totale Qu. L., von denen lediglich 9 nach mindestens $1^1/_2$ Jahren seit der Krankenhausentlassung Steine zeigten.

Wie die Angaben von V. Paeslack aus dem Jahre 1962 belegen, sind die Aussichten unserer Qu. G., ohne wesentliche Steinbildungen der Harnwege über die beiden ersten Jahre hinwegzukommen, auch heute noch nicht besonders günstig. Ähnlich äußerten sich K. Boshamer (1960) und F. W. Meinecke (1960).

## Eigene klinische Daten

Leider ergeben unsere Beobachtungen zu dieser Frage ein unvollkommenes Bild. Die Forderung von K. Boshamer (1960), nach Ablauf jedes pyelitischen Fieberschubs eine Röntgenkontrastdarstellung der Harnwege vorzunehmen, wurde nämlich allzu oft nicht erfüllt. Auch Routine-Röntgenuntersuchungen [37, 148, 192] wurden meist nur in urologischen Abteilungen oder in Krankenhäusern mit besonderer Erfahrung in der Querschnittsgelähmtenbehandlung durchgeführt. Daher sind die Steinbildungen in unserem Beobachtungsgut nicht vollständig und nicht zum frühesten Zeitpunkt erfaßt. Es handelt sich wieder lediglich um Mindestergebnisse (Tab. 19).

Im Beobachtungsabschnitt A fanden sich bei 100 Qu. G. 17mal,
im Beobachtungsabschnitt B fanden sich bei 100 Qu. G. 22mal

Blasen-, Harnleiter- oder Nierenbeckensteine. Die geringe Zunahme an Steinbildungen von Beobachtungsabschnitt A nach Beobachtungsabschnitt B ist einmal durch das Wachstum der Steine bedingt. Zum anderen wurden im Beobachtungsabschnitt A wahrscheinlich nur die Steine entdeckt, die schon damals zu schweren und häufigen Fieberschüben geführt hatten.

Die oben aus der Literatur mitgeteilten Häufigkeitsziffern ermöglichen in etwa einen *Vergleich mit der bei unseren 46 total Qu. G.* ermittelten Zahl. Diese lautete für durchschnittlich 15 Monate seit Eintritt der Qu. L. auf 21,7 % Steine der Harnwege (10 von 46 Fällen).

Tabelle 19. *Lokalisation und Häufigkeit der Steinbildungen bei 100 Querschnittsgelähmten in den Beobachtungsabschnitten A und B*

| Lokalisation der Steinbildungen | Anzahl der Fälle | | | |
| --- | --- | --- | --- | --- |
| | Beobachtungsabschnitt | | | |
| | A | | B | |
| | 65 Männer | 35 Frauen | 65 Männer | 35 Frauen |
| Blase | 7 | 1 | 8 | 1 |
| Harnleiter | 3 | 1 | 3 | 1 |
| Nierenbecken | 4 | 1 | 7 | 2 |
| Summe | 14 | 3 | 18 | 4 |
| | 17 | | 22 | |

Wenn bei unseren Fällen trotz lückenhafter Röntgendiagnostik verhältnismäßig häufig Steinbildungen auffielen, so bieten sich hierfür folgende *Erklärungen* an. Die Qu. G. unseres Beobachtungsgutes hielten oft sehr lange Zeiten wegen Druckgeschwüren oder Harnwegsinfekten strenge Bettruhe ein, so daß sie erst spät zum Aufstehen kamen (siehe S. 97). Außerdem war die Zahl der Qu. G., die bei unserer Nachfrage ausreichende Flüssigkeitsmengen zu sich nahmen, nicht allzu groß. Oft wußten sie offenbar nichts über diese Form der Steinprophylaxe. In anderen Fällen schränkten sie sogar bewußt die Trinkmenge ein, um allzu häufiges Einnässen zu vermeiden. Der Verdacht liegt nahe, daß die Qu. G. auch während der beiden ersten Beobachtungsabschnitte oft ähnlich wenig getrunken haben.

## Angewandte prophylaktische und therapeutische Maßnahmen bei allen Harnwegskomplikationen

*Allgemeine Bemerkungen.* Zur Prophylaxe und Therapie der Harnwegskomplikationen finden sich bis ins einzelne gehende Regeln in großer Zahl in der Literatur [24, 28, 36, 37, 56, 68, 111, 112, 147, 192, 196, 197]. Wir können hier nur kurz auf die angewandten therapeutischen Maßnahmen eingehen, soweit sie unser Beobachtungsgut betreffen.

### Die konservative Therapie

Die bei unserem Beobachtungsgut durchgeführte konservative Therapie entzieht sich einer zusammenfassenden Beurteilung, da bei ein und demselben Qu. G. sehr unterschiedliche Behandlungen nacheinander oder gleichzeitig erfolgten. So fehlen reine Reihen mit einer einheitlichen Medikation. Wir hatten den Eindruck, daß Antibiotika und Chemotherapeutika meist reichlich und oft lang anhaltend gegeben wurden. Auch hieraus wird deutlich, wie die Entwicklung der schweren entzündlichen Harnwegskomplikationen die Behandlungskosten in die Höhe treibt, ganz zu schweigen von der kostspieligen Verlängerung der Behandlungszeiten infolge der Infektionen. Die Empfehlung, vor einer Therapie mit Antibiotika und Chemotherapeutika Erreger und Resistenz zu bestimmen, scheint dagegen nicht so häufig beachtet worden zu sein. Dieser Mangel wirkte sich noch ungünstiger nach der Krankenhausentlassung aus. Ebenso selten wurden Blut und Serum infundiert.

### Die operativ-therapeutischen Maßnahmen (Tab. 20)

#### a) Die Anlage suprapubischer Fisteln

Die 6 suprapubischen Fisteln mit Dauerkatheter, die zur Bekämpfung der durch eine Schockblase bedingten Harnverhaltung durchgeführt wurden, haben wir schon erwähnt (s. S. 47). Mit der zunehmenden Häufigkeit von Urethralfisteln und dem Versuch, diese plastisch zu decken, wurden zusätzlich weitere suprapubische Fisteln — im Beobachtungsabschnitt A 3 und im Beobachtungsabschnitt B 4 — sowie eine perineale Urethrostomie angelegt.

### b) Die operative Deckung von Harnröhrenfisteln

Im Vordergrund des operativ-therapeutischen Bemühens standen aber die 7 (Beobachtungsabschnitt A) und 12 (Beobachtungsabschnitt B) plastischen Operationen zur Deckung der Harnröhrenfisteln bei den querschnittsgelähmten Männern. Mindestens der Hälfte dieser Operationen war kein Erfolg beschieden, was den Erfahrungen von P. Houssa und A. Tricot (1959) sowie von W. Christ (1961) entspricht. Die Enttäuschung der Qu. G. über dieses Mißlingen war oft sehr erheblich und hielt lange an. Manchmal verbreitete sich bei ihnen eine mit Ressentiments beladene Mutlosigkeit, die dazu führte, weitere Operationen abzulehnen. Eine erfolgreiche Rehabilitation, die ja die volle Mitarbeit des Qu. G. verlangt, war dann oft nicht mehr durchführbar.

### c) Die Entfernung von Steinen

Der Häufigkeit nach folgten in nur geringem Abstand die Eingriffe zur Entfernung von Steinen der Harnwege, die Extraktionen und die Operationen der Blase, des Harnleiters, des Nierenbeckens und der Niere. Es waren insgesamt

im Beobachtungsabschnitt A    8 Eingriffe,
im Beobachtungsabschnitt B    12 Eingriffe,

wenn alle 100 Qu. G., also auch die 35 Frauen, mitberücksichtigt werden.

### d) Die Inzision von Abszessen

Nachzutragen bleiben noch die 6 Inzisionen verschiedener Abszesse der Harnröhre, des Hodens, des Nebenhodens und des Skrotums im Beobachtungsabschnitt A. Meist begleitete erhebliches Fieber die Abszedierung.

### Die gesamte Operationshäufigkeit (Tab. 20)

Die gesamte Operationshäufigkeit wegen sekundärer Komplikationen von seiten der Harnwege war bei *unseren 100 Qu. G.* mit 60 % für einen Zeitraum von durchschnittlich 15 Monaten seit Eintritt der Qu. L. (Beobachtungsabschnitt A und B) sehr hoch.

Zum *Vergleich* bietet sich wieder die Untersuchungsreihe von K. Boshamer (1960) an. Dort betrug die Operationshäufigkeit bei 102 komplett und inkomplett Gelähmten sogar 92,2 %. Der Unterschied zu unserem Prozentsatz mag an der längeren Lähmungsdauer dieser Fälle, der wahrscheinlich kleineren Zahl weiblicher Qu. G. und vor allem der speziellen Ausrichtung der Sonderstation dieses Autors liegen.

Tabelle 20. *Operativ-therapeutische Maßnahmen*
*zur Bekämpfung der Harnwegskomplikationen bei 100 Querschnittsgelähmten*
*in den Beobachtungsabschnitten A und B*

| Operativ-therapeutische Maßnahmen | Anzahl der Maßnahmen | | | |
| --- | --- | --- | --- | --- |
| | 65 Männer | | 35 Frauen | |
| | A | B | A | B |
| Suprapubische Fistel wegen Harnverhaltung .... | 5 | — | 1 | — |
| Suprapubische Fistel wegen Operation einer Harnröhrenfistel ..................... | 3 | 4 | — | — |
| Plastische Deckung von Harnröhrenfisteln ...... | 7 | 12 | — | — |
| (davon ohne Erfolg) ......................... | (4) | (9) | — | — |
| Perineale Urethrostomie...................... | 1 | — | — | — |
| Sphinkterresektion wegen Harnverhaltung ...... | — | 1 | — | — |
| Extraktion von Steinen...................... | 3 | 5 | — | 2 |
| Vesikotomie zur Entfernung von Steinen........ | 1 | 1 | — | — |
| Ureterotomie zur Entfernung von Steinen....... | — | 1 | 1 | — |
| Pyelotomie zur Entfernung von Steinen......... | 1 | 2 | 2 | — |
| Nephrotomie zur Entfernung von Steinen....... | — | 1 | — | — |
| Inzision von Abszessen der Harnröhre, des Hodens, Nebenhodens, Skrotums................ | 6 | — | — | — |
| Summe der Operationen...................... | 27 | 27 | 4 | 2 |

*Zur Verteilung auf die Geschlechter (Tab. 20).* In den beiden Beobachtungsabschnitten lag die Operationshäufigkeit bei

*männlichen Qu. G.*

mit jeweils 41,5 % rechnerisch signifikant höher als bei

*weiblichen Qu. G.*

mit 11,4 % im Beobachtungsabschnitt A und

mit 5,7 % im Beobachtungsabschnitt B.

Dieser Unterschied entsprach der Häufung von schweren Harnwegsinfekten (s. S. 62) und nachgewiesenen Steinbildungen bei Männern (Tab. 19). Außerdem boten nur die Männer Fisteln und Abszesse der Harnwege (s. S. 63, 64). Hiermit wird auch die ungünstigere Prognose für männliche Qu. G. belegt, soweit sie die Beherrschung der Harnwegsinfekte und damit der gestörten Blasenfunktion betrifft.

## Kasuistischer Beitrag

Das folgende Beispiel soll die Verkettung und die wechselseitige ungünstige Beeinflussung der verschiedenen bisher getrennt besprochenen *Harnwegskomplikationen* belegen. Diese führten schließlich bei dem Qu. G. zur Unwirksamkeit der konservativen wie der operativ-therapeutischen Maßnahmen.

M. K. (Fall 96):
Der damals 20jährige Schlosser zog sich im April 1958 infolge eines Motorradunfalls eine totale Qu. L. in Höhe von $D_8$ zu, die auch im weiteren Verlauf

keinerlei Rückbildung der motorischen und sensiblen Ausfälle sowie der Blasen- und Mastdarmlähmung zeigte. Schon nach zwölf Tagen erfolgte die Verlegung aus der Chirurgischen Abteilung des Heimatkrankenhauses auf die Orthopädische Abteilung einer Großstadtklinik. Der Qu. G. trug von Anfang an einen Dauerkatheter, bei dessen wenig sorgfältigem Wechsel [77] es zu einer Schleimhautverletzung und anschließend zu einem periurethralen Abszeß kam. Als dieser durchbrach, bildete sich eine Harnröhren-Hoden-Fistel. Nachdem das Fieber und die Infiltrationen im Juli 1958 abgeklungen schienen, wurden mit Hilfe von Gipsschalen im Barren Steh- und Gehübungen eingeleitet. Diese brachten zur Zeit von Termin II im November 1958 schon recht gute Erfolge, zumal als die in der dritten und vierten Lähmungswoche entstandenen Druckgeschwüre am Kreuz- und Fersenbein abgeheilt waren. Der Qu. G. konnte schließlich mit einem Schienen-Schellen-Apparat und zwei Krücken 30 m weit gehen. Es muß hinzugefügt werden, daß es sich bei diesem Qu. G. um einen von Haus aus sehr tatkräftigen und entschlossenen jungen Mann handelte, der außerordentlich gut mitarbeitete und von selbst auf eine Steigerung des Trainings drängte. Während der Gehschule trug M. K. ein Urinal, da sich seine — vermutlich hypotone — Reflexblase nur in kleinen Intervallen entleerte, nachdem der Dauerkatheter entfernt worden war. Im Januar 1959 brachen dann alle Trainingsergebnisse wegen Zunahme der Harnwegskomplikationen zusammen. Infolge einer entzündlichen Ureterstriktur im Bereich des rechten Blasenostiums hatten sich ein Hydroureter und eine Hydronephrose gebildet, die eine Verlegung auf die Urologische Abteilung erforderten. Eine operative Neueinpflanzung des Harnleiters in die Blase und die Extraktion von Steinen hatten nur vorübergehenden Erfolg. Der erste Versuch, unter Anlage eines suprapubischen Dauerkatheters die Harnröhrenfistel im April 1959 zu decken, mißlang. Immer wieder aufflackernde Zystopyelitiden verhinderten die Wiederaufnahme von Sitz-, Steh- und Gehübungen bis zum Ablauf des Beobachtungsabschnittes B im Juni 1959. — Weil hier ein typisches Beispiel für eine besonders ungünstig verlaufene medizinische Rehabilitation infolge von Harnwegskomplikationen gegeben ist, soll die weitere Entwicklung über Termin III hinaus beschrieben werden. Bis zum April 1960, inzwischen waren zwei Jahre seit dem Unfall vergangen, wurden noch 8 weitere Operationen zur plastischen Deckung der Harnröhrenfistel durchgeführt, von denen 7 mißglückten. Erst die letzte gelang. Inzwischen hatte sich aber durch die schwere chronische Entzündung und eine zeitweilige Dauerdrainage der Blase bei ungestöpseltem suprapubischem oder perinealem Fistelkatheter eine Schrumpfblase entwickelt, die ihrerseits eine Besserung der Blasenfunktion verhinderte. Bereits bei einer Nephrotomie im Mai 1960 konnten die Nierenbeckensteine lediglich teilweise entfernt werden. Die Fieberschübe traten danach so häufig auf, daß der Qu. G. nur selten und kurzfristig in einen Zimmerfahrstuhl gesetzt werden konnte. — Im Mai 1961, nach dreijähriger Krankenhausbehandlung, begann dann die letzte Phase. Eine rechtsseitige Nierenfreilegung und Nephrostomie wurden notwendig, später folgten eine Ureterotomie und eine linksseitige Nephrostomie. Aber alle Eingriffe konnten die Entwicklung einer Anurie und eines urämischen Komas nicht verhindern. Diesem erlag der Patient schließlich im Juli 1961.

## Besprechung aller Harnwegskomplikationen

Folgende *Endergebnisse* verdienen besondere Beachtung. Zystopyelitiden und mittelschwere Zystitiden (Abb. 13, s. S. 59), Fisteln (s. S. 63), Abszesse (s. S. 64) und Steinbildungen (s. S. 66) traten in unserem Beobachtungsgut allzu häufig auf.

Die nachteiligen *Folgen* so schwerer entzündlicher Harnwegskomplikationen sind seit langem bekannt:

sie stören die Entwicklung einer ausreichenden Blasenfunktion,
schädigen in zunehmendem Maße das Nierenparenchym und
beeinflussen dadurch die Lebenserwartung des Qu. G.;
sie mindern die allgemeine Resistenz,
erhöhen die Anfälligkeit gegenüber Druckgeschwüren,
vermehren die Spastik bei medullär Gelähmten und
unterbrechen das Rehabilitationstraining empfindlich.

Wenn es auch für den Qu. G. keinen vollständigen Schutz gegen Harnwegsinfekte gibt, so hielt sich bei uns das Ausmaß der entzündlichen Prozesse doch keineswegs in den Grenzen, die bei zweckmäßiger und fachkundiger Behandlung eingehalten werden können [24, 37, 47, 143, 158, 192]. Die *Ursache* derartiger Mißerfolge ist nach K. BOSHAMER (1960) mit Recht darin zu sehen, „daß dieser Seite der Querschnittsgelähmtenbetreuung vielfach nicht die erforderliche Aufmerksamkeit geschenkt wird".

Als Ausweg aus dieser Schwierigkeit bleibt es bei der alten, von K. LINDEMANN im Jahre 1960 erneut erhobenen *Forderung,* die Eindämmung der Harnwegsinfektion als eine stete Erziehungsaufgabe an der Pflegekraft und am Qu. G. zu verstehen. Die Einlösung auch dieser Forderung findet leider heute ihre Grenze an der Zahl und dem Ausbildungsstand des Pflegepersonals. Für die behandelnden Ärzte gilt die immer wieder aufgestellte Mahnung vieler Autoren [26, 47, 64, 76, 112, 143, 153, 164, 170, 174, 190, 196, 204, 247, 249], zum Qu. G. den Urologen hinzuzuziehen, sobald die eigenen Fachkenntnisse nicht ausreichen können. Dies trifft ebenso für die Zeit nach der Krankenhausentlassung zu, wenn sich ein guter Blasenautomatismus wieder verschlechtert, die Restharnwerte ansteigen oder immer wieder fieberhafte Pyelitiden ausbrechen. Dann ist unabhängig von der jährlichen Routineuntersuchung [24, 37, 104, 111, 148, 192, 197] eine Röntgenkontrastdarstellung der Harnwege vonnöten.

## 5. Die Störungen der Motorik

Um die weiter unten dargestellten Komplikationen von seiten der Spastik und der Kontrakturen beurteilen zu können, ist es nützlich, zunächst das Ausmaß und die Art der Muskellähmungen bei *unserem Beobachtungsgut* anzugeben. Wie bei der Darstellung der sensiblen Störungen (s. S. 18) haben wir uns wieder nicht an den Erstbefund, sondern an das unveränderliche Defektsyndrom gehalten, das auch noch bei unseren Nachuntersuchungen im Jahre 1960 vorgefunden wurde. Die Auswahl unserer Fälle brachte es mit sich, daß alle 100 Qu. G. im Defektstadium von schweren und schwersten motorischen Ausfällen betroffen waren.

*Zur Querschnittsausdehnung (Tab. 4).* 46 Qu. G. zeigten Paraparalysen, also beidseits vollständige Lähmungen unterhalb des betroffenen Rückenmarkssegments oder im Bereich der geschädigten Cauda equina;

22 Qu. G. wiesen schwerste Paraparesen mit Resten von Willkürmotorik auf, die aber für die Funktion belanglos waren;

32 Qu. G. behielten immerhin so schwere Paraparesen, daß das Gehen nur mit Gehapparaten, bei Kaudalähmungen nur mit Peronäuszügeln oder Peronäusfedern und Unterarmstützen, möglich war oder möglich gewesen wäre. Unter diesen Fällen fanden sich 24 Qu. G., deren Lähmungen in den distalen Abschnitten, zumindest aber in den Segmenten $L_4$, $L_5$, $S_1$ und $S_2$ vollständig waren.

*Zur Querschnittshöhe (Tab. 4).* Die bei solchen schweren Ausfällen während des Beobachtungsabschnittes A vielleicht abgelaufenen Verschiebungen der Querschnittsgrenze um einige wenige Segmente konnten wir für unsere Fragestellung außer acht lassen. So wurde auch die Höhe nach der Grenze im Defektstadium festgelegt. Dann fanden sich nach Ablauf von zwei Jahren seit Auftreten der Qu. L. unter den 100 Fällen unseres Beobachtungsgutes nur noch 6 Qu. G. mit *zervikalen Lähmungen,* die alle inkomplett ausgeprägt waren. Die beiden Qu. G. mit Ausfällen von den Segmenthöhen $C_4$ oder $C_5$ an abwärts boten als weitest kranial gelegene Muskellähmungen unvollständige Paresen der Unterarmstrecker und der Unterarmbeuger. Bei den 4 Qu. G. mit Ausfällen von der Höhe $C_7$ oder $C_8$ an abwärts bestanden als oberste Muskellähmungen solche der Unterarmstrecker und Handstrecker sowie der Handbeuger und der kleinen Handmuskeln. Im weiteren Verlauf hatten sich bei diesen 6 zervikalen Fällen neben den spastischen Lähmungen schlaff-atrophische Lähmungen in den Grenzsegmenten entwickelt, die zwanglos aus der Mitschädigung der vorderen Wurzeln oder der Vorderhornsäulen erklärt werden können. — Die *Qu. L. in Höhe des Thorakalmarks* waren mit 63 Fällen am häufigsten vertreten. Bei 2 von diesen Fällen kam noch je eine traumatische Ulnarislähmung als peripherer Dauerdefekt hinzu. Wegen der unterschiedlichen Wertigkeit der Ausfälle für die aktive Übungsbehandlung wurden die oberen Lähmungen mit Beteiligung der Stammuskulatur zwischen $D_1$ bis $D_5$ in einer eigenen Gruppe, die unteren mit Befall der Bauch- und Rückenmuskulatur zwischen $D_6$ bis $D_{12}$ in einer weiteren Gruppe zusammengefaßt. Bei den 31 *lumbalen Qu. L.* handelte es sich um Rückenmarksschäden mit Muskellähmungen von den oberen Segmenten $L_1$ bis $L_4$ an abwärts oder um Lähmungen infolge mehr oder weniger totaler Kaudaschäden mit den oberen Begrenzungen zwischen $L_1$ bis $L_4$.

*Zur Art der Muskellähmung (Abb. 14).* Bekanntlich können die Muskellähmungen bei Qu. G. dem schlaffen oder spastischen Typus entsprechen. Die Unterscheidung zwischen diesen beiden Lähmungsarten wurde jedoch nicht immer einheitlich durchgeführt, wie sich bei der Durchsicht unserer Krankenblattunterlagen ergab. Einige Untersucher, vor allem solche außerhalb des neurologischen Fachgebietes, sprechen offenbar nur dann von einer Spastik, wenn eine Muskeltonuszunahme, eine Steigerung der Eigenreflexe sowie der Babinskische und der Rossolimosche Reflex eindeutig zu erfassen sind. Solche Symptome gelten zwar mit Recht als Kennzeichen einer Pyramidenbahnschädigung, doch werden sie längst nicht bei jedem und nicht alle bei ein und demselben Fall vorgefunden. Das betrifft vor allem die totalen Qu. L. Wir bezeichnen eine Lähmung auch dann als spastisch, wenn nur das eine oder andere der genannten Symptome oder sogar lediglich die sogenannten Reflexsynergien vorhanden sind. Unter diesen werden reflektorische, unwillkürliche Bewegungsabläufe in ganzen Muskelgruppen eines Beines oder Armes verstanden. Sie schießen schnell ein, meist nach einer Muskeldehnung, und nur scheinbar spontan („Automatismen"). Durch eine kräftige Plantar- oder Dorsalflexion des Vorfußes lassen sie sich daher leicht auslösen. — Ist also lediglich eines der obengenannten Kennzeichen deutlich nachweisbar, so liegt eine mehr oder minder schwere Schädigung der Pyramidenbahn vor. Der Schaden zerstört im Rückenmark die langen Fortsätze der zerebralen Nervenzellen, die Neuriten. Dadurch werden die ersten oder zentralen motorischen Neuren unterbrochen. Die zweiten oder peripheren motorischen Neuren als Bestandteile der spinalen Reflexbögen sind dagegen unterhalb der Rückenmarksverletzung erhalten geblieben. Da ihnen der kontrollierende und hemmende Einfluß von seiten des Gehirns fehlt, kommt es zu einer Steigerung der Eigenreflexe, zu den Pyramidenbahnzeichen oder zu den überschießenden Reflexsynergien. — Bei allen spastischen Qu. L. konnten wir unberücksichtigt lassen, daß sie hin und wieder umschriebene Ausfälle der Vorderhornsäulen oder der vorderen Wurzeln in einigen wenigen oberen Grenzsegmenten aufwiesen.

Zur Zeit des *Termins I* boten

95 von 100 Fällen schlaffe oder vorwiegend schlaffe Lähmungen
und nur

5 von 100 Fällen spastische oder vorwiegend spastische Lähmungen.

Dieses Zahlenverhältnis ist mit der großen Zahl (Tab. 1) mehr oder minder akut entstandener Qu. L. zu erklären, bei denen sich die Eigentätigkeit des Rückenmarks zu diesem Zeitpunkt noch nicht entwickelt hatte. In einigen Fällen mag eine leichte Spastik, wie oben dargelegt, verkannt worden sein. Aber auch die an sich langsam entstandenen raumfordernden spinalen Prozesse zeigten meistens zur Zeit des Termins I, also gleich nach der Operation, schlaffe Lähmungen. So waren nur 5 Fälle mit chronischen progredienten Prozessen immer spastisch gelähmt, auch als die Qu. L. zur Zeit des Termins I mehr oder weniger vollständig wurde.

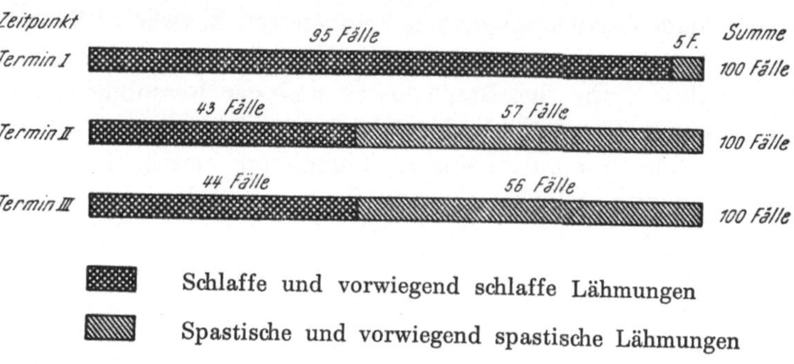


Abb. 14. Art der Muskellähmung bei 100 Querschnittsgelähmten zur Zeit der Termine I, II und III

Im Beobachtungsabschnitt A entwickelte sich dann eine unterschiedlich stark ausgeprägte Spastik bei 57 von 100 Qu. G., während 43 von 100 Qu. G. auch zur Zeit des *Termins II* schlaff gelähmt blieben. Eine Aussage über das genaue zeitliche Auftreten des ersten spastischen Zeichens entfällt, weil unsere Unterlagen dazu nicht ausreichten. Der Beginn der Spastik entgeht dem Arzt allzu leicht, wenn nicht gezielt danach gefahndet wird. — Zur Zeit von *Termin III* waren dann bei

56 von 100 Qu. G. spastische Lähmungen und bei
44 von 100 Qu. G. schlaffe Lähmungen zu verbuchen.

In der Gruppe von 56 spastischen Qu. L. fehlen 3 Qu. G., die noch zur Zeit des Termins II spastische Lähmungen aufwiesen, weil in der Zwischenzeit bei ihnen wegen einer außerordentlich schweren Spastik die vom Gehirn isolierten Reflexbögen im Rückenmark operativ durchtrennt worden waren (Frontale Myelotomie, s. S. 81). Nach erfolgreicher Operation gehören diese Qu. G. zu den Fällen mit schlaffen Lähmungen. Andererseits sollen 2 Qu. G. mit Qu. L. in Höhe von $D_{10}$ und $L_1$ (Fall 83 und Fall 22) erst fünf und sieben Monate nach dem Unfall spastische Zeichen geboten haben.

## 6. Die Komplikationen infolge der Spastik
### Vorbemerkungen und Literatur

In der Regel entwickeln sich bei der Qu. L., deren Reflexbögen unterhalb der Rückenmarksschädigung erhalten geblieben sind, im Lauf von vier bis acht Wochen nach dem Eintritt der Lähmung die ersten spastischen Erscheinungen [93]. Diese gehören also zum normalen und komplikationsfreien klinischen Bild der medullären Qu. L. Erreicht die Spastik jedoch ein erhebliches und störendes Ausmaß, so darf eindeutig von einer Komplikation der Qu. L. gesprochen werden [150]. Wenn unsere Kenntnisse über die *Entstehung der schweren Spastik* heute auch noch lückenhaft sind, so ist doch bekannt, welche Teilfaktoren eine beginnende oder leichte Spastik in eine erhebliche und außerordentlich gefahrbringende Komplikation verwandeln [201]. Die spastische Tonussteigerung hängt nämlich einmal von den unvermeidlichen sensiblen Reizzuströmen ab, zu denen etwa die gewöhnlichen Hautreizungen rechnen. Zum anderen treten weitere sensible Reize hinzu, die

von den Dekubitalgeschwüren,
von der übervollen oder stark entzündeten Blase,
von dem überfüllten und überdehnten Darm

ausgehen [71, 124, 150, 186]. Die drei zuletzt genannten muskelfremden Reizquellen sind selber Komplikationen der Qu. L. Somit wird wieder einmal deutlich, wie erheblich die verschiedenen Komplikationen einander wechselseitig bedingen. Außerdem ist eine stetig zunehmende spastische Tonuserhöhung auch Folge von Eigenveränderungen der gelähmten Muskulatur. Bei wenig sorgfältig betreuten Qu. G. gewinnen nämlich bestimmte, immer wieder einschießende Reflexsynergien ein Übergewicht, so daß es zu Verkürzungen der Muskeln und Sehnen, zu Gelenkkontrakturen oder gar zu Gelenkversteifungen kommt. Die verkürzten Muskeln antworten jedoch auf Dehnungsreize, wie sie schon im Alltagsablauf des Qu. G. unentwegt den Muskel treffen, zunehmend empfindlicher, so daß erneut und vermehrt Reflexsynergien ausgelöst werden, die immer ausgedehntere Muskelabschnitte befallen. Der „Circulus vitiosus" ist dann geschlossen.

Entsprechend der Funktion der Muskeln, in denen sich die *Reflexsynergien* einstellen, wird an den Beinen und Armen zwischen Beugesynergien (Verkürzungsreaktion) und Strecksynergien (Verlängerungsreaktion) unterschieden. Während die zuerst genannten bei bettlägerigen Qu. G. früher und häufiger beobachtet werden, stellen sich die Strecksynergien später ein, und zwar in zunehmendem Maße, je mehr der Qu. G. an das aufrechte Sitzen, Stehen und Gehen kommt [68, 70, 93, 98]. Aber auch die Adduktoren der Oberschenkel werden gerne von solchen unwillkürlichen Bewegungsabläufen betroffen, die meist gemeinsam mit den Beugesynergien einschießen [150]. Manchmal bereiten die Reflexsynergien trotz einer Anästhesie und Analgesie starke Schmerzen. In diesen Fällen ist anzunehmen, daß außerhalb des Rückenmarks und des Wirbelkanals gelegene vegetative Bahnen die Schmerzleitung zum Gehirn übernommen haben.

Das *Ziel der Spastikbehandlung* liegt darin, das Ausmaß der Tonusvermehrung und der Reflexsynergien sowie deren Häufigkeit in Grenzen zu halten [70, 112, 186]. Die Spastik und insbesondere die Beugesynergien sollten den Qu. G. nicht hindern, mit gestreckten Beinen zu liegen sowie mit Hilfe von Stützapparaten zu stehen und zu gehen. Dabei fällt dem Arzt die Aufgabe zu, von Anfang an die zweckmäßige Lagerung der gelähmten Gliedmaßen zu überwachen sowie bei den Schwestern, Pflegern und Krankengymnastinnen, insbesondere beim Patienten selber, Verständnis für eine schonende Dehnungsbehandlung sich anbahnender Reflexsynergien zu wecken. Auch wenn man die Komplikationen von seiten der Haut, der Harnwege und des Darms verhütet oder bekämpft, wird gleichzeitig die Entwicklung einer das Leben des Qu. G. bedrohenden Spastik gebremst.

Die *Aussichten des spastisch Gelähmten,* frei von schwerer Tonusvermehrung und von hindernden Reflexsynergien zu bleiben, steigen und fallen daher mit der Qualität der Lagerung des Qu. G. und mit seiner krankengymnastischen Betreuung [70, 112]. Ebenso wichtig ist die Vermeidung der übrigen Komplikationen der Qu. L. Die Prognose wird also um so besser sein, je weniger der Qu. G. von Druckgeschwüren und Harnwegsinfekten sowie von Unregelmäßigkeiten der Harn- und Stuhlentleerung betroffen ist [71, 124, 150, 186]. Wird aber erst einmal ein bestimmter Schweregrad der Spastik überschritten, so daß die geschrumpfte Muskulatur schon auf kleine, unvermeidliche Dehnungsreize empfindlich mit Reflexsynergien antwortet, dann nimmt die Spastik zwangsläufig weiter zu. Sie erweist sich auch heute noch gegenüber den therapeutischen Maßnahmen als besonders hartnäckig [98, 243]. In diesem Zusammenhang urteilte W. Arens (1958), „wie weitgehend hilflos sind wir doch, wenn schwere spastische Erscheinungen auftreten". Die Alkoholblockade des Rückenmarks sowie die eine oder andere operative Maßnahme haben jedoch einige Hoffnungen geweckt, auf die weiter unten eingegangen wird. Trotzdem stellen die vorbeugenden Maßnahmen wieder die beste Therapie dar.

### Eigene klinische Daten

*Zum methodischen Vorgehen.* Die Beurteilung der Spastik allein mit klinischen Mitteln stößt immer auf große Schwierigkeiten und bleibt grob und unzulänglich [220]. Dies gilt um so mehr, wenn viele verschiedene Untersucher, wie bei uns zur Zeit der Termine II und III, die entsprechenden Befunde erhoben haben. Es besteht keine große Gewähr dafür, daß zwei Untersucher, die von starker Tonuserhöhung sprechen, auch die gleiche Tonuslage erfassen. Wir haben daher versucht, eine weitmaschige Unterteilung in zwei Schweregrade vorzunehmen, wobei außer der Tonuserhöhung die Häufigkeit und Schwere der Reflexsynergien berücksichtigt wurden. Die zwei Schweregrade lauten:

*1. Geringfügige bis leichte Spastik:*
(+) = keine Tonuserhöhung, aber einzelne oder mehrere spastische Symptome, wie Reflexsteigerung, Babinskisches oder Rossolimosches Phänomen, ganz seltene Reflexsynergien;

+ = leichte Tonuserhöhung mit einzelnen oder mehreren spastischen Symptomen wie oben, zeitweilig Reflexsynergien.

*2. Mittelschwere bis schwerste Spastik:*

++ = mittelschwere und schwere Tonuserhöhung mit spastischen Symptomen wie oben, häufig Reflexsynergien;

+++ = schwerste Tonuserhöhung mit spastischen Symptomen wie oben, sehr häufig quälende Reflexsynergien sowie schwerste spastische Beugekontrakturen, die nicht mehr zu überwinden sind.

In Zweifelsfällen haben wir — wie bei den anderen Merkmalen — die Zuordnung immer zu dem schwächeren Schweregrad vorgenommen.

## Schweregrad der Spastik (Abb. 15)

Wie zu erwarten, stieg mit einer doppelt so langen Katamnesenstrecke die Zahl der Qu. G. mit mittelschwerer bis schwerster Spastik von 36,8 % auf 50,0 % der Fälle. Dabei ist wieder zu berücksichtigen, daß im Beobachtungsabschnitt B 3 Qu. G. wegen der Schwere der Spastik myelotomiert wurden, so daß sie jetzt unter die schlaffen Paraparesen gezählt werden. 2 andere Qu. G. mit chronisch-progredienten Prozessen wurden bereits im Beobachtungsabschnitt A myelotomiert und gehörten auch schon bei Termin II zu den schlaffen Lähmungen. Zur Zeit des Termins III stellte die Spastik dann für den Qu. G. und seine Rehabilitation in etwa der Hälfte der Fälle eine mehr oder minder quälende Störung dar.

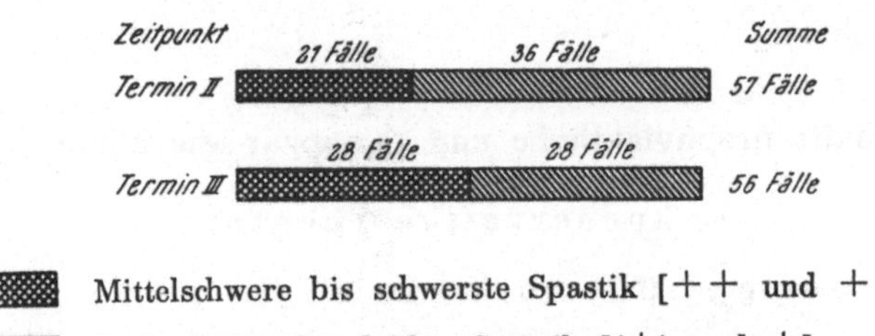


Mittelschwere bis schwerste Spastik [++ und +++]

Geringfügige bis leichte Spastik [(+) und +]

Abb. 15. Schweregrade der Spastik bei Querschnittsgelähmten mit spastischen Paraparalysen oder Paraparesen zur Zeit von Termin II (57 Fälle) und Termin III (56 Fälle)

## Häufigkeit und Art der Reflexsynergien (Tab. 21)

Die meisten spastischen Qu. L. wiesen Reflexsynergien auf, am Termin III fast 95 % der Fälle. Unter diesen überwogen die Beugereflexsynergien in 46 von 56 Fällen (82,1 %). Bei 13 von diesen 46 Fällen bestanden gleichfalls, wenn auch sehr oft mit einer geringeren Häufigkeit, Streckreflexsynergien. Diese kamen seltener allein — bei 7 von 56 Qu. G. (12,5 %) — vor. Während die Streckreflexsynergien bei unseren Qu. G.

für die Gehübungen meist förderlich waren und sich manchmal erst während des Gehtrainings einstellten, verhinderten die schweren Beugereflexsynergien eine erfolgreiche Gehschule zum Termin II bei 8 Fällen und zum Termin III bei 11 Fällen.

Tabelle 21. *Häufigkeit und Art der Reflexsynergien bei Querschnittsgelähmten mit spastischen Paraparalysen oder Paraparesen zur Zeit von Termin II (57 Fälle) und Termin III (56 Fälle)*

| Reflexsynergien | Anzahl der Fälle | |
|---|---|---|
| | Termin II | Termin III |
| Keine | 5 | 3 |
| Beugesynergien | 33 | 33 |
| Strecksynergien | 5 | 7 |
| Beuge- und Strecksynergien | 14 | 13 |
| Summe | 57 | 56 |

*Zur zeitlichen Entwicklung.* Über das erste Auftreten der Reflexsynergien waren aufgrund der Unterlagen und der nachträglichen Befragung bei 27 von 56 Fällen unserer Qu. G. verwertbare Zeitangaben zu erhalten. Danach setzten

im 2. und 3. Monat nach Eintritt der Qu. L. bei 16 Fällen,
im 4., 5. und 6. Monat nach Eintritt der Qu. L. bei 11 Fällen

Reflexsynergien ein.

**Angewandte prophylaktische und therapeutische Maßnahmen**

Die konservative Therapie

a) Lagerung und Physiotherapie

In der *Literatur* wird häufig und übereinstimmend über eine Eindämmung der Spastik berichtet, wenn nach dem Auftreten der Lähmung unverzüglich eine sinnvolle Lagerung des Patienten und eine sachgerechte krankengymnastische Behandlung durchgeführt wurden [68, 70, 160]. Hierzu gehören im Anfang die passiven Lockerungs- und Bewegungsübungen, die bei inkompletten Lähmungen durch aktive Übungen vervollständigt werden müssen.

Die *zweckmäßige Lagerung* durch das Pflegepersonal richtet sich nach den Muskeln mit der überwiegenden Spastik, deren Schrumpfungsneigung auf diese Weise ausgeglichen werden kann [68, 70, 112, 160]. Im allgemeinen sollen dabei die völlig gestreckten Beine in eine leichte Abduktionsstellung, die Füße in eine rechtwinklige Stellung gelegt werden.

Eine ähnlich ausgleichende Lagerung ist für die spastischen Lähmungen der Arme notwendig. Dabei ist auf die spätere Funktion Rücksicht zu nehmen. So wäre es etwa für eine anfangs schwere, sich dann aber deutlich bessernde Lähmung der Beuger und Strecker der Unterarme später ungünstig, wenn die meist stärkere Spastik der Unterarmbeuger inzwischen zu einer erheblichen Einschränkung der Streckfähigkeit im Ellenbogengelenk geführt hätte. Wäre ein solcher Qu. G. zusätzlich vom Brustmark an abwärts vollständig gelähmt, so könnte er etwa das dringlich notwendige Dekubitus-Schutzverhalten im Rollstuhl (s. S. 24) nur mühsam oder gar nicht leisten.

Die *passiven Lockerungs- und Bewegungsübungen* sollten, wenn eben möglich, zwei- bis dreimal täglich [47, 123, 124] von dem krankengymnastischen Personal durchgeführt werden. Leider standen hierzu in den Krankenhäusern, in denen Qu. G. einstweilen behandelt werden müssen, Fachkräfte nicht immer ausreichend zur Verfügung [79, 229]. Die Bemühungen der Krankengymnastin zielen dahin, durch vorsichtiges passives Dehnen, durch Belasten oder Aushängen der Muskeln, deren Spastik überwiegt, die sonst fortschreitende Schrumpfungsneigung der Muskulatur sowie das Ausmaß und die Dauer der Reflexsynergien zu beeinflussen [36, 68, 70, 124, 160, 213].

Inwieweit *unsere 100 Qu. G.* immer sachgerecht gelagert und hinreichend krankengymnastisch behandelt wurden, war wesentlich schwerer zu erfahren, als etwa eine Auskunft darüber zu erhalten, wann die krankengymnastische Behandlung begonnen und wie oft sie stattgefunden hatte. Da das Ergebnis dieser letzten Befragung im nächsten Abschnitt abgehandelt wird, bringen wir hier lediglich die Folgerungen aus unseren Befunden. Das häufige Vorkommen von mittelschwerer bis schwerster Spastik bei unserem Beobachtungsgut zwingt zu dem Schluß, daß beide Verfahren doch nur unzulänglich angewandt wurden. Hierfür spricht auch die Häufigkeit der Kontrakturen (s. S. 88).

## b) Steh- und Gehübungen

Die folgerichtig durchgeführten Stehübungen im Barren sowie die Gehübungen mit Hilfe eines Stützapparates wirken sich ebenfalls günstig auf die Spastik aus. So treten nach der *Literatur* infolge von Steh- und Gehübungen selbst bei schon länger bestehenden Beugesynergien ausgleichende Strecksynergien auf, die die hemmungslose Aktivität der Beuger von Ober- und Unterschenkel bremsen [36, 48 a, 68, 98, 112, 124, 186]. Hinzu kommt, daß sich die Spastik im Verlauf des Trainings ermüden läßt [26, 36, 124]. Dies wird von den Patienten selber nach fünf bis zehn Minuten Gehen empfunden. — Solche Beobachtungen wurden sowohl von unserem Arbeitskreis als auch von einigen *unserer 100 Qu. G.* bestätigt.

### c) Medikamentöse Therapie

Nach den in der *Literatur* niedergelegten Urteilen gibt es bis heute noch kein eindeutig befriedigendes Medikament, um die schwere Spastik zu bekämpfen. Dies gilt zumindest für die erhebliche Spastik bei nicht rückbildungsfähigen Qu. L. [5, 18, 148, 160, 186, 189, 220, 222, 231]. Außerdem entsprachen die bisher angewandten Mittel nicht der Forderung, auch auf Dauer zu wirken. Oftmals verursachten sie bei hoher Dosierung störende Nebenerscheinungen. Die Versuche mit Parpanit und Buscopan, Phenothiazinen und Meprobamaten, später mit Quiloflex und Muskeltrancopal hatten leider meist nur eine allgemein dämpfende, schmerzlindernde oder suggestive Wirkung. Die Häufigkeit der Reflexsynergien mag dadurch hin und wieder gemindert worden sein. Schließlich erwiesen sich aber die zunächst angepriesenen Präparate später meist nur noch mit verschmälerter Indikation — bei der Bekämpfung von Spasmen der glatten Muskulatur oder von Muskelverspannungen — als wirksam [54, 173, 216, 220, 232].

Auch die Angaben unserer Qu. G. und unsere *eigenen Beobachtungen* bestätigten diese Erfahrungen [236].

### Die Verfahren zur Blockade des Rückenmarks und zur operativen Bekämpfung der Spastik

*Allgemeine Bemerkungen.* Hat die Spastik ein außerordentlich quälendes Ausmaß erreicht, erweisen sich alle konservativen Maßnahmen als unzureichend [70, 150, 243]. Die Darstellung der dann notwendigen verschiedenen Blockade- und Operationsverfahren, ihrer Indikation und ihrer Erfolgsaussichten muß den hierin erfahrenen Neurochirurgen und Orthopäden überlassen bleiben. Wir wollen vorwiegend über Art und Häufigkeit der Maßnahmen berichten, soweit sie bei unserem Beobachtungsgut angewandt wurden.

### a) Alkohol- und Phenolblockade

Obwohl die von vielen Autoren [16, 22, 28, 36, 68, 70, 98, 105, 112, 124, 159, 215] empfohlene Alkohol- oder Phenolblockade des Rückenmarks und seiner Wurzeln bei unseren 100 Fällen nicht ein einziges Mal durchgeführt wurde, gehen wir auf das Verfahren kurz ein. Mit diesem Hinweis soll angeregt werden, die andernorts mitgeteilten Methoden in geeigneten Fällen zu erproben. Bei der Alkoholblockade handelt es sich um einen Eingriff, bei dem steriler absoluter Alkohol in die das Rückenmark umgebenden Häute injiziert wird. Hierdurch entstehen unterhalb des Blockes aus den spastischen Lähmungen schlaffe Lähmungen. Dies gilt aber leider nicht nur für die spastischen Muskeln der Gliedmaßen, sondern auch für die hypertonen Muskeln von Blase und Mastdarm. Außerdem kann die Spastik bisweilen rezidivieren. Die medizinische

Rehabilitation, vor allem die Gehschule, ist aber in der Zwischenzeit so weit vorwärts zu treiben, daß im Falle der Wiederkehr der spastischen Erscheinungen diese in bescheidenen Grenzen gehalten werden können. Bei schwerster Spastik sollen darüber hinaus wiederholte Blockaden möglich sein. L. GUTTMANN (1953, 1956) hält die leicht durchführbare Alkoholblockade daher für „eine höchst effektvolle und segensreiche Methode zur Beseitigung der qualvollen Spastizität *totaler* Querschnittsläsionen", zumal sie weder die Stabilität der Wirbelsäule noch die Rückenmuskulatur durch eine Laminektomie schädige. Bedenken gegenüber dieser „blinden" Methode sind besonders von neurochirurgischer Seite vorgebracht worden [150]. Die operative Bekämpfung eines durchaus möglichen Rezidivs sei wegen der inzwischen aufgetretenen Verwachsungen nach Art der Arachnitis spinalis schwieriger geworden. Vor allem aber werde aus einer mehr oder minder gut funktionierenden Reflexblase eine schlaffe Blase, deren Prognose ungünstiger zu beurteilen sei. Diese Einwände gehen jedoch teilweise von Erfahrungen aus, die an nichtrehabilitierten Qu. G. gewonnen wurden. Außerdem werden die Beobachtungen von Urologen, die mit der Querschnittsgelähmtenbehandlung besonders vertraut sind, nicht genügend gewürdigt. Diese behaupten nämlich, auch eine vom Rückenmark völlig isolierte Blase könne bei zweckmäßiger, unter Umständen operativer Behandlung, zumindest so weit gebracht werden, daß sie sich bis auf einen geringen Restharn auspressen lasse. Inwieweit die Gründe für und wider die Alkoholblockade auch heute noch stichhaltig sind, kann von unserem Beobachtungsgut aus nicht beurteilt werden. Anscheinend verhinderten die gegen den Alkoholblock angeführten Bedenken dessen Erprobung bei unseren Fällen.

## b) Frontale Myelotomie

Bei der frontalen Myelotomie nach W. BISCHOF (1951, 1952, 1958) — der seitlichen, ein- oder beidseitigen Rückenmarksspaltung in der Stirnebene — werden die Reflexbögen der spastischen Muskeln unterhalb des geschädigten Rückenmarks gezielt für mehrere Segmente durchschnitten. So entstehen wiederum aus den spastischen Lähmungen schlaffe Lähmungen. Die sakralen Reflexbögen für die Versorgung von Blase und Mastdarm können aber je nach dem Operationsziel geschont werden. Auch die Erektionsfähigkeit bleibt erhalten. Für diese Methode gelten jedoch wenigstens teilweise die einschränkenden Bedenken, die früher in der *Literatur* gegen die eingreifenden Operationen der hinteren (O. FOERSTER 1908, 1936) oder vorderen (D. MUNRO 1945, 1950) Wurzeldurchschneidung erhoben wurden. So sind diese Eingriffe mit großen Gefahren verbunden, wenn es sich — wie oft — um Qu. G. handelt, die durch ausgedehnte Druckgeschwüre, schwere trophische Störungen und durch eine Sepsis bedroht sind. L. GUTTMANN (1956) hält bereits die dabei notwendige

Durchtrennung der Rückenmuskeln und die Eröffnung des Wirbelkanals für schädlich, da diese eine zielbewußte Rehabilitation verzögerten. Andererseits dürfen die Vorteile der Myelotomie nicht verkannt werden. Diese Operation läßt sich nämlich nicht nur bei totalen Qu. L., sondern auch bei inkompletten Lähmungen durchführen und gezielt auf bestimmte Segmente beschränken.

Die Myelotomie wurde bei unserem *eigenen Beobachtungsgut* in unterschiedlicher Ausdehnung ausgeführt, und zwar

im Beobachtungsabschnitt A bei 2 von 57 spastischen Qu. L.,

im Beobachtungsabschnitt B bei 3 von 56 spastischen Qu. L.

Außer diesen 5 Fällen übersehen wir die Operationsergebnisse von 6 weiteren Qu. G., die entweder erst nach Termin III operiert wurden oder nicht zu den 100 Qu. G. unserer Katamnese gehören. Trotzdem möchten wir diese 6 Fälle mitberücksichtigen, um die Zahl der Beobachtungen zu vergrößern. Selbstverständlich ist es notwendig, wieder den Zeitfaktor zu beachten.

Von den 11 myelotomierten Qu. G. starb nur einer bald nach dem Eingriff. Bei diesem Patienten handelte es sich um einen Zustand nach operiertem epiduralen Abszeß. Zwölf Monate nach der Abszeßoperation wurde der Qu. G. wegen einer extrem schweren Spastik, die zu ausgedehnten septischen Dekubitalgeschwüren geführt hatte, myelotomiert. Einige Tage später entwickelte sich eine eitrige Meningitis, der der Patient zwei Wochen nach der Operation erlag. Die 10 anderen Qu. G. überstanden den Eingriff sehr gut und zeigten fast alle anschließend schlaffe Paraparalysen in den angestrebten Muskelbereichen. Nach Ablauf von mindestens einem Jahr seit der Durchführung der Myelotomie fanden wir:

ein sehr gutes bis gutes Ergebnis     bei 4 Fällen,

ein mäßiges Ergebnis     bei 1 Fall,

ein unzureichendes Ergebnis     bei 5 Fällen.

Von den 5 zuletzt genannten Qu. G., den Fällen mit Rezidiven, mußten 2 — 10 Monate und 18 Monate nach der ersten Operation — noch einmal myelotomiert werden. Jetzt war ein besserer Erfolg zu verbuchen. Der Gang mit Hilfe des Schienen-Schellen-Apparates wurde wieder möglich. Bei der Bewertung der Rezidive ist zu bedenken, daß die ersten Myelotomien nicht in jedem Falle gleichermaßen ausgedehnt und symmetrisch ausgeführt wurden. Sollte allein dieses schonende Vorgehen mit sparsamer Schnittführung die Wiederkehr der Reflexsynergien erklären (W. TÖNNIS und W. BISCHOF 1961), so dürften bei ausgedehnterer Unterbrechung der Reflexbögen in der Zukunft Rezidive nicht mehr auftreten. Zu den 4 anhaltend guten Ergebnissen ist noch nachzutragen, daß erst die Myelotomie die Qu. G. in die Lage versetzte, die vorhandenen Trainings- und Rehabilitationsmöglichkeiten voll auszunutzen. Unter ihnen befinden sich 3 Hausfrauen unseres Beobachtungsgutes (Fälle 51, 64, 88), die nach Abschluß der Behandlung jetzt fähig sind, alle Tätigkeiten in der Küche und im Haushalt auszuführen, soweit dies vom Zimmerfahrstuhl aus möglich ist. Die Qu. G. erkennen dankbar den Operationserfolg an und erinnern sich nur ungern der Zeit, als sie noch von schmerzhaften Reflexsynergien gepeinigt wurden.

## c) Tenotomie, Myotomie und Neurotomie

Von den übrigen operativen Verfahren zur Durchtrennung der Sehnen, der Muskeln und der peripheren Nerven wurden bei *unserem Beobachtungsgut* angewandt:

eine *Tenotomie* der spastischen Adduktoren an den Oberschenkeln, der spastischen Kniebeuger oder der spastischen Knie- und Fußbeuger während

des Beobachtungsabschnittes A bei 2 von 57 Fällen,

des Beobachtungsabschnittes B bei 2 von 56 Fällen;

eine *Durchtrennung der Nn. obturatorii* (Operation nach A. Stoffel oder R. Selig) während

des Beobachtungsabschnittes A bei 2 von 57 Fällen,

des Beobachtungsabschnittes B bei 2 von 56 Fällen.

Auch diese Methoden waren leider mit einer Rezidivquote belastet, so daß sich einige Qu. G. nach Ablauf der beiden Zeitstrecken, über die wir hier zu berichten haben, weiteren Operationen unterziehen mußten. Außerdem sei auf das Urteil von P. Houssa und A. Tricot (1959) hingewiesen, die das Ergebnis der Tenotomien für die umliegenden Gelenke als „verheerend" bezeichnen. Andere Autoren sahen zumindest bei den inkompletten Qu. L. gute Erfolge, besonders dann, wenn unmittelbar nach der Operation mit dem Training begonnen wurde [36, 70, 150, 152a].

## Kasuistischer Beitrag

Wie vergeblich aber das *operative Bemühen* über Jahre hin sein kann, sei an dem folgenden Beispiel dargestellt.

K. J. (Fall 31):

Die seit ihrer Jugend unstete und haltlose Patientin litt seit dem Beginn des Jahres 1953 an einer zunehmenden Paraspastik, die auf eine chronische Myelitis zurückgeführt wurde. Da sich erhebliche Spitzfüße entwickelt hatten, erfolgte am 12. Januar 1954 eine Arthrodese des linken Sprunggelenkes, nachdem die drei Monate vorher durchgeführten beidseitigen Achillotenotomien nur rechtsseitig ein befriedigendes Ergebnis gezeigt hatten. Zur Zeit dieser Arthrodese im Januar 1954 — die Patientin war jetzt 27 Jahre alt — schritten die Lähmungen und die Sensibilitätsstörungen deutlich fort. Eine Harn- und Stuhlverhaltung kamen hinzu, so daß jetzt von einer zunächst subtotalen, später von einer totalen Qu. L. ab $D_{10}$ gesprochen werden mußte. Dieser Zeitpunkt wurde von uns als Termin I angesehen. Eine langanhaltende Bettlägerigkeit, immer wieder hereinbrechende Komplikationen von seiten der Harnwege und der Operationswunde sowie die asthenische Charakterstruktur der Qu. G. hemmten im weiteren Verlauf die zielstrebige Durchführung einer Physiotherapie. Daher nahmen die Spastik, die Beugesynergien und die Gelenkkontrakturen erheblich zu. Die deswegen notwendig erscheinenden operativen Eingriffe der nächsten Jahre seien aufgezählt:

| im Juli | 1954 | Operation von Krallenzehen; |
| im August | 1955 | Durchtrennung der beiden Nn. obturatorii (Stoffelsche Operation); |
| im Juli | 1957 | Durchtrennung der beidseitigen Adduktorenmuskulatur; |
| im September | 1957 | Arthrodese des rechten Sprunggelenkes; |
| im Dezember | 1957 | Tenotomien beider Kniebeuger, Arthrodesen beider Fußgelenke; |
| im Mai | 1958 | Tenotomien der beidseitigen Adduktoren; |
| im Juni | 1958 | Tenotomien der linken Kniebeuger; |
| im November | 1958 | Myelotomie von $L_2$ bis $S_3$ beidseits; |
| im September | 1959 | Myelotomie von $D_{12}$ bis $S_3$ beidseits. |

Nach dem letzten Eingriff war die Spastik endlich weitgehend behoben. Ganz geringfügige, wie Myoklonien anmutende Synergien der Kniestrecker hätten eine Gehschulung mit Gipsschalen jetzt nicht mehr behindert. Die Qu. G. war aber im Verlauf der Jahre so mutlos, schmerzempfindlich und abhängig von Schmerzmitteln geworden, daß deswegen eine Rehabilitation wenig erfolgbringend schien. Alle weiteren Überlegungen erübrigten sich schließlich, als im Januar 1960 schwerste Komplikationen von seiten der Nieren und der Harnwege ausbrachen. Außer einer chronischen Zystopyelitis und einer sekundären Schrumpfblase wurden Steine in beiden Nierenbecken und in der Blase gefunden. Die beidseitigen Pyelotomien konnten urämische Schübe nicht wesentlich aufhalten. Am 27. September 1961 starb die Qu. G. im Coma uraemicum. — Abschließend erhebt sich die Frage, ob etwa durch eine energischere physikalische Behandlung und eine tatkräftigere Mitarbeit der Patientin zur Zeit des Auftretens der Qu. L. im Januar 1954 die Entwicklung einer so hochgradigen und schließlich mittelbar zum Tode führenden Spastik hätte vermieden werden können. Ohne Zweifel kam die letzte Myelotomie im September 1959 zu spät, da die in der Zwischenzeit entstandenen Schäden an beiden Nieren den tödlichen Ausgang des Leidens bestimmten.

Wie bei der Beurteilung der Operationen der Druckgeschwüre (siehe S. 29) muß auch hier berücksichtigt werden, daß eine erfolgreiche operative Bekämpfung von Komplikationen nicht zu erwarten ist, wenn die Faktoren bestehen bleiben, die zu den Komplikationen geführt haben. Die Operation schafft nur die Grundlage für ein gutes Rehabilitationsergebnis. Auf dieser Basis muß die zielstrebige Nachbehandlung aufbauen, besonders dann, wenn nur ein Teil der Spastik beseitigt werden konnte.

### Besprechung der Ergebnisse

Das Ziel der Behandlung — das Ausmaß der spastischen Tonuserhöhung und der Reflexsynergien in gut erträglichen Grenzen zu halten — ist nur bei der Hälfte der spastisch Gelähmten erreicht worden (Abb. 15, s. S. 77). Wie unsere *Ergebnisse* belegen, litten die übrigen Qu. G. unter schweren spastischen Erscheinungen — vor allem unter quälenden Beugereflexsynergien —, die in 15,8 % der Fälle Operationen erforderlich machten. Bei diesen Qu. G. hatten die medikamentöse und die physikalische Therapie schließlich völlig versagt.

Die *Folgen der Spastik* können für den Qu. G. ohne Zweifel von Vorteil sein, solange die spastischen Erscheinungen leicht sind und unerheblich bleiben. Solche Qu. G. wechseln etwa müheloser vom Rollstuhl auf den Autositz und gehen mit Hilfe eines Schienen-Schellen-Apparates besser als Qu. G. mit schlaffen Lähmungen. Dies trifft besonders dann zu, wenn sich Streckreflexsynergien ausgebildet haben. Eine schwere Spastik mit erheblichen und häufigen Beugereflexsynergien wirkt sich aber so gut wie immer außerordentlich störend auf den Ablauf der medizinischen und beruflichen Rehabilitation aus. Sie verlangt einen unverhältnismäßig großen Kräfteaufwand von der Krankengymnastin, sobald diese die Gehschalen oder den Schienen-Schellen-Apparat anlegen will. Außerdem hält das verarbeitete Material einer solchen Beanspruchung nicht stand. Derartig gequälte Qu. G. verzichten schließlich völlig auf ihre Gehübungen. Auch im Rollstuhl werden sie von den Reflexsynergien gepeinigt. Schließlich führt die zunehmende Spastik über die immer stärker eingeschränkte Beweglichkeit des Qu. G. zum Abbruch aller Trainingsmaßnahmen und zur Bettlägerigkeit. Diese hat in Verbindung mit der Spastik weitere Komplikationen zur Folge. Die Qu. G. scheuern sich wegen ihrer Reflexsynergien die Haut an den Fersen oder an den Innenknöcheln der Füße durch und bekommen neue Druckgeschwüre, die besonders schwer von Druck zu entlasten sind. Um den Dehnungsreflexen zu entgehen, liegt der Qu. G. dann auf der Seite, wodurch die Schrumpfung der spastischen Muskeln und die Bildung von Gelenkkontrakturen zusätzlich gefördert werden. Neue Druckgeschwüre treten über den beiden Trochanteren auf. Die Bettlägerigkeit und die schwere Spastik wirken sich weiter ungünstig auf die Blasen- und die Mastdarmfunktion sowie auf die Infektionen und Steinbildungen der Harnwege aus. Außerdem sind die Qu. G. mit schwersten Adduktorensynergien und mit Gelenkkontrakturen nur mühsam sauber zu halten und bedeuten eine vermehrte pflegerische Belastung. Wenn der Patient, wie oft infolge der Reflexsynergien, an Schmerzen und Schlafstörungen leidet und schließlich von Hoffnungslosigkeit und Verbitterung befallen wird, entwickelt sich leicht ein Medikamentenmißbrauch oder gar eine Sucht. Eine septisch und toxisch bedingte Kachexie kann in diesen Fällen den Tod bringen.

Die *Ursachen* einer solchen verderblichen Entwicklung sind mannigfaltig gewesen. Sie waren aber zuallererst und ganz wesentlich auf die mangelnde Vorbeugung, also auf die Unzulänglichkeiten bei der Lagerung und der krankengymnastischen Behandlung des Qu. G. im Frühstadium zurückzuführen. Um Wiederholungen zu vermeiden, wird hierauf und auf die sich anschließenden *Folgerungen* im nächsten Abschnitt eingegangen (s. S. 94).

# 7. Die Komplikationen infolge der Kontrakturen

## Vorbemerkungen und Literatur

Zu den Komplikationen der Qu. L. gehören auch die Weichteilkontrakturen, die durch Schrumpfungen der Muskeln, Sehnen und Gelenkkapseln im Bereich der gelähmten Gliedmaßen entstanden sind. Die Schweregrade der Kontrakturen reichen von der leichten Einschränkung des normalen Bewegungsumfanges eines Gelenkes über die mehr oder minder fixierten Fehlhaltungen der Gliedmaßenabschnitte bis hin zu den völligen Gelenkversteifungen in bestimmten Fehlstellungen.

Das *Ziel der Behandlung* besteht zunächst darin, durch vorbeugende Maßnahmen den vollen Bewegungsumfang der unterhalb des geschädigten Rückenmarkssegmentes gelegenen Gelenke zu erhalten [22, 127]. Nach den übereinstimmenden Angaben der Literatur hängen die *Aussichten des Qu. G.*, den Kontrakturen zu entgehen, vor allem von der jeweils vorliegenden Lähmungsart ab. Bei der schlaffen Lähmung lassen sich — im Gegensatz zur spastischen Qu. L. — die Kontrakturen immer vermeiden, wenn die Gliedmaßen zweckmäßig gelagert und die Gelenke regelmäßig und vorsichtig bewegt werden [47, 104, 124, 147, 164, 243, 249]. Das Fehlen von Kontrakturen stellt daher ein untrügliches Zeichen einer umsichtigen und stetigen Gelenkpflege dar. Sind die einzelnen Regeln zur Lagerung und Behandlung der Gelenke dem Pflegepersonal und den Krankengymnastinnen aber nicht hinreichend vertraut, haben die Pflegekräfte nicht genügend Zeit, die Richtlinien sorgfältig zu befolgen, oder fehlt es an der notwendigen Aufmerksamkeit, so bilden sich auch bei schlaffen Lähmungen Kontrakturen aus. Sie entstehen durch die Eigenschwere, die Belastung oder die falsche Lagerung der gelähmten Glieder sowie infolge der mangelnden Eigenbewegung oder der fehlenden passiven Bewegungsübungen. — Zu diesen Entstehungsbedingungen kommen bei der spastischen Qu. L. noch als weiterer wichtiger Faktor die Reflexsynergien hinzu, die die Kontrakturgefährdung steigern. So wirken sich etwa *die* Beugesynergien ungünstig aus, denen keine Strecksynergien entgegenwirken. Wenn der stete Muskelzug der stärker spastischen Muskeln erst einmal in Gang gekommen ist, sind die Kontrakturbildungen mit der Lagerung und der Krankengymnastik allein oft nicht mehr zu verhindern [104, 164, 243, 249]. — Die Kontrakturen werden ferner durch eine erzwungene Ruhigstellung des Gelenkes verursacht, wenn etwa Gipsverbände zur „Dekubitusprophylaxe" angelegt wurden oder eine allzu robuste Bewegungsbehandlung zu einem Reizerguß in das Gelenk führte. Eine Ruhigstellung wird notwendig, sobald durch einen gelenknahen tiefen Dekubitus oder auf dem Blutweg eine Infektion des Gelenkes entstanden ist.

Über die Häufigkeit von Kontrakturen bei *total* Qu. G. liegen *Vergleichszahlen* aus der Beobachtungsreihe von K. BOSHAMER (1960) vor. Von 53 Qu. G. boten bei der Krankenhausaufnahme nach unterschiedlich langer Lähmungsdauer 21 Patienten (39,6 %) Kontrakturen.

## Eigene klinische Daten

*Zum methodischen Vorgehen.* Während unserer Nachuntersuchungen im Jahre 1960 haben wir bei allen 100 Qu. G. den Bewegungsumfang der beiden Hüft-, Knie- und Fußgelenke sowie den durchschnittlichen Bewegungsumfang der Zehengelenke in der Sagittalebene gemessen. Bei den 6 zervikal Gelähmten kamen die Messungen der beiden Ellenbogen-, Hand- und Fingergelenke hinzu. Wenn eine erhebliche spastische Lähmung bestand, war es oft schwierig, die infolge einer vorübergehenden Tonussteigerung oder durch Reflexsynergien bedingten flüchtigen Einschränkungen des Bewegungsausmaßes von den Gelenkkontrakturen abzugrenzen. Vorsichtiges Dehnen während eines längeren Zeitraums führte jedoch meist dazu, die noch verfügbare Beweglichkeit zu ermitteln. — Zum Zeitpunkt der Nachuntersuchung waren insgesamt 200 Messungen für jedes große Gelenkpaar vorzunehmen. Diese Zahl ist aber zur Zeit der festgelegten Termine II und III nie erreicht worden, da diese Termine oft vor unseren eigenen Untersuchungen lagen und die an sich notwendigen Messungen oder wenigstens groben Schätzungen des noch erhaltenen Bewegungsumfangs häufig unterblieben waren (Tab. 22). So konnten

für den Termin II nur 35,1 % der benötigten Messungen,

für den Termin III nur 48,4 % der benötigten Messungen

verbucht werden. Dabei haben wir außer den Messungen zur Zeit der Termine selbst auch alle anderen im Verlauf der Beobachtungsstrecken A und B angefallenen Werte für jeden Einzelfall berücksichtigt. Die meisten Messungen erfolgten durch Orthopäden oder Unfallchirurgen.

Neben der Gruppe der Gelenke mit normaler passiver Beweglichkeit [o. B.] unterscheiden wir nach dem Ausmaß der eingeschränkten Gelenkbeweglichkeit drei Gruppen mit Gelenkkontrakturen:

+ = Kontrakturen, bei denen der normale Bewegungsumfang der Gelenke um ein Drittel oder weniger eingeschränkt ist;

++ = Kontrakturen, bei denen der normale Bewegungsumfang der Gelenke um mehr als ein Drittel und bis zur Hälfte eingeschränkt ist;

+++ = Kontrakturen, bei denen der normale Bewegungsumfang der Gelenke um mehr als die Hälfte eingeschränkt ist.

## Häufigkeit und Ausmaß der Kontrakturen (Abb. 16)

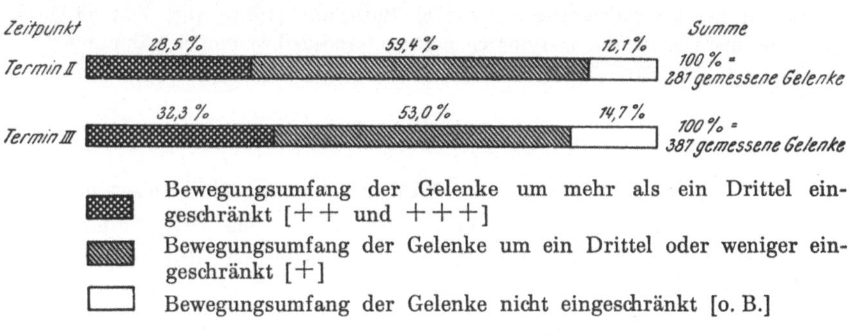


Abb. 16. Häufigkeit und Ausmaß der Kontrakturen an beiden Beinen von 77 Querschnittsgelähmten zur Zeit der Termine II und III

Wenn die leichteren Einschränkungen der passiven Beweglichkeit bis zu einem Drittel des normalen Bewegungsumfangs berücksichtigt wurden, ergab sich, daß die meisten unserer Qu. G. Kontrakturen aufwiesen:

zur Zeit des Termins II waren 87,9 % ($^{247}/_{281}$) der gemessenen Gelenke bewegungseingeschränkt,

zur Zeit des Termins III waren 85,3 % ($^{330}/_{387}$) der gemessenen Gelenke bewegungseingeschränkt.

Im einzelnen lag die Häufigkeit der Kontrakturen zur Zeit des Termins II (Tab. 22) bei den Knie-, Fuß- und Zehengelenken zwischen 89,7 und 95,0 %. Nur die Hüftgelenke waren mit einer Häufigkeit von 76,7 % (56 Kontrakturen unter 73 Messungen) signifikant seltener betroffen. Dieses Ergebnis ist vor allem auf die lumbalen Qu. L. zurückzuführen, deren Hüftbeuger gar nicht oder nur gering gelähmt waren. Ähnliche Verhältniszahlen wurden zur Zeit des Termins III verbucht (Tab. 22).

Unter den schweren Kontrakturen waren auch solche vertreten, die zu nicht mehr völlig ausgleichbaren *Fehlstellungen der Füße* geführt hatten.

Es fanden sich zur Zeit des Termins II   und des   Termins III meist beidseitige Spitzfüße bei 20 von 66 Qu. G.* und bei 37 von 73 Qu. G.*
          (30,3 %)               (50,7 %)

* Für 34 von 100 Qu. G. (Termin II) und 27 von 100 Qu. G. (Termin III) fehlten verwertbare Angaben.

*Fehlstellungen der Zehen* in Form von Krallenzehen stärkeren Ausmaßes bestanden

zur Zeit des Termins II bei 15 von 66 Qu. G. (22,7 %) und
zur Zeit des Termins III bei 20 von 73 Qu. G. (27,4 %).

Besonders schwere Kontrakturen waren dann anzutreffen, wenn gleichzeitig die an sich weniger häufigen *Verkalkungen* im Bereich der paraartikulären Muskulatur vorkamen. Ihre Entstehung ist noch weitgehend ungeklärt [47, 98, 160]. Da leider entsprechende Röntgenbilder bei unseren Fällen meist nicht angefertigt worden waren, erübrigt sich hier eine Auszählung.

Tabelle 22. *Häufigkeit und Ausmaß der Kontrakturen bei 100 Querschnittsgelähmten zur Zeit der Termine II und III*

| Ausmaß der Kontrakturen | Termin II | | | | | Termin III | | | | |
|---|---|---|---|---|---|---|---|---|---|---|
| | Hüften | Knie | Füße | Zehen | Summe II | Hüften | Knie | Füße | Zehen | Summe III |
| + .................... | 44 | 46 | 48 | 29 | 167 | 62 | 50 | 54 | 39 | 205 |
| ++ .................... | 6 | 6 | 16 | 4 | 32 | 7 | 16 | 23 | 6 | 52 |
| +++ .................... | 6 | 26 | 12 | 4 | 48 | 7 | 32 | 26 | 8 | 73 |
| Summe + — +++ ............ | 56 | 78 | 76 | 37 | 247 | 76 | 98 | 103 | 53 | 330 |
| ohne Kontrakturen ......... | 17 | 9 | 4 | 4 | 34 | 24 | 17 | 8 | 8 | 57 |
| Summe aller Messungen .... | 73 | 87 | 80 | 41 | 281 | 100 | 115 | 111 | 61 | 387 |
| keine Angaben ............. | 127 | 113 | 120 | 159 | 519 | 100 | 85 | 89 | 139 | 413 |
| Gesamtsumme ............. | 200 | 200 | 200 | 200 | 800 | 200 | 200 | 200 | 200 | 800 |

+ = Kontrakturen, bei denen der normale Bewegungsumfang der Gelenke um ein Drittel oder weniger eingeschränkt ist.

++ = Kontrakturen, bei denen der normale Bewegungsumfang der Gelenke um mehr als ein Drittel und bis zur Hälfte eingeschränkt ist.

+++ = Kontrakturen, bei denen der normale Bewegungsumfang der Gelenke um mehr als die Hälfte eingeschränkt ist.

*Zur Art der Muskellähmung.* Die bisher genannten Häufigkeitszahlen bezogen sich auf die Gelenkmessungen schlaff *und* spastisch Gelähmter. Da die schlaffen Qu. L. gegenüber den spastischen Lähmungen grundsätzlich günstigere Voraussetzungen zur Vermeidung von Kontrakturen aufweisen, dürfen jedoch *die* Ergebnisse eine besondere Aufmerksamkeit beanspruchen, bei denen eine Unterteilung nach der Art der Muskellähmung vorgenommen wird.

Die schlaffen Qu. L. boten Kontrakturen:

zur Zeit des Termins II in 93,3 % der gemessenen Gelenke ($^{97}/_{104}$),
zur Zeit des Termins III in 88,0 % der gemessenen Gelenke ($^{147}/_{167}$).

Die spastischen Qu. L. boten Kontrakturen:

zur Zeit des Termins II in 84,3 % der gemessenen Gelenke ($^{150}/_{177}$),
zur Zeit des Termins III in 83,6 % der gemessenen Gelenke ($^{183}/_{220}$).

Diese Zahlen belegen überzeugend, daß in unserem Beobachtungsgut bei schlaffen Lähmungen genauso häufig Kontrakturen vermerkt wurden wie bei spastischen Lähmungen. Selbst nach Abzug der Fälle mit leichten Kontrakturen entsteht kein rechnerisch signifikanter Unterschied. — Eine derartige Differenz deutet sich erst zur Zeit von Termin III beim Vergleich der Fälle mit Kontrakturen an, die *um mehr als die Hälfte* des normalen Bewegungsumfangs eingeschränkt waren:

die schlaffen Qu. L. zeigten in 13,8 % der gemessenen Gelenke ($^{23}/_{167}$) schwerste Kontrakturen,

die spastischen Qu. L. zeigten in 22,8 % der gemessenen Gelenke ($^{50}/_{220}$) schwerste Kontrakturen.

Für das stärkere Ausmaß der Kontrakturen spastisch Gelähmter spricht außerdem noch unsere Beobachtung, daß die an 13 Qu. G. durchgeführten 33 Operationen und eingreifenderen Behandlungen (Redressement, Etappengips usw., s. S. 92) vor allem die spastisch Gelähmten ($^{11}/_{13}$) und seltener die Qu. G. mit schlaffen Lähmungen ($^{2}/_{13}$) betrafen.

## Angewandte prophylaktische und therapeutische Maßnahmen

### a) Lagerung

Um Gelenkkontrakturen nach Möglichkeit zu vermeiden, ist eine sofort nach dem Auftreten der Qu. L. einsetzende sinnvolle Lagerung der gelähmten Gliedmaßen notwendig. Die gleichen *Regeln*, wie sie bei der Prophylaxe der schweren Spastik aufgezeichnet wurden (s. S. 78), gelten hier ebenfalls.

Wenn sich ihre gewissenhafte Durchführung bei *unserem Beobachtungsgut* auch nicht unmittelbar beurteilen ließ, ist es doch erlaubt, aus den Untersuchungsbefunden der Gelenkbeweglichkeit entsprechende Schlüsse zu ziehen. Da beispielsweise zur Zeit des Termins II 93,3 % der Gelenke bei schlaffen Qu. L. Kontrakturen aller Grade boten, bei 42,3 % ($^{44}/_{104}$) derselben Gelenke die Kontrakturen mehr als ein Drittel des normalen Bewegungsumfangs betrugen, ist die Lagerung unserer Qu. G. nicht rechtzeitig und nicht sorgfältig genug vorgenommen und überwacht worden.

### b) Physiotherapie

Ebenso wichtig wie die Lagerung ist das regelmäßige Bewegen der Gelenke. Hier geben schon der Beginn und die Häufigkeit der krankengymnastischen Behandlungen einen gewissen Wertmaßstab. In der *Literatur* wird empfohlen, dem Allgemeinzustand entsprechend schon am ersten

Tag nach dem Auftreten der Qu. L. vorsichtig mit den dehnenden passiven Übungen zu beginnen [32, 85, 87, 112, 139, 147, 198]. W. Ehalt und A. Titze (1957) warten dagegen zugunsten einer Ruhigstellung der Wirbelfraktur die ersten 10 bis 14 Tage bei Unfallverletzten ab. — Einige Therapeuten vertreten die Ansicht, den Qu. G. zwei- bis dreimal oder „mehrmals" täglich krankengymnastisch zu behandeln [47, 123, 186, 198, 237]. Anderen Autoren genügt es, wenn die Gelenke einmal täglich in vollem Bewegungsumfang durchbewegt werden. In der übrigen Zeit müsse eine sorgfältige Lagerung gewährleistet sein, die der vorherrschenden Kontrakturneigung entgegengerichtet sei [112, 147]. — Übereinstimmend wird von allen Autoren davor gewarnt, bei der Durchführung der Bewegungsübungen Gewalt anzuwenden, da sonst leicht Reizergüsse, Hämatome oder Frakturen entstehen [47, 85, 160, 186, 243]. Außerdem ist zu berücksichtigen, daß der Qu. G. wegen des Ausmaßes seiner Ausfälle auch beim passiven Bewegen erhöhte Kräfte verbraucht. Seine Freude, „mitzuarbeiten", ist zu wecken. Sie darf aber nicht zu einer Überforderung verleiten [183].

Unser *eigenes Beobachtungsgut* lieferte aus den Aufzeichnungen in den Krankenblättern und in den Fieberkurven sowie aus den ergänzenden Angaben der Qu. G. die folgenden Zahlen:

In den vier ersten Wochen nach Auftreten der Qu. L. wollen 41 von 100 Qu. G. nicht physiotherapeutisch behandelt worden sein; dagegen wurden

zur Zeit des Termins II 90 von 100 Qu. G.,
zur Zeit des Termins III 83 von 100 Qu. G.

mehr oder minder regelmäßig durchbewegt.

Von den 10 nicht oder nicht mehr behandelten Qu. G. befanden sich zur Zeit von Termin II 4 Fälle, von den 17 unbehandelten Qu. G. des nächsten Termins 14 Fälle in häuslicher Pflege. — Was die Häufigkeit angeht, sollen viele Qu. G. ($^{73}/_{100}$) täglich „durchbewegt oder massiert" worden sein. Von 19 Fällen fehlten entsprechende Angaben zum Termin II. Zur Zeit von Termin III lauteten die Zahlen ähnlich. — Im Verlauf dieser Beobachtungszeiten — durchschnittlich 15 Monate — kam es bei 3 von 100 Qu. G. während der Übungsbehandlung zu „Spontanfrakturen" des Oberschenkels infolge der bestehenden Osteoporose.

c) Andere konservativ-therapeutische Maßnahmen und operative Eingriffe

Wenn schwerere Gelenkkontrakturen bereits entstanden sind, werden außer der Lagerung und der krankengymnastischen Behandlung zusätzliche konservative Behandlungsmaßnahmen oder operative Eingriffe angewandt. Ihre Methodik und ihre Indikation darzustellen, gehört in den Verantwortungsbereich des Orthopäden oder des Unfallchirurgen [85, 87,

127, 128, 152a, 189, 204, 251, 253]. — In dieser Arbeit wird deshalb nur die Häufigkeit der Eingriffe angegeben, soweit sie aus *unseren Erhebungen* in den Beobachtungsabschnitten A und B hervorgeht:

| Behandlungen | Häufigkeit |
|---|---|
| Arthrodesen | 3 |
| Krallenzehenoperationen | 1 |
| Achillotenotomien | 2 |
| Redressements mit anschließender Gipsfixierung | 9 |
| Etappengipsverbände | 6 |
| Gipsschalen | 8 |
| Nagelextensionen | 2 |
| Schellenextensionen | 2 |
| Summe aller Maßnahmen | 33 |

Diese Behandlungsmaßnahmen wurden an 13 von 100 Qu. G. durchgeführt, davon boten 11 spastische Lähmungen und nur 2 schlaffe Qu. L. — 8 weitere Qu. G. mußten außerdem im Verlauf von durchschnittlich 15 Monaten wegen verschiedener entzündlicher Komplikationen von seiten der Gelenke und der Knochen — wie etwa wegen Empyemen und Osteomyelitiden — operiert werden. In einzelnen Fällen hatten die genannten Maßnahmen für den Betroffenen schwerwiegende Folgen. So entwickelten sich oft durch die zur Erhaltung der Korrektur meist notwendigen Gipsfixierungen neue große Druckgeschwüre. Diese traten vorzüglich an den Stellen auf, die durch die noch vorhandene Muskelspannung und Kapselschrumpfung dem stärksten Druck ausgesetzt waren. Eine langanhaltende Bettlägerigkeit und zusätzliche Harnwegskomplikationen schlossen sich an.

### Kasuistischer Beitrag

Die Schwierigkeiten bei der Behandlung von *Kontrakturen* sollen durch ein Beispiel, das wieder über den Termin III hinausführt, veranschaulicht werden.

H. W. (Fall 68):

Der damals 22jährige Installateur stürzte im Oktober 1957 von einer Felswand und zog sich eine Kompressionsfraktur des 5. und 6. Brustwirbelkörpers und eine totale Qu. L. in Höhe von $D_6$ zu. Nach drei Tagen entstanden die ersten großen Druckgeschwüre über dem Kreuzbein und den Fersen, später über den Sitzbeinen und den Kniescheiben. Sieben Monate nach dem Unfall wurden im Krankenblatt erstmals Kontrakturen der Hüften, nach 14 Monaten solche der Knie und der Zehen beschrieben. Infolge der Kontrakturen war der passive Bewegungsumfang dieser Gelenke um mehr als die Hälfte eingeschränkt. Nach weiteren sechs Monaten kam es im Anschluß an einen rechtsseitigen Leistenabszeß zu einer Verkalkung der paraartikulären Hüftmuskulatur. Dadurch brach ein vom 4. bis zum 16. Monat nach dem Unfall mit Gipsschalen betriebenes Steh- und Gehtraining zusammen. — Im weiteren Verlauf wurden eine mäßige Paraspastik der Beine, eine Versteifung der rechten Hüfte bei 180⁰ und eine Restbeweglichkeit der linken Hüfte von 180⁰ bis 130⁰ im Krankenblatt verzeichnet. An den Kniegelenken bestanden schwerste Beugekontrakturen. Diese Befunde machten dem Patienten das Stehen und das Sitzen unmöglich. Er konnte sich auch nicht alleine anziehen. Bei anhaltender Bettlägerigkeit blieben die großen Druckgeschwüre offen. Nach fast dreijähriger Krankheitsdauer schien es aus dieser verzweifelten Lage nur den — selten empfohlenen — Ausweg zu geben, beide Beine zu amputieren [22, 130]. Anschließend wurde eine beidseitige Osteotomie der Oberschenkelstümpfe durchgeführt, um wenigstens das Sitzen zu ermöglichen. — Unsere Nachfrage im Oktober 1961 ergab, daß der Qu. G. sich alleine anziehen könne und ohne Hilfe vom Bett in den Rollstuhl gelange. Beim Sitzen habe er noch Schwierigkeiten, das Gleichgewicht zu halten. Es bestünden immer noch Druckgeschwüre. Wegen einer Harnröhrenfistel trage er einen Dauerkatheter. Bei einer derart ungünstigen medizinischen Entwicklung fehlten die wesentlichen Voraussetzungen für eine berufliche Wiedereingliederung. — Im Verlauf des nächsten Jahres verschlimmerten sich die Komplikationen, zumal die der Harnwege, weiterhin. Am 20. Januar 1963 verstarb H. W. im urämischen Koma.

## Besprechung der Ergebnisse

Die Entwicklung schwerer Gelenkkontrakturen bei spastisch Gelähmten möglichst zu vermeiden und die Entstehung von Kontrakturen aller Schweregrade bei schlaff Gelähmten zu verhindern, ist nur in bescheidenem Umfang bei unseren Qu. G. gelungen, wie die eigenen *Ergebnisse* belegen. So waren etwa bei 42 % der gemessenen Gelenke von schlaff Gelähmten sogar Bewegungseinschränkungen um mehr als ein Drittel des Bewegungsumfangs (Termin II, s. S. 90 unten) und bei nicht weniger als der Hälfte aller Qu. G. mehr oder minder erhebliche Spitzfüße festzustellen (Termin III, s. S. 88). Vor allem überraschte das gleich häufige Vorkommen von Kontrakturen bei schlaffen wie bei spastischen Qu. L. Allerdings muß dieses Ergebnis dahingehend ergänzt werden, daß die ganz hochgradigen Bewegungseinschränkungen häufiger bei spastisch Gelähmten auftraten.

Wenn die Kontrakturen bei schlaffen Qu. L. auch nicht eine gleich große Gefahr für das Leben des Qu. G. bedeuten wie die schweren Infektionen der Harnwege, die erhebliche Spastik mit Kontrakturen und wie die septischen Druckgeschwüre, so sind die *Folgen* ausgeprägter Kontrakturen doch nicht gering zu veranschlagen, wie unsere Beobachtungen erneut belegen. Da die Auswirkungen von Kontrakturen bei spastisch Gelähmten bereits berücksichtigt wurden (s. S. 85), seien hier vor allem die Behinderungen durch Kontrakturen bei *schlaffen Qu. L.* dargestellt. Sie gelten sinngemäß aber auch für Kontrakturen infolge einer Spastik. — So verhindern erhebliche Beugekontrakturen der Hüften und Knie sowie hochgradige Spitzfüße das Stehen und das Gehen. Weitgehende Kontrakturen aller Beingelenke in Streckstellung erschweren oder verbieten das aufrechte Sitzen im Rollstuhl, das selbständige Anziehen und eigenhändige Katheterisieren. Weiterhin gelangen die sitzenden Qu. G. nicht nahe genug an die Tischplatte. Das gestreckt versteifte Knie vermindert die Rollstuhlbeweglichkeit, da der Qu. G. das ausladende Bein immer vor sich herführen muß. Das Verharren in ein und derselben Stellung bewirkt eine Zunahme der schon bestehenden Kontrakturen und schließlich eine völlige Gelenkversteifung. Qu. G. in einem so beklagenswerten Zustand sind zur dauernden Bettlägerigkeit verurteilt und benötigen sehr viel mehr Pflege, die wiederum durch ihre Kontrakturen erschwert wird.

Verschiedene *Ursachen* erklären die ungünstigen Ergebnisse in unserem Beobachtungsgut. Bei einem Viertel der Qu. G. mag die mittelschwere bis schwerste Spastik, bei einem Drittel der Fälle die mehr oder minder erzwungene Ruhigstellung der Gelenke durch Gipsverbände zur „Prophylaxe und Behandlung" von Druckgeschwüren sowie zur Behandlung von Gelenkinfektionen die Kontrakturbildung gefördert haben. — Bei diesen und bei weiteren Fällen führte aber ohne Zweifel die lange Dauer der Bettlägerigkeit, die durch die vorhandenen Druckgeschwüre oder die Komplikationen von seiten der Harnwege bedingt war, zu einer mangelnden Bewegung der Gelenke. In diesem Zusammenhang wird wieder deutlich, wie die einzelnen Komplikationen voneinander abhängen und miteinander verflochten sind. Trotzdem ist uns die Aufgabe gestellt, auch durch eine prophylaktische Gelenkpflege den „Teufelskreis" zu durchbrechen. — Von ursächlicher Bedeutung war weiterhin, daß die krankengymnastische Behandlung offenbar nicht ausgereicht hatte. Zwar wurden nur einigen wenigen Patienten nie oder ganz vorübergehend passive Bewegungsübungen verordnet. Sie fehlten aber bei nicht weniger als 41 Qu. G. in den vier ersten Wochen nach Eintritt der Qu. L. Darüber hinaus scheint das einmalige tägliche Bewegen der Gelenke nicht immer zu genügen. — Eine Hauptursache für die häufige Entstehung der Kontrakturen dürfte aber in der unzweckmäßigen Lagerung der Qu. G. durch das Pflegepersonal zu sehen sein. Diese unsachgemäße Behandlung ist für die Gelenke mindestens ebenso schädlich wie unzureichendes Durchbewegen. Leider verhinderte bisher der Mangel an Pflegepersonal auch eine entscheidende Verbesserung der Gelenkpflege.

Nur dann, wenn bestimmte *Folgerungen* beachtet worden sind, vermehrt sich die Aussicht, die Kontrakturen zu vermeiden. In den Krankenhäusern, die heute noch Qu. G. zur Frühbehandlung aufnehmen müssen, sollten die Krankengymnastinnen in genügender Zahl vorhanden sein (W. Tönnis 1962), damit sobald wie möglich mit einer ausreichenden Physiotherapie begonnen werden kann. Tunlichst sind die Befunde vom Arzt durch häufigere Gelenkmessungen zu kontrollieren. Vor allem aber bedarf der Qu. G. einer aufmerksameren Lagerung, als sie mit den hierfür zur Verfügung stehenden Kräften bisher durchgeführt wurde. Wieder wird die Dringlichkeit der Forderung nach einem entsprechend ausgebildeten Hilfspersonal (s. S. 31) deutlich.

# II. Das Trainingsniveau des Querschnittsgelähmten

## Vorbemerkungen und Literatur

Unter dem Begriff *„Trainingsniveau"* wird die Gesamtheit der körperlichen Leistungsfähigkeit des Qu. G. zu einem bestimmten Zeitpunkt oder während einer kürzeren umrissenen Beobachtungsstrecke verstanden. Das Trainingsniveau setzt sich aus unterschiedlichen Einzelleistungen zusammen: etwa aus den Fähigkeiten, sich aufzusetzen, sich anzuziehen, im Rollstuhl zu fahren, zu stehen und zu gehen. Diese Fähigkeiten hat der Qu. G. je nach der Höhe und dem Ausmaß seiner Lähmung behalten oder mehr oder weniger verloren. Da er die eingebüßten Leistungsmöglichkeiten nur zu einem kleineren Teil aus eigenem Antrieb und Vermögen wieder erwerben kann, ist er auf entsprechende Hilfsmittel und auf eine gestufte aktive Übungsbehandlung unter sachgerechter Anleitung angewiesen.

Nach den Angaben der Literatur liegt das *Ziel dieser Übungsbehandlung* darin, einen Ausgleich für die bleibenden Lähmungen zu erlangen [26, 70, 71, 78 a, 85, 86, 98, 112, 160, 164, 166, 186, 187 a]. So soll der Qu. G. durch ein geeignetes Kompensationstraining der erhaltenen Muskeln eine möglichst große Selbständigkeit gewinnen und sein Wille zur Selbsthilfe gefördert werden. Meinungsverschiedenheiten bestehen darüber, ob die Übungsbehandlung möglichst oft bis zum Gehen vorzutreiben ist oder ob gemeinhin ein „Leben aus dem Rollstuhl" ausreicht [24, 26, 28, 53, 70, 71, 84, 85, 88, 112, 119, 124, 157, 158, 160, 164, 166, 186, 198, 203, 231, 240, 248].

Um ein solches Kompensationstraining planmäßig durchzuführen, sind aus organisatorischen und psychologischen Gründen *Übungsprogramme* entwickelt worden [52, 98, 112, 160, 164, 166, 185, 195]. Sie weichen nach der Anzahl und dem Umfang der einzelnen Übungsstufen etwas voneinander ab. Der Sache nach bestehen aber keine wesentlichen Unterschiede. So herrscht auch darüber Einigkeit, das Behandlungsschema nicht starr anzuwenden. Stets muß es sich dem jeweiligen Befund, dem Lebensalter und der Persönlichkeitsstruktur des Qu. G. anpassen. Die Übungsbehandlung soll abwechslungsreich und lustbetont ablaufen. Dabei wird dem Qu. G. immer wieder ein weiteres „greifbares" Ziel angegeben. Die erreichte Einzelleistung ist schriftlich aufzuzeichnen [164, 166]. Hierzu sind sehr nützliche Erhebungsbögen in Gebrauch, wie etwa der des Rehabilitationszentrums Tobelbad bei Graz (G. NEUBAUER) und der des Berufsausbildungsheims Johannes-Straubinger-Haus, Wildbad im Schwarzwald.

Die Frage nach dem *Beginn der aktiven Übungsbehandlung* nichtgelähmter Muskeln wird ähnlich beantwortet wie die nach dem Einsetzen passiver Bewegungsübungen. Einige Autoren veranlassen die Krankengymnastin, schon wenige Tage nach der Erstversorgung den Schultergürtel zu trainieren, sofern der Allgemeinzustand dies erlaubt [24, 47, 98, 112]. Andere wünschen, daß hiermit erst in der zweiten Woche nach dem Unfall begonnen wird [160, 193].

Die *zeitliche Dauer* der aktiven Übungsbehandlung hängt zunächst davon ab, welcher Rehabilitationsplan entworfen wurde. So wird die durchschnittliche Behandlungszeit infolge einer drei bis vier Monate beanspruchenden Gehschulung länger dauern, als wenn man sich auf das Rollstuhltraining beschränkt [24, 198]. Die volle Rehabilitationsdauer ist dann vor allem von den verschiedenen Querschnittshöhen abhängig. Der üblichen Dreiteilung in obere und untere thorakale sowie lumbale Qu. L. entsprechend, sind unterschiedlich lange Zeitstrecken zu erwarten, die in etwa mit den oben angegebenen optimalen Rehabilitationszeiten übereinstimmen (s. S. 4 und 5).

Die *Aussichten des Querschnittsgelähmten,* das bestmögliche Trainingsniveau zu erreichen, hängen von verschiedenen Bedingungen ab. Die Schwere des Rückenmarks- oder Kaudaschadens, der Zeitfaktor, das Lebensalter, das Geschlecht und der Charakter des Qu. G. sowie das Ausmaß der inzwischen erworbenen Sekundärschäden wirken sich hemmend oder fördernd aus. So ist etwa die Leistungshöhe im allgemeinen um so größer, je tiefer die Qu. L. liegt und je unvollständiger sie ausgebildet ist, da dann weniger Muskeln ausgefallen sind und geringere Sensibilitätsstörungen bestehen. Diese nicht so schwer Gelähmten werden unter geringeren Mühen früher und ausgiebiger aktiv bewegt, so daß sie schon deswegen manchen Komplikationen entgehen [46, 85, 186]. Eine Ausnahme von dieser Regel stellen manchmal die totalen Konus-Kauda-Schäden dar. Bei ihnen finden sich neben den schlaff-atrophischen Lähmungen anfangs oft besonders schwere trophische Störungen (s. S. 25) und eine atone Blasenlähmung, die selten zu einem guten Blasenautomatismus führt (s. S. 42).

An *Vergleichszahlen* für die Trainingsstufen „Selbständige Versorgung" oder „Regelmäßige Rollstuhlbenutzung" seien genannt:

D. Munro (1954): Nach einer Umfrage bei 210 entlassenen Qu. G. mit unterschiedlicher Lähmungsdauer, von denen 86 Fälle (40,9 %) total gelähmt waren, gaben die Qu. G. in 81,5 % der Fälle ($^{171}/_{210}$) an, „sich völlig selbständig zu versorgen". Nur in 5 % der Fälle waren sie nach ihrer eigenen Einschätzung ganz unselbständig.

D. Munro (1950): 80 von 90 kriegsverletzten Qu. G. mit *totalen* Lähmungen, also 88,9 %, benutzten bei der Krankenhausentlassung ihre Rollstühle regelmäßig. Die 10 übrigen Qu. G. blieben oder wurden wieder bettlägerig.

Weitere Entlassungsbefunde zur Trainingsstufe „Gehen" teilten für *total* Querschnittsgelähmte mit:

W. G. Kuhn (1947): Von 48 total Gelähmten waren 32 Fälle, das sind 66,7 %, mit Hilfsmitteln gehfähig.

D. Munro (1950): 61 von 94 total Gelähmten, also 64,9 %, gingen mit Hilfsmitteln. Da es sich um Kriegsverletzte handelte, wird mit einer Lähmungsdauer von drei bis fünf Jahren zu rechnen sein.

K. Boshamer (1960): Von 44 total Gelähmten zeigten 23 Qu. G. gute, 16 Qu. G. mäßige Gehleistungen nach unterschiedlich langer Lähmungsdauer und Krankenhausbehandlung. Dieses bemerkenswerte Ergebnis von 88,6 % gehfähigen Qu. G. dürfte Ausdruck dafür sein, daß in dieser ehemaligen Sonderstation großer Wert auf das Gehen gelegt wurde. Aufgrund der dort gewonnenen Erfahrungen hat der Gehlehrer H. Schädlich (1957) eine Anleitung für die Gehschulung herausgegeben.

## Eigene Daten

### Die erreichten Trainingsstufen

Wegen der nur kleinen Zahl von 6 zervikalen Qu. L. *(Tetraplegie)* erscheint es uns nicht sinnvoll, die erreichten Hand- und Fingerfertigkeiten dieser Qu. G. im einzelnen zu beschreiben. Außerdem wiesen diese 6 Qu. G. zumindest an den Unterarmen, Händen und Fingern vorwiegend unvollständige Lähmungen auf, so daß ihre Bewegungsreste am Termin III so weit wie eben möglich genutzt wurden.

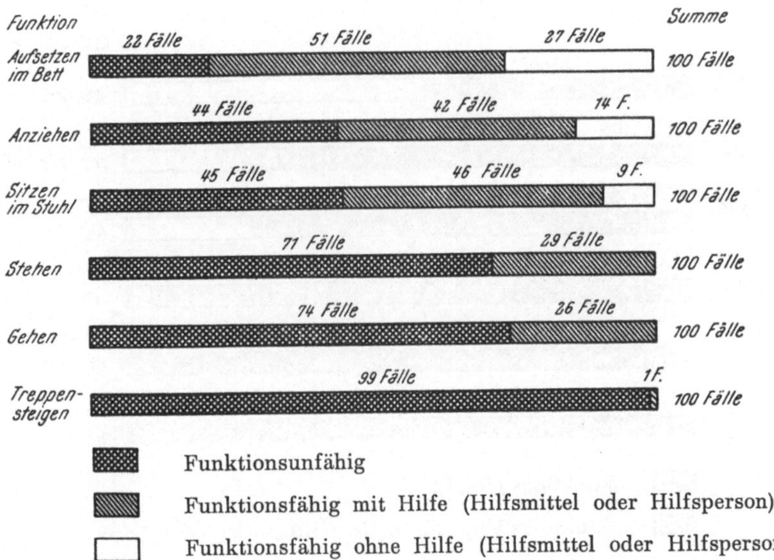


Abb. 17. Trainingsstand bei 100 Querschnittsgelähmten zur Zeit des Termins II

Die bei allen 100 Qu. G. trotz der *Paraplegie* erreichten Funktionen werden nun zunächst für den *Termin II* nach Ablauf des Beobachtungsabschnittes A dargestellt (Abb. 17). An diesem optimalen Entlassungstermin aus der Rehabilitationsbehandlung, an dem die Befunde erstmals unter der Berücksichtigung vergleichbarer Zeitstrecken betrachtet werden können, waren von 100 Qu. G. noch 22 Fälle völlig unfähig, im Bett aufzusitzen. In fast der Hälfte der Fälle hatten die Qu. G. sich bis zu diesem

Zeitpunkt niemals angezogen, das Bett verlassen oder auf einem Krankenstuhl gesessen. In mehr als zwei Dritteln der Fälle war mit einer Steh- oder Gehschulung noch nicht begonnen worden. 99 Qu. G., darunter also auch die lumbal und inkomplett Gelähmten, vermochten Treppenstufen nicht zu überwinden. — Diesen verhältnismäßig großen Zahlen der Qu. G. mit einem unzureichenden Trainingsniveau entsprachen die kleinen Prozentsätze Querschnittsgelähmter, die sich ohne jedes Hilfsmittel oder ohne Unterstützung einer Hilfsperson im Bett aufrichteten ($^{27}$/100), sich anzogen ($^{14}$/100) oder die selbständig vom Bett auf den Stuhl gelangten ($^9$/100).

Wenn die Qu. G. in einem guten Viertel der Fälle mit Hilfsmitteln standen und gingen, so ist hierzu einschränkend zu bemerken, daß wir die Begriffe „Stehen" und „Gehen" weit gefaßt haben. Jene Qu. G. wurden nämlich mitgezählt, die gerade eine Gehschule angefangen hatten oder erst behelfsmäßig mit Gipsschalen ausgerüstet waren. Bei 6 von 26 Qu. G. brach das Gehvermögen schon im nächsten Beobachtungsabschnitt B wieder zusammen.

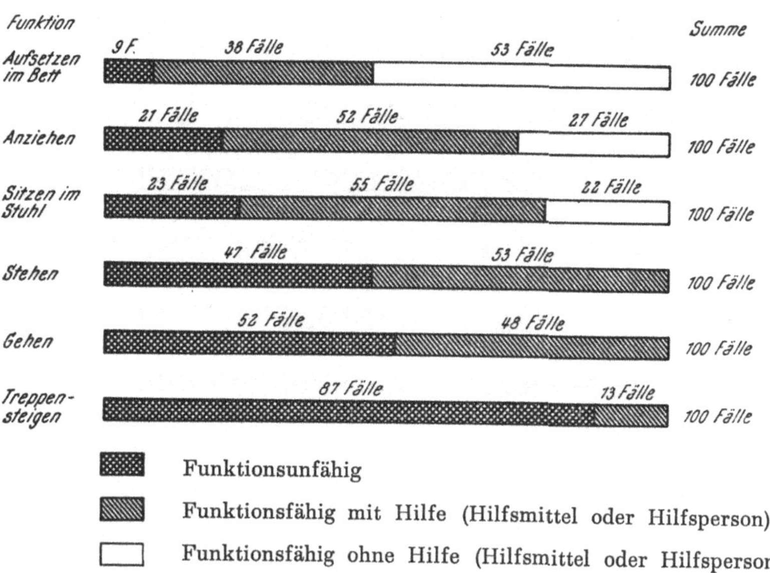



Abb. 18. Trainingsstand bei 100 Querschnittsgelähmten zur Zeit des Termins III

Nach Ablauf der doppelten Zeitstrecken, also am *Termin III* (Abb. 18), war in allen Funktionen eine deutliche Besserung nachweisbar. Trotzdem vermochten die Qu. G. auch jetzt erst in etwa der Hälfte der Fälle sich ohne Hilfsmittel im Bett aufzusetzen sowie mit Hilfsmitteln — oft mehr oder weniger unzulänglich — zu stehen und zu gehen. Nicht mehr als 27 Qu. G. zogen sich selbständig an. Nur 1 Qu. G. von 30 aus dem Krankenhaus entlassenen Fällen steuerte selber einen eigenen Kleinwagen. Mit 23 Qu. G. war die Zahl der bis zu diesem Zeitpunkt dauernd bettlägerigen Patienten, die so gut wie nie in einem Stuhl gesessen hatten, doch noch sehr groß.

Unsere Ergebnisse lassen sich am ehesten für die Trainingsstufe „Gehen" an den bereits aufgeführten *Vergleichszahlen* (s. S. 96) messen, wenn auch unsere Fälle am Termin III noch zu 70 % im Krankenhaus behandelt wurden, während die Qu. G. der Vergleichsreihen vor der Entlassung standen. Von unseren 68 total und subtotal Gelähmten gingen am Termin III 12 Qu. G., das sind 36,8 % der Fälle (Tab. 30). Die Gehquoten der total Gelähmten in den Vergleichsreihen liegen aber zwischen 64,9 bis 88,6 %. Die Unterschiede sind rechnerisch signifikant.

Zu der Trainingsstufe „Gehen" sei noch ein *Nachtrag* über den Termin III hinaus angefügt. In den beiden Beobachtungsabschnitten A und B waren insgesamt 50 Qu. G. *endgültig* mit Hilfsmitteln versorgt und gehfähig geworden. Von ihnen gingen am *Termin 1961* — nach einer weiteren Beobachtungszeit von mindestens einem Jahr seit dem Termin III, durchschnittlich aber vier Jahre und drei Monate später — noch 40,0 % der Fälle ($^{20}/_{50}$).

*Vergleichen* wir diesen „Dauererfolg" bei unserem unausgelesenen Beobachtungsgut mit dem von D. BRUNS (1961) mitgeteilten Nachuntersuchungsergebnis, so zeigt sich, daß die Erfolgsquote deutlich höher sein kann, wenn die Qu. G. in derselben Spezialabteilung trainiert werden. Nach Ablauf von mindestens einem Jahr seit der Krankenhausentlassung gingen von den 75 Qu. G. dieses Autors, die mit verschiedenen Apparaten oder lediglich mit Stockstützen ausgerüstet waren, 74,7 % der Fälle ($^{56}/_{75}$) weiterhin. Der Unterschied ist rechnerisch signifikant.

*Zur zeitlichen Entwicklung.* Über den Beginn von Trainingsmaßnahmen bei unseren 100 Qu. G. wollen wir nur am Beispiel der Gehübungen etwas aussagen. Dabei wird der von uns ermittelte Übungsbeginn den Standardzeiten von L. GUTTMANN gegenübergestellt, die wir aus der Arbeit von E. KREUSCH, K. L. LEMBERG und F. VOLKMANN (1957) entnehmen.

| Querschnittshöhe | Beginn der Gehübungen | |
| --- | --- | --- |
| | Optimalzeiten nach L. Guttmann | Entsprechende Häufigkeiten aus dem eigenen Beobachtungsgut |
| C₄—C₈ | 4 Monate ⎫ nach | keiner von 6 Qu. G. |
| D₁—D₅ | 3 Monate ⎬ Eintritt | keiner von 16 Qu. G. |
| D₆—D₁₂ | 2½ Monate ⎭ der Qu. L. | 2 von 47 Qu. G. |
| L₁—L₄ | 2 Monate | 1 von 31 Qu. G. |

Die Aufstellung zeigt, daß bei uns nur vereinzelte Fälle innerhalb der Optimalzeiten oder in den folgenden vier Wochen mit der Gehschulung anfingen. Bei allen übrigen Qu. G. traten zum Teil erhebliche Verzögerungen ein. So setzten bei allen unseren Qu. G. mit oberen thorakalen Rückenmarksschäden die Gehübungen erst nach sechs Monaten, bei denen mit zervikalen Läsionen erst nach neun Monaten ein.

*Zur Querschnittshöhe (Tab. 23, 24, 25, 26).* Die infolge der verschiedenen Querschnittshöhen zu erwartenden Leistungsunterschiede in den vier üblichen Gruppen sollten in unserer Arbeit dadurch ausgeglichen werden, daß wir entsprechend den erschwerten Bedingungen bei hochsitzenden Rückenmarksschäden angemessen verlängerte Beobachtungszeiten (s. S. 5) wählten. Tatsächlich traten keine rechnerisch signifikanten Unterschiede auf, wenn die vier nach der Querschnittshöhe gebildeten Gruppen in der jeweiligen Trainingsstufe miteinander verglichen wurden.

**Tabelle 23.** *Fähigkeit, sich im Bett aufzusetzen, bei 100 Querschnittsgelähmten zur Zeit der Termine II und III (nach Querschnittshöhe geordnet)*

| Aufsetzen im Bett | Termin II | | | | | Termin III | | | | |
|---|---|---|---|---|---|---|---|---|---|---|
| | $C_4$—$C_8$ | $D_1$—$D_5$ | $D_6$—$D_{12}$ | $L_1$—$L_4$ | Summe II | $C_4$—$C_8$ | $D_1$—$D_5$ | $D_6$—$D_{12}$ | $L_1$—$L_4$ | Summe III |
| Unfähig ......... | 1 | 1 | 12 | 8 | 22 | — | 1 | 6 | 2 | 9 |
| Fähig mit Hilfe*.. | 4 | 9 | 24 | 14 | 51 | 2 | 3 | 18 | 15 | 38 |
| Fähig ohne Hilfe*. | 1 | 6 | 11 | 9 | 27 | 4 | 12 | 23 | 14 | 53 |
| Summe.......... | 6 | 16 | 47 | 31 | 100 | 6 | 16 | 47 | 31 | 100 |

* Hilfe = Hilfsmittel oder Hilfsperson.

**Tabelle 24.** *Fähigkeit, sich anzuziehen, bei 100 Querschnittsgelähmten zur Zeit der Termine II und III (nach Querschnittshöhe geordnet)*

| Anziehen | Termin II | | | | | Termin III | | | | |
|---|---|---|---|---|---|---|---|---|---|---|
| | $C_4$—$C_8$ | $D_1$—$D_5$ | $D_6$—$D_{12}$ | $L_1$—$L_4$ | Summe II | $C_4$—$C_8$ | $D_1$—$D_5$ | $D_6$—$D_{12}$ | $L_1$—$L_4$ | Summe III |
| Unfähig ......... | 1 | 4 | 24 | 15 | 44 | — | — | 16 | 5 | 21 |
| Fähig mit Unterstützung.. | 5 | 10 | 15 | 12 | 42 | 6 | 7 | 19 | 20 | 52 |
| Fähig ohne Unterstützung.. | — | 2 | 8 | 4 | 14 | — | 9 | 12 | 6 | 27 |
| Summe.......... | 6 | 16 | 47 | 31 | 100 | 6 | 16 | 47 | 31 | 100 |

Tabelle 25. *Fähigkeit, im Stuhl zu sitzen und in den Stuhl zu gelangen, bei 100 Querschnittsgelähmten zur Zeit der Termine II und III (nach Querschnittshöhe geordnet)*

| Sitzen im Stuhl | Termin II | | | | | Termin III | | | | |
|---|---|---|---|---|---|---|---|---|---|---|
| | $C_4$—$C_8$ | $D_1$—$D_5$ | $D_6$—$D_{12}$ | $L_1$—$L_4$ | Summe II | $C_4$—$C_8$ | $D_1$—$D_5$ | $D_6$—$D_{12}$ | $L_1$—$L_4$ | Summe III |
| Unfähig ......... | 1 | 4 | 25 | 15 | 45 | — | 1 | 17 | 5 | 23 |
| Fähig mit Hilfsperson .... | 5 | 11 | 19 | 11 | 46 | 5 | 9 | 22 | 19 | 55 |
| Fähig ohne Hilfsperson* ... | — | 1 | 3 | 5 | 9 | 1 | 6 | 8 | 7 | 22 |
| Summe.......... | 6 | 16 | 47 | 31 | 100 | 6 | 16 | 47 | 31 | 100 |

* Selbständig.

Tabelle 26. *Gehfähigkeit bei 100 Querschnittsgelähmten zur Zeit der Termine II und III (nach Querschnittshöhe geordnet)*

| Gehen | Termin II | | | | | Termin III | | | | |
|---|---|---|---|---|---|---|---|---|---|---|
| | $C_4$—$C_8$ | $D_1$—$D_5$ | $D_6$—$D_{12}$ | $L_1$—$L_4$ | Summe II | $C_4$—$C_8$ | $D_1$—$D_5$ | $D_6$—$D_{12}$ | $L_1$—$L_4$ | Summe III |
| Unfähig ......... | 3 | 11 | 36 | 24 | 74 | 2 | 7 | 29 | 14 | 52 |
| Fähig mit Hilfe*.. | 3 | 5 | 11 | 7 | 26 | 4 | 9 | 18 | 17 | 48 |
| Summe.......... | 6 | 16 | 47 | 31 | 100 | 6 | 16 | 47 | 31 | 100 |

* Hilfe = Hilfsmittel oder Hilfsperson.

Die 6 Qu. G. mit Halsmarkschäden waren allerdings allesamt unfähig, sich ohne Unterstützung einer Hilfsperson anzuziehen (Tab. 24). Das Fehlen von signifikanten Leistungsunterschieden an den beiden Terminen belegt, daß es sinnvoll war, die Länge unserer Beobachtungsabschnitte nach den bekannten Rehabilitationszeiten zu bemessen (s. S. 5). Unter dieser Bedingung und wenn schwer gelähmte Tetraplegiker ausgeklammert werden, ist es wohl erlaubt, die Trainigsstufen von Qu. G. mit verschieden hohen Rückenmarksschäden miteinander zu vergleichen. Unser Nachweis erstreckt sich aber nur auf die beiden ersten Beobachtungsabschnitte nach Eintritt der Qu. L.

*Zur Querschnittsausdehnung (Tab. 27, 28, 29, 30).* Werden die erreichten Trainingsstufen der total, subtotal und inkomplett Gelähmten miteinander verglichen, so erscheinen folgende Ergebnisse bemerkenswert. Gegenüber den schwerer Gelähmten erzielten die inkomplett Gelähmten rechnerisch signifikant öfter ein höheres Trainingsniveau in den folgenden Funktionen:

| Funktion | total und subtotal Gelähmte | inkomplett Gelähmte | Termin |
|---|---|---|---|
| Sich anziehen konnten..... | 45,6 % der Fälle | 78,1 % der Fälle | II |
| Gehen konnten............ | 36,8 % der Fälle | 70,9 % der Fälle | III |
| Gehen (Dauererfolg) konnten | 20,7 % der Fälle | 56,0 % der Fälle | 1961 |

Desgleichen erreichten die inkomplett Gelähmten auffallend — wenn auch nicht signifikant — häufiger ein höheres Trainingsniveau in den folgenden Funktionen:

| Funktion | total und subtotal Gelähmte | inkomplett Gelähmte | Termin |
|---|---|---|---|
| Sich aufsetzen konnten .... | 86,8 % der Fälle | 100 % der Fälle | III |
| Selbständig umsteigen in den Rollstuhl konnten ....... | 14,7 % der Fälle | 37,5 % der Fälle | III |
| Gehen konnten ........... | 17,7 % der Fälle | 43,8 % der Fälle | II |

Tabelle 27. *Fähigkeit, sich im Bett aufzusetzen, bei 100 Querschnittsgelähmten zur Zeit der Termine II und III (nach Querschnittsausdehnung geordnet)*

| Aufsetzen im Bett | Termin II | | | | Termin III | | | |
|---|---|---|---|---|---|---|---|---|
| | total | subtotal | inkomplett | Summe II | total | subtotal | inkomplett | Summe III |
| Unfähig ............. | 13 | 3 | 6 | 22 | 7 | 2 | — | 9 |
| Fähig mit Hilfe*..... | 22 | 14 | 15 | 51 | 20 | 8 | 10 | 38 |
| Fähig ohne Hilfe*.... | 11 | 5 | 11 | 27 | 19 | 12 | 22 | 53 |
| Summe............. | 46 | 22 | 32 | 100 | 46 | 22 | 32 | 100 |

* Hilfe = Hilfsmittel oder Hilfsperson.

**Tabelle 28.** *Fähigkeit, sich anzuziehen, bei 100 Querschnittsgelähmten zur Zeit der Termine II und III (nach Querschnittsausdehnung geordnet)*

| Anziehen | Termin II | | | | Termin III | | | |
|---|---|---|---|---|---|---|---|---|
| | total | subtotal | inkomplett | Summe II | total | subtotal | inkomplett | Summe III |
| Unfähig ............ | 24 | 13 | 7 | 44 | 11 | 6 | 4 | 21 |
| Fähig mit Unterstützung..... | 15 | 7 | 20 | 42 | 21 | 11 | 20 | 52 |
| Fähig ohne Unterstützung..... | 7 | 2 | 5 | 14 | 14 | 5 | 8 | 27 |
| Summe............. | 46 | 22 | 32 | 100 | 46 | 22 | 32 | 100 |

**Tabelle 29.** *Fähigkeit, im Stuhl zu sitzen und in den Stuhl zu gelangen, bei 100 Querschnittsgelähmten zur Zeit der Termine II und III (nach Querschnittsausdehnung geordnet)*

| Sitzen im Stuhl | Termin II | | | | Termin III | | | |
|---|---|---|---|---|---|---|---|---|
| | total | subtotal | inkomplett | Summe II | total | subtotal | inkomplett | Summe III |
| Unfähig ............ | 24 | 13 | 8 | 45 | 12 | 6 | 5 | 23 |
| Fähig mit Hilfsperson ....... | 19 | 8 | 19 | 46 | 27 | 13 | 15 | 55 |
| Fähig ohne Hilfsperson* ...... | 3 | 1 | 5 | 9 | 7 | 3 | 12 | 22 |
| Summe............. | 46 | 22 | 32 | 100 | 46 | 22 | 32 | 100 |

* Selbständig.

**Tabelle 30.** *Gehfähigkeit bei 100 Querschnittsgelähmten zur Zeit der Termine II und III (nach Querschnittsausdehnung geordnet)*

| Gehen | Termin II | | | | Termin III | | | |
|---|---|---|---|---|---|---|---|---|
| | total | subtotal | inkomplett | Summe II | total | subtotal | inkomplett | Summe III |
| Unfähig ............ | 37 | 19 | 18 | 74 | 30 | 13 | 9 | 52 |
| Fähig mit Hilfe*..... | 9 | 3 | 14 | 26 | 16 | 9 | 23 | 48 |
| Summe............. | 46 | 22 | 32 | 100 | 46 | 22 | 32 | 100 |

* Hilfe = Hilfsmittel oder Hilfsperson.

## Besprechung der Ergebnisse

Unsere *Ergebnisse* (Abb. 17, s. S. 97; Abb. 18, s. S. 98) sowie die durchgeführten Vergleiche der erreichten Trainingsstufen unserer Fälle mit den Ergebnissen anderer Autoren (s. S. 96) belegten das häufig unzureichende Trainingsniveau unserer Qu. G. — Die im Vergleich zu Termin II verbesserten Ergebnisse am Termin III sprachen für den schleppenden Verlauf der medizinischen Rehabilitation in vielen Fällen. Der hierdurch erwachsene Trainingsrückstand wurde auch bis zum Termin III längst nicht immer aufgeholt.

Die *Folgen* des vielfach unzulänglichen Trainingsniveaus wirkten sich besonders nachteilig bei den nach Hause entlassenen Qu. G. aus. Hierzu gehörten am Termin II allerdings erst 16 Fälle und am Termin III lediglich 30 Qu. G. Sie hatten selten die bestmögliche Beweglichkeit und Selbständigkeit erreicht, so daß das häusliche Leben nur unter einem großen pflegerischen Aufwand möglich war. Die hieraus entstehende zwangsläufige Abhängigkeit führte manchmal zu einer Hilflosigkeit, so daß der Qu. G. eine nicht gerechtfertigte ständige Bedienung erwartete. Solche Qu. G. vermochten sich nicht ohne fremde Hilfe zu waschen, an- und auszuziehen und selbständig eine Toilette zu benutzen. Diese Mängel in der Selbstversorgung brachten zudem nicht zu unterschätzende psychische Belastungen für den Qu. G. selber, der verbittert resignierte, und für die Angehörigen, welche die ständige Pflege als eine zu starke Beanspruchung empfanden. Bei den Qu. G. in einem derartigen Trainingszustand war an eine Wiedereingliederung in den Arbeitsprozeß zweifellos nicht zu denken.

Als *Ursache* unserer Mißerfolge sind die folgenden Teilfaktoren anzusehen. In einem kleinen Teil der Fälle verhinderte die unveränderliche Gegebenheit einer schweren zervikalen Rückenmarksschädigung oder eine mangelnde Einsicht und nicht zu erreichende Mitarbeit des Qu. G. die sach- und zeitgerechte medizinische Rehabilitation. — Beeinflußbare Störfaktoren waren aber wesentlich häufiger und wurden bereits mehrfach zur Erklärung herangezogen. Unter ihnen lagen die verschiedenen „klassischen" Komplikationen der Qu. L. ohne Zweifel an der Spitze. Diese zerstörten den Rehabilitationsplan oder unterbrachen den Rehabilitationsverlauf immer wieder empfindlich, so daß oft die notwendigen Voraussetzungen für ein gutes Trainingsniveau fehlten. In anderen Fällen hatte es offenbar an einer planmäßigen aktiven Übungsbehandlung gemangelt, wie die zu geringe „Athletisierung" des Schultergürtels und die allgemeine Unselbständigkeit vieler Qu. G. bewiesen. Hin und wieder dürften Unzulänglichkeiten in der psychologischen Führung des Qu. G. bestanden haben. Dann waren die Qu. G. nicht genügend zur Eigeninitiative und zur fortschreitenden Unabhängigkeit erzogen worden. Auch an dieser Stelle machte sich der Zeitmangel des Pflegepersonals ungünstig bemerkbar.

Schließlich traten zu den Zeitverlusten durch vermeidbare Komplikationen Verzögerungen durch überlange Wartezeiten auf eine angemessene Ausrüstung des Qu. G. hinzu.

Soll das Trainingsniveau des Qu. G. gehoben werden, so sind die bekannten *Forderungen* zu stellen:

1. die störenden Komplikationen durch eine sachgerechte Erstbehandlung zu vermeiden,

2. den Qu. G. von der zweiten Lähmungswoche an ganz auf die zukünftige Selbständigkeit hin vorzubereiten und entsprechend zu erziehen,

3. das Kompensationstraining der Schulter-Arm-Muskulatur zielstrebig in der zweiten Lähmungswoche zu beginnen und energisch zu betreiben, bis der Qu. G. genügend Sicherheit und Ausdauer erlangt hat,

4. den Stellenplan für Krankengymnastinnen und Sportlehrer so anzulegen, daß eine ausreichende Frühbehandlung und ein vollständiges Kompensationstraining gewährleistet sind,

5. die Krankenhausfürsorge derartig auszubauen, daß der Qu. G. ohne unnötige Wartezeiten mit allen für ihn notwendigen Hilfsmitteln rechtzeitig ausgerüstet wird.

# III. Die Krankenhausbehandlung des Querschnittsgelähmten

## 1. Die Dauer der Krankenhausbehandlung

### Vorbemerkungen und Literatur

An dieser Stelle sollte der Frage nachgegangen werden, wie sich in anderen Beobachtungsreihen die sogenannten „optimalen Behandlungszeiten" (s. S. 4 und 5) zur tatsächlichen Dauer der Krankenhausbehandlung verhalten. In der Literatur ist aber nur über die Länge dieser „Optimalzeiten" — mehr oder minder übereinstimmend — berichtet worden [26, 70, 73, 112, 127, 148, 160, 164, 211]. Einige Autoren haben wir bereits ausführlicher zitiert (s. S. 5). Dagegen fehlen Vergleichszahlen darüber, wie häufig es unumgänglich war, die „Optimalzeiten" zu überschreiten.

Auch die von D. Munro (1950) veröffentlichten Zahlen der von ihm in den Jahren 1946 bis 1948 betreuten Qu. G. sind für einen derartigen *Vergleich* nicht geeignet. Sie bezogen sich auf Verletzte des Zweiten Weltkrieges, die offenbar infolge der erschwerenden Kriegsverhältnisse nicht von Anfang an unter optimalen Behandlungsbedingungen standen. Immerhin waren von 124 *total* Gelähmten dieses Autors nur 31 Qu. G. — also 25,2 % der Fälle — nach zweijähriger Behandlung in seinem Rehabilitationszentrum noch nicht entlassungsfähig. Alle Fälle wiesen eine längere Lähmungsdauer auf als unsere Qu. G. am Termin II oder III.

## Eigene Daten

Von den 100 Qu. G. unseres Beobachtungsgutes befanden sich nach Ablauf der optimalen Behandlungszeiten, denen unser Beobachtungsabschnitt A entspricht, also am Termin II, nicht weniger als 84 Patienten in ununterbrochener Krankenhausbehandlung (Tab. 31). Auch nach Ablauf der doppelten Beobachtungszeit am Termin III — also nach durchschnittlich 15monatiger Lähmungsdauer — mußten immer noch 70 Qu. G. stationär behandelt werden. Bei 9 von ihnen war ein Entlassungsversuch über einen mehr oder minder ausgedehnten Zeitraum bereits gescheitert. — Der allgemeine Leistungsstand der 16 bis zum Termin II und der 30 bis zum Termin III entlassenen Qu. G. wird im sozialen Teil dieser Arbeit erörtert.

Tabelle 31. *Krankenhausbehandlung, häusliche Pflege oder Heimpflege bei 100 Querschnittsgelähmten zur Zeit der Termine II und III*

| Behandlung und Pflege | Anzahl der Fälle | |
|---|---|---|
| | Termin II | Termin III |
| Ununterbrochene Krankenhausbehandlung...... | 84 | 61 |
| Wiederaufnahme in Krankenhausbehandlung.... | — | 9 |
| Am Termin in Krankenhausbehandlung......... | 84 | 70 |
| Am Termin in Heimpflege .................... | 2 | 2 |
| Am Termin in häuslicher Pflege............... | 14 | 28 |
| Summe......................................... | 100 | 100 |

## Besprechung der Ergebnisse

Unser schlechtes Ergebnis wurde vor allem durch die zahlreichen schweren Komplikationen infolge unzureichender Frühbehandlung *verursacht*. Diese war wiederum dadurch bedingt, daß eine Verlegung auf eine Spezialstation unterblieb oder oft lange Wartezeiten bis zur Übernahme in eine Fachklinik (s. S. 110) verstrichen. Die verspätete Entlassung nicht weniger Qu. G. war weiter durch eine verzögerte Ausrüstung mit Hilfsmitteln hervorgerufen, über die auch andere Autoren geklagt haben [101, 102, 149 a, 208]. — Diesen *grundsätzlich* weitgehend beeinflußbaren Mängeln war wegen unserer damaligen ungünstigen Behandlungsmöglichkeiten für Qu. G. allerdings nur teilweise zu entrinnen. — Dagegen kam den anderen Faktoren, die häufig zu einer zwangsläufigen Überschreitung der Rehabilitationszeiten führen, im Hinblick auf unser Beobachtungsgut keine oder lediglich eine geringe Bedeutung zu. So fehlten infolge unserer Auswahl die Qu. G. in einem Alter von 55 Jahren und darüber. Auch

Qu. G. mit totalen zervikalen Lähmungen wurden wegen ihrer hohen Letalität bei uns vermißt. Die Zahl der Qu. G. jedoch, deren planmäßige Rehabilitation durch zwischenzeitliche Erkrankungen unabhängig von der Qu. L., durch ungünstige häusliche oder familiäre Verhältnisse sowie durch abnorme Charakterzüge des Qu. G. selber gestört oder unmöglich wurde, war verhältnismäßig klein.

Ohne Zweifel dürften die obengenannten Mängel bei Einzelfällen auch in den Kliniken mit einer hochentwickelten Querschnittsgelähmtenbehandlung und trotz einer jahrzehntelangen Erfahrung mit den neuzeitlichen Methoden verlängerte Behandlungszeiten verursachen. Unwahrscheinlich erscheint uns aber, daß derartig verlängerte Behandlungszeiten dort in dem von uns für den Termin III nachgewiesenen Ausmaß vorkommen. In diesem Zusammenhang seien U. MÜLLER-EGGER und B. v. RÜTTE (1957) genannt. Sie fanden bei ihren katamnestischen Untersuchungen in der Schweiz viermal so lange Behandlungszeiten, wie sie im Querschnittsgelähmtenzentrum Stoke Mandeville verzeichnet wurden. L. GUTTMANN berichtete dagegen (persönliche Mitteilung 1963), daß die optimalen Rehabilitationszeiten bei ihm nur sehr selten überschritten werden. — Über diese allgemeinen Erfahrungen hinaus wären genaue Angaben, wie häufig die Behandlungszeiten in anderen Querschnittsgelähmtenzentren eingehalten werden, einer aufmerksamen Beachtung sicher.

## 2. Die Behandlung in speziellen Behandlungsstätten

### Vorbemerkungen und Literatur

Übereinstimmend wird heute auch in der deutschen Literatur die Ansicht vertreten, daß die Einzelbehandlung verstreut untergebrachter Qu. G. unzureichend bleibt. Solche Fälle werden im allgemeinen zu kurz kommen, da es den meisten Krankenhäusern an der notwendigen personellen und materiellen Ausrüstung fehlt und der Arzt die umfassenden Erfahrungen am Einzelfall nicht sammeln kann [24, 124, 133]. Hieraus folgt zwangsläufig die einmütige Forderung nach dem Ausbau besonderer Behandlungseinheiten für die frühzeitige und vollwertige Rehabilitation Querschnittsgelähmter. Dagegen bestehen jedoch noch mehr oder minder große Meinungsverschiedenheiten über die Größe und über die Struktur einer derartigen Einrichtung. Die unterschiedlichen Anschauungen lassen sich unter Vernachlässigung kleinerer Varianten in zwei Vorschlägen zusammenfassen.

Viele Anhänger hat der *erste Vorschlag*, nach dem — ähnlich den berufsgenossenschaftlichen Sonderstationen für Schwerunfallverletzte — mindestens eine, besser zwei Spezialstationen für jeweils 20 bis 30 Qu. G. im Rahmen eines berufsgenossenschaftlichen Krankenhauses, eines allgemeinen Rehabilitationszentrums oder aber einer größeren Fachklinik einzurichten seien [22, 23, 24, 26, 55, 63, 83, 88, 98, 104, 113, 118, 121, 127, 128, 135, 160, 164, 167, 168, 169]. Diese Form der Querschnittsgelähmtenversorgung wird in unserer Arbeit mit dem Stichwort *Querschnittsgelähmtenstation* bezeichnet. — Eine ähnliche Konzeption liegt dem Plan zugrunde, etwa zwei Stationen für die Spezialbehandlung Querschnittsgelähmter einer allgemeinen Rehabilitationsabteilung anzugliedern. Eine derartige Abteilung besäße zwar eine größere organisatorische Selbständigkeit als eine Sonderstation, wäre aber immer noch mehr oder minder eng — zumindest örtlich — mit einer Klinik oder mit mehreren Fachkliniken (Unfallchirurgische, Orthopädische, Neurologische, Neurochirurgische Klinik) verbunden [175, 176, 200]. — Sicherlich ebenso viele Autoren haben sich für den *zweiten Vorschlag* eines *Querschnittsgelähmtenzentrums* ausgesprochen. Nach dem Typ des Spinal Injuries Centre von L. GUTTMANN (1956) sei auch für unsere Qu. G. eine Sonderklinik mit etwa 150 bis 200 Betten zu bauen [4, 5, 6, 30, 32, 65, 70, 76, 97, 123, 136, 143, 144, 145, 146, 147, 202, 247]. — Je nach dem Aufbau einer Querschnittsgelähmtenstation oder eines Querschnittsgelähmtenzentrums würden Frischverletzte dort sofort nach dem Unfall aufgenommen oder erst nach Ausheilung der unmittelbaren Unfallfolgen — etwa nach acht bis zwölf Wochen [164] — dorthin verlegt.

Die Erörterung der besonderen *Vorzüge* und *Gefahren,* die mit jeder der genannten Organisationsformen verbunden sein können, würde die Grenzen dieser Arbeit überschreiten. Daher sei lediglich auf die Tatsache hingewiesen, daß sich hinreichend ausgerüstete Querschnittsgelähmtenstationen mit vollwertigen arbeitstherapeutischen Trainingsmöglichkeiten, wie etwa im Rahmen des allgemeinen Rehabilitationszentrums Tobelbad in Österreich (G. NEUBAUER 1958), in ähnlicher Weise bewährt haben wie die großen Querschnittsgelähmtenzentren in England und in den USA.

Zur Frage des *Beginns einer Spezialbehandlung* verdienen die Erfahrungen, die hierüber auf Querschnittsgelähmten- oder Sonderstationen gesammelt wurden, besondere Beachtung. Im Jahre 1958 schrieb W. ARENS [5]: „ . . . jeder Chirurg und jeder Sachbearbeiter der Berufsgenossenschaften weiß, wie schwer es ist, . . . einen Querschnittsgelähmten aus dem kleinen Krankenhaus in X zu einer Sonderstation oder einer Klinik, die für die Behandlung von Querschnittsgelähmten eingerichtet ist, zu verlegen. Wochen, Monate können darüber vergehen, bis mal ein Bett frei ist an der Stelle, wo wirklich alle Möglichkeiten für die Behandlung gegeben sind. Wenn wir behaupten, daß in dieser mehr oder weniger langen Wartezeit die Hauptwurzel für unsere noch nicht befriedigende Lösung des Querschnittsgelähmtenproblems liegt, dann wird mir das jeder, der in Sonderstationen Querschnittsgelähmte behandelt, bestätigen müssen. . . . Wertvollste Monate sind inzwischen vergangen, in der Rehabilitation ist in den meisten Fällen noch gar nichts geschehen.“

Zum *Vergleich* seien die folgenden Zahlen genannt.

W. HEIPERTZ (1956) stellte bei seinen 100 Qu. G. fest, daß sie durchschnittlich ein Jahr andernorts vorbehandelt worden seien. Für die Entstehung solcher Vorbehandlungszeiten könne man aber die Erstbehandler dann nicht verantwortlich machen, wenn die verzögerte Verlegung durch den Bettenmangel bedingt sei.

Nach K. LINDEMANN (1961) hatten sich die Vorbehandlungszeiten bis zum Jahre 1958 auf etwa acht Monate vermindert. Nur 15 von 101 Qu. G. waren jedoch „Sofortaufnahmen". „Dadurch erklären sich die bekannten Komplikationen." Über ähnlich lange Zeiten, in einem Teil der Fälle bis zu zwei Jahren und mehr, berichteten D. BRUNS (1961) und V. PAESLACK (1962).

Dagegen wurden bei L. GUTTMANN (persönliche Mitteilung 1963) zuletzt von 396 Qu. G. 300, also 75,8 % der Fälle, während der ersten fünf Tage nach Eintritt der Qu. L. in das Zentrum aufgenommen.

## Eigene Daten

### Häufigkeit der Spezialbehandlung (Tab. 32)

Aus unserem Beobachtungsgut wurden während der für die Rehabilitation entscheidenden Beobachtungsstrecke A nur 14 von 100 Qu. G. in Krankenhäusern behandelt, die über Querschnittsgelähmtenstationen oder über Sonderstationen für Schwerunfallverletzte verfügten. Wird der Begriff der Spezialbehandlung aber noch weiter gefaßt und auf solche Kliniken ausgedehnt, die sich trotz unzulänglicher Ausrüstung gleichfalls in besonderem Maße um eine neuzeitliche Querschnittsgelähmtenbehandlung bemühen, dann kommen 4 weitere Fälle hinzu. — Unser erschreckendes Ergebnis wird nur wenig dadurch gemildert, daß im folgenden Beobachtungsabschnitt B 18 weitere Qu. G. verspätet zur Spezialbehandlung verlegt wurden. — Wie zu erwarten, waren die Aussichten der 56 vom Landesfürsorgeverband betreuten Qu. G. auf eine Spezialbehandlung innerhalb der Beobachtungsabschnitte A und B mit 23,2 % der Fälle

Tabelle 32. *Häufigkeit der Einweisung oder Verlegung auf Spezialstationen bei 100 Querschnittsgelähmten in den Beobachtungsabschnitten A und B*

| Kostenträger | Anzahl der auf Spezialstationen eingewiesenen und verlegten Fälle in den Beobachtungsabschnitten | | | Anzahl der Fälle auf Allgemeinstationen in den Beobachtungsabschnitten | Summe |
|---|---|---|---|---|---|
| | *A* | *B* | *A* und *B* | *A* und *B* | |
| Landesfürsorgeverband ........ | 7 | 6 | 13 | 43 | 56 |
| Berufsgenossenschaften ........ | 11 | 12 | 23 | 18 | 41 |
| Haftpflichtversicherung.... | — | — | — | 3 | 3 |
| Summe......... | 18 | 18 | 36 | 64 | 100 |

($^{13}$/$_{56}$) wesentlich schlechter als die der 41 berufsgenossenschaftlichen Qu. G. Diese wurden in 56,1 % der Fälle ($^{23}$/$_{41}$) in Sonderstationen eingewiesen (Tab. 32). — Eine Veröffentlichung des berufsgenossenschaftlichen Gesamtverbandes (H. NOESKE 1960) ergibt sogar, daß 70 % seiner Fälle auf Sonderstationen verlegt worden seien. Einen ähnlich hohen Prozentsatz von 75,6 (31 von 41 Fällen) ermittelten wir erst dann, wenn auch die Verlegungen *nach* Ablauf der beiden ersten Beobachtungsstrecken A und B mitgezählt wurden.

*Zum Beginn der Spezialbehandlung (Tab. 33).* Für eine entsprechende Auswertung unseres Beobachtungsgutes kamen lediglich die 36 von 100 Qu. G. in Frage, die während der Beobachtungsabschnitte A und B in einer Spezialbehandlung gestanden hatten. Von diesen 36 Qu. G. wurden nur 4 Fälle gleich nach Auftreten der Qu. L. in eine für die Querschnittsgelähmtenbehandlung geeignete Station eingeliefert. Bei 7 weiteren Qu. G. erfolgte die Übernahme nach einer *Vorbehandlungszeit* von ein bis zwei Monaten. Die Verlegung der 25 übrigen Qu. G. zog sich verschieden lang, teilweise bis zum Ende des zweiten Lähmungsjahres, hin. Die durchschnittliche Vorbehandlungszeit lag bei etwa sieben Monaten, in denen meist kostbare Zeit für eine zielstrebige Frühbehandlung unzureichend genutzt verstrich.

Tabelle 33. *Vorbehandlungszeiten und Wartezeiten bis zur Verlegung auf eine Spezialstation bei 36 Querschnittsgelähmten*

| | ohne | bis zu 1 Monat | bis zu 2 Monaten | bis zu 3 Monaten | 4 bis 6 Monate | 7 bis 12 Monate | 13 bis 24 Monate | Zeit unbekannt | Summe |
|---|---|---|---|---|---|---|---|---|---|
| Anzahl der Fälle ohne oder mit Vorbehandlungszeiten | 4* | 4* | 3* | 2 | 5 | 10 | 8 | — | 36 |
| Anzahl der Fälle ohne oder mit Wartezeiten . . . . . . . . | 4 | 6 | 4 | 2 | 9 | — | — | 11 | 36 |

* Lediglich 11 von unseren 100 Qu. G. wurden in den beiden ersten Monaten nach Eintritt der Qu. L. auf einer Spezialstation behandelt.

In den Vorbehandlungszeiten waren *Wartezeiten* enthalten, die dadurch entstanden, daß die Spezialstationen überbelegt waren. Derartige Wartezeiten ließen sich bei 21 Qu. G. ermitteln (Tab. 33), bei 9 Fällen lagen sie sogar zwischen vier und sechs Monaten. Die durchschnittliche Wartezeit betrug etwas mehr als ein Vierteljahr. — Um die Entwicklung der Wartezeiten über unsere katamnestischen Untersuchungen hinaus für die Jahre 1960 und 1961 zu verfolgen, wurden die Wartezeiten bei den *35* Qu. G. errechnet, die wegen verschiedener Komplikationen in die entsprechenden Fachkliniken *wieder* aufgenommen werden mußten. Sie beliefen sich im Durchschnitt auf sechs Monate. Diese bedauerliche Erfahrung überraschte nicht, da der Mangel an Pflegepersonal die Aufnahmebereitschaft vieler Fachkliniken in den letzten Jahren bekanntlich eher vermindert als vermehrt hat. So war auch unsere Klinik im Jahre 1961 gezwungen, von 43 akut oder schon länger Gelähmten, für die um Aufnahme gebeten wurde, 23 Fälle abzuweisen [244]. Für die 20 anderen Qu. G. entstanden zum Teil ähnlich lange Wartezeiten wie oben angegeben. — K. LINDEMANN stellte gleichfalls im Jahre 1960 fest, daß die bereits bestehenden Behandlungsstätten für die steigenden Zahlen Querschnittsgelähmter nicht ausreichen [128].

## Besprechung der Ergebnisse

Lediglich 11 von unseren 100 Qu. G. wurde eine sachgerechte Behandlung auf einer Spezialstation während der beiden ersten *entscheidenden* Monate nach Eintritt der Qu. L. zuteil (Tab. 33). Dieses *Ergebnis* ist alarmierend und erhält durch die immer wieder betonte außerordentliche Bedeutung einer erfahrenen Frühbehandlung ein besonderes Gewicht [5, 24, 26, 32, 47, 62, 69, 70, 83, 88, 98, 112, 113, 127, 128, 148, 167, 169, 170, 204, 208]. Von den anderen 89 Qu. G. wurden im weiteren Krankheitsverlauf — bis zum Termin III — nur noch 25 Qu. G. auf eine Spezialstation verlegt.

Die verzögerte Verlegung in eine Spezialklinik war *ursächlich* bei einem Teil der Fälle durch Unkenntnis, durch ein verspätetes Bemühen von seiten des Arztes oder durch die anfängliche Weigerung des Qu. G. bedingt, der auf die örtliche Nähe seiner Familie ungern verzichten wollte. Bei einem anderen Teil der Fälle entstanden die langen Vorbehandlungszeiten aber trotz mehr oder minder rechtzeitiger Anfrage durch Wartezeiten, weil die angesprochenen Spezialstationen infolge von Betten- oder Personalmangel nicht aufnahmefähig waren.

Die geschilderte Lage deckt wiederum die organisatorischen und institutionellen Mängel unserer Querschnittsgelähmtenbehandlung in den Jahren 1950 bis 1960 auf. Aus ihr geht erneut eindringlich hervor, daß die von vielen Autoren seit Jahren erhobene *Forderung* nach Behandlungsstätten für Qu. G. mit Recht besteht. Nur durch den materiellen und personellen Aufbau oder Ausbau derartiger Behandlungseinheiten sind eine vollwertige Frühbehandlung und eine zielstrebige Rehabilitation Querschnittsgelähmter gewährleistet. Hierbei ist die Frage, ob für die spezielle Behandlung der Qu. L. Einrichtungen nach dem Typus „Querschnittsgelähmtenstation" oder „Querschnittsgelähmtenzentrum" zu schaffen sind, weniger wichtig, als eine möglichst baldige Lösung für *alle* Qu. G. Lediglich bei den berufsgenossenschaftlich versorgten Qu. G. zeichnete sich nämlich im Jahre 1964 eine Verkürzung der Vorbehandlungszeiten bereits ab [239, 241].

# E. Katamnestische Erhebungen
## Sozialer Teil

*Zum methodischen Vorgehen.* In dem nun folgenden Teil sollte über die Ergebnisse der sozialen Rehabilitation unserer Qu. G. — wie üblich — zunächst am Termin II berichtet werden. Da aber die körperlichen Funktionsausfälle, die sekundären Komplikationen der Qu. L. und das Trainingsniveau der Qu. G. die Grundlagen für die soziale Situation bestimmen [62, 73], mußten sich die im medizinischen Teil unserer Arbeit sichtbar gewordenen Mängel und Unzulänglichkeiten der medizinischen Rehabilitation auch auf unsere sozialen und beruflichen Ergebnisse auswirken. Dies traf für den *Termin II,* an dem die Rehabilitation unter optimalen Bedingungen beendet sein sollte (s. S. 4), in einem ganz außerordentlich hohen Ausmaß zu. Bis zu diesem Zeitpunkt waren nämlich von 100 Qu. G. lediglich 16 aus der Krankenhausbehandlung entlassen worden (Tab. 31). Von ihnen lagen 2 Patienten in Pflegeheimen; 4 Qu. G. wurden bis zum Termin III wieder der stationären Behandlung zugeführt. Die Zahl der noch verbleibenden 10 Entlassenen ist aber so klein, daß sich *für den Termin II eine statistische Auswertung verbietet.* Bei der Krankenhausentlassung der 16 Fälle war keineswegs der besonders günstige Ablauf der medizinischen Rehabilitation maßgebend gewesen. Vielmehr wurde sie vor allem durch eine defaitistische Einstellung zum Wert der Rehabilitation des Qu. G. und durch psychologische Faktoren beeinflußt. 9 der 16 Qu. G. sah man trotz der verhältnismäßig kurzen Lähmungsdauer als „Rückenmarks-Invaliden" oder als „reine Pflegefälle" an, bei denen sich eine weitere Krankenhausbehandlung erübrige. Der herrschende Bettenmangel oder die verminderte Zahl von Pflegekräften förderten den Entschluß, die Behandlung abzubrechen. Manchmal war gleichzeitig die Ansicht vertreten worden, der Qu. G. habe ja doch nicht mehr lange zu leben. Deshalb wolle man ihm die mit jedem Krankenhausaufenthalt verbundenen Einschränkungen ersparen und ihn nach Hause „verlegen". Bei den 7 übrigen Qu. G. ($^7/_{16}$) wurden, vor allem von den Angehörigen, ähnliche Meinungen — verbunden mit Entlassungswünschen — vorgetragen.

Unsere „Eigenen Daten" beziehen sich also vorwiegend auf die soziale Situation der Qu. G. zur Zeit des *Termins III,* wenn man wieder von den kasuistischen Beiträgen und zwei Nachträgen — „Veränderungen des Familienstandes" und „Berufliche Wiedereingliederung" — absieht, die bis zu unseren Nachuntersuchungsterminen in den Jahren 1960 und 1961 reichen. — Die Lähmungsdauer bis zu dem *Termin 1960* ist verschieden lang, je nach dem Jahr, in dem die Qu. L. eintrat. Die kürzeste Lähmungsdauer betrug zwei Jahre, die längste zehn Jahre, die mittlere Lähmungsdauer für alle 100 Qu. G. vier Jahre und sechs Monate. Die mittlere Lähmungsdauer für die aus dem Krankenhaus entlassenen 82 Qu. G. lautete fünf Jahre.

# I. Die familiäre Situation

## Vorbemerkungen und Literatur

Die familiäre Situation ist für den Qu. G. bekanntlich außerordentlich bedeutungsvoll, vor allem zum Zeitpunkt der Krankenhausentlassung. Nach den Angaben der Literatur finden die in einer Familiengemeinschaft stehenden Qu. G. leichter in den Alltag zurück als ledige, verwitwete oder geschiedene Patienten ohne einen familiären Rückhalt [32, 153, 160, 169].

Als *Vergleichszahl* über die Häufigkeit, mit der aus dem Krankenhaus entlassene Qu. G. wieder in ihre Familie aufgenommen wurden, sei die von H. Noeske (1960) mit rund 93 % genannt. Es handelte sich um mehr als 500 berufsgenossenschaftlich versorgte Fälle. Auch die Quote, die U. Müller-Egger und B. v. Rütte (1957) mitteilten, weicht mit 76,1 % ($^{35}/_{46}$) nicht wesentlich von dem genannten Prozentsatz ab.

### Eigene Daten

### Aufnahmemöglichkeit und Aufnahmebereitschaft der Familiengemeinschaft (Tab. 31)

Von unseren *30 Qu. G.*, die am Termin III aus dem Krankenhaus entlassen waren, wurden 28, also 93,3 % der Fälle, in ihre häusliche Gemeinschaft wieder aufgenommen. Die beiden übrigen Qu. G. mußten als Pflegefälle in Alters- und Siechenheime verlegt werden, weil die eine Patientin keine nahen Angehörigen hatte und die Ehefrau des anderen Qu. G. sich von ihm scheiden lassen wollte. Beide Fälle wiesen noch medizinische Komplikationen auf und waren ohne ein ausreichendes Trainingsniveau. Aber auch dann, wenn diese beiden Fälle voll rehabilitiert gewesen wären, hätten sie nicht außerhalb eines Altersheims untergebracht werden können. Unterbringungsmöglichkeiten für alleinstehende berufstätige Qu. G. gab es nämlich zu dieser Zeit in der Bundesrepublik nicht, wenn man von der bestehenden Einrichtung der Querschnittsgelähmtensiedlung in Ebersberg, Obb., absieht (s. S. 116). — Eine Pflegebedürftigkeit unterschiedlichen Ausmaßes lag wie bei diesen beiden Fällen sehr oft auch bei den 28 nach Hause entlassenen Qu. G. ($^{28}/_{30}$) vor. Nicht weniger als 9 von ihnen besaßen fast gar keine Selbständigkeit, so daß sie ganz besonders auf familiäre Hilfeleistungen angewiesen waren.

Bei einer Aufteilung aller *100 Qu. G.* nach dem Familienstand und der familiären Situation am Termin III standen 87 Qu. G. mit Familienangehörigen 13 alleinstehende gegenüber, für deren Versorgung ein Ehepartner oder ein Elternteil, Geschwister oder erwachsene Kinder fehlten.

Diese verschiedene familiäre Situation wirkte sich offenbar auch auf den Entlassungstermin aus, wenngleich der Unterschied nicht signifikant ist:

> von den 13      alleinstehenden Qu. G. waren   2 Qu. G.,
> also 15,4 %, entlassen worden;
>
> von den 87 nichtalleinstehenden Qu. G. waren 28 Qu. G.,
> also 32,2 %, entlassen worden.

## Kasuistischer Beitrag

Erst im späteren Verlauf — nach dem Termin III — waren bei unseren 100 Qu. G. *Veränderungen des Familienstandes* häufiger zu verbuchen als vorher. Zu Ehescheidungen kam es bis zum Jahre 1960 — in durchschnittlich vier Jahren und sechs Monaten — bei 5 von 51 verheirateten Qu. G. Zu ihnen gehörte der folgende Querschnittsgelähmte.

A. A. (Fall 65):

Der Lagerarbeiter A. A. erlitt im Alter von 25 Jahren einen Berufsunfall, der ein totales Kaudasyndrom im Bereich von $L_4$ bis $S_5$ zur Folge hatte. Der Qu. G. war damals erst sechs Monate verheiratet. Seine ältere Ehefrau hatte zwei Kinder im Alter von 18 und 19 Jahren aus einer geschiedenen Ehe mit in den Haushalt gebracht. Sie blieb auch nach der Eheschließung mit dem Qu. G. berufstätig. — Bereits vor dem Unfall waren bisweilen Spannungen und Streitigkeiten zwischen den Ehepartnern aufgetreten. Diese vermehrten sich nach dem Unfallereignis. — Außerdem klagte die Ehefrau jetzt über ihre zu starke berufliche und finanzielle Belastung. Eine Spezialbehandlung des Qu. G. in einer weit entfernten Rehabilitationsstätte wurde von Frau A. mit der Begründung abgelehnt, sie könne ihren Mann wegen der hohen Reisekosten dann nicht mehr so häufig besuchen. — Die medizinische Rehabilitation des Verletzten hatte anfänglich für unsere Verhältnisse gute Fortschritte gemacht. Der Qu. G. vermochte nach $1^1/_2$ Jahren mit Peronäusschienen und Unterarmstützen kurze Strecken zu gehen. Der Frage einer beruflichen Wiedereingliederung stand er damals durchaus aufgeschlossen gegenüber. Neu einsetzende Komplikationen von seiten der Haut und der Blase verzögerten jedoch eine zügige Weiterentwicklung. — Der Berufsgenossenschaft gelang es, vor Abschluß der Behandlung die für den Qu. G. notwendige Erdgeschoßwohnung zu besorgen. Leider stellte sich im Anschluß an seine Entlassung — zwei Jahre nach dem Unfall — heraus, daß die Neubauwohnung sonst in keinerlei Hinsicht auf die Bedürfnisse des Schwerbeschädigten abgestimmt war. Der Qu. G. konnte daher in den engen Räumen seine Selbständigkeit nicht ausnutzen und forderte mehr Hilfeleistungen, als seinem ursprünglich erreichten Trainingsniveau entsprach. Die mit dem Umzug verbundenen Auslagen sowie der Anstieg der Mietkosten bei verminderten Einnahmen gaben der Unzufriedenheit der Ehefrau weitere Nahrung. Hierdurch verstärkten sich die ehelichen Schwierigkeiten während der Eingewöhnungszeit. — Als der Qu. G. nach einem erneuten Krankenhausaufenthalt wieder nach Hause entlassen wurde, schien ihm die familiäre Lage unerträglich. So verließ er, insgesamt drei Jahre nach dem Unfall, seine Ehefrau, siedelte zu seinen alten Pflegeeltern in Süddeutschland über und reichte die Scheidung ein. Trotz völlig unzureichender sanitärer Verhältnisse in der jetzigen Wohnung — kein fließendes Wasser und keine Toilette in erreichbarer Nähe — fühlte der Qu. G. sich in der neuen Umgebung wohler, weil ihm Verständnis und Fürsorge entgegengebracht wurden. An ein Aufgreifen des medizinischen Trainings oder an eine Berufsausübung war aber nicht zu denken. Die aus der persönlichen Enttäuschung erwachsene Mutlosigkeit des Qu. G. und seine Unterbringung im 4. Stock eines alten Hauses standen solchen Maßnahmen entgegen. — Dieses Ergebnis läßt erkennen, wie negativ familiäre Schwierigkeiten den Verlauf einer Rehabilitation beeinflußten. Ärztliche und fürsorgerische Bestrebungen wurden unter den gegebenen Umständen hinfällig.

Im Gegensatz zu diesem Fall war in anderen Familien zu beobachten — soweit sich über diesen Intimbereich überhaupt Verläßliches aussagen läßt —, daß der Eintritt der Qu. L. ein bestehendes gutes eheliches Einvernehmen sogar noch festigte [158]. — Von 31 ledigen männlichen Qu. G. unseres Beobachtungsgutes heirateten 6 in dem oben genannten Zeitraum von vier Jahren und sechs Monaten.

## Besprechung der Ergebnisse

Unsere *Ergebnisse* und der kasuistische Beitrag zeigten den fördernden oder hemmenden Einfluß der Familie auf die Rehabilitation. Eine echte, belastungsfähige Gemeinschaft mit den Angehörigen war für das weitere Leben des Qu. G. bedeutsamer als etwa der „Familienstand", der auf seinem Personalpapier eingetragen war. — Fehlt der familiäre Rückhalt, so ist heute meist noch die Verlegung des Qu. G. in ein Pflege- und Altersheim die *Folge* [160, 169].

Die häufigere Krankenhausentlassung der nichtalleinstehenden Qu. G. am Termin III, deren Rehabilitationsniveau im Durchschnitt nicht höher war als das der alleinstehenden, dürfte *ursächlich* vor allem Ausdruck der günstigeren Familien-, Pflege- und Wohnverhältnisse sein. — Diese wirkten sich allerdings nicht immer im Sinne einer Rehabilitationsförderung aus. Bei berufsgenossenschaftlich versorgten Qu. G. spielten nämlich manchmal finanzielle Erwägungen eine Rolle. Der Qu. G. oder die Ehefrau drängten auf vorzeitige Krankenhausentlassung, da sie mit der Summe aus Unfallrente und Pflegegeld finanziell besser auskamen als mit dem Familien- und Kindergeld. — Auch eine übertriebene familiäre Fürsorge [221] störte bei einigen Fällen die Rehabilitation, weil sie die Entwicklung des Qu. G. zur größtmöglichen Selbständigkeit verhinderte.

Wenngleich die familiäre Lage selbst eine weitgehend unbeeinflußbare Gegebenheit des persönlichen Bereichs darstellt, so ergeben sich dennoch bestimmte *Folgerungen,* die bei der Betreuung des Qu. G. zu beachten sind.

Bei *nichtalleinstehenden Qu. G.,* die aus dem Krankenhaus in ihre Familiengemeinschaft zurückkehren sollen, wären kürzere oder längere häusliche Probeaufenthalte gegen Ende der Rehabilitationsbehandlung anzuraten. Ebenso könnte eine verständnisvolle Anleitung aller Beteiligten durch den Arzt, die Krankenhausfürsorgekraft sowie die Beschäftigungstherapeutin die Eingewöhnungsschwierigkeiten der ersten Wochen mindern helfen [24, 32, 138, 188]. Das von H. NOESKE (1960) berichtete Vorgehen der Bayrischen Bau-Berufsgenossenschaft, vier Wochen vor der Entlassung des Qu. G. ein Familienmitglied auf der Sonderstation in den pflegerischen Verrichtungen einzuüben, scheint uns vorbildlich.

Für alle *alleinstehenden Qu. G.* wäre es dringend notwendig, eine ausreichende pflegerische Betreuung in zu errichtenden Wohnheimen zu gewährleisten (s. S. 119).

# II. Die Wohnverhältnisse

## Vorbemerkungen und Literatur

Eine auf die Belange des Qu. G. abgestimmte Wohnung hat für seinen Gesundheitszustand, für seine reibungslose Wiederaufnahme in die Familie und Gemeinschaft sowie für seine Rückgliederung in das Alltags- und Berufsleben eine große Bedeutung. Deshalb wurden von vielen Autoren immer wieder entsprechende Forderungen erhoben [24, 26, 32, 62, 73, 79, 98, 101, 129, 153, 161, 169]. Diese haben in einem Ratgeber der „Deutschen Vereinigung für die Rehabilitation Behinderter" ihren Niederschlag gefunden [256].

Danach werden als unabdingbare *Merkmale einer geeigneten Wohnung* für den Qu. G. genannt:

die Lage zu ebener Erde,

genügend Raum zum Gebrauch des Zimmerfahrstuhls innerhalb der Wohnung,

ein Badezimmer und eine Toilette in dem vom Qu. G. bewohnten Stockwerk,

eine geeignete Abstellmöglichkeit für den Selbstfahrer oder den Personenkraftwagen des Qu. G.

Nur unter diesen Bedingungen kann sich der Qu. G. seine Selbständigkeit erhalten, die wegen der Blasen- und Mastdarmlähmung besonders notwendige Körperpflege sowie die dekubitusvorbeugende Hautpflege betreiben.

Da bei der Verwirklichung der oben aufgeführten Forderungen auch im Ausland oft Schwierigkeiten entstanden, wurden dort *Siedlungen und Ledigenwohnheime für Q. G.* gebaut wie etwa das „Werk en Wooncentrum" in Doorn (Niederlande) oder das „Duchess of Gloucester House" in London. Einrichtungen ähnlicher Art sind bei uns geplant und an einzelnen Stellen bereits verwirklicht worden. Beispiele dafür stellen die im Jahre 1953 bezogene „Wildermuth-Siedlung" (Ebersberg, Obb.) und die kleine Wohnsiedlung in unmittelbarer Nachbarschaft des Berufsausbildungsheims „Johannes-Straubinger-Haus" (1961, Wildbad, Schwarzwald) dar. — Die Planung und Verwirklichung derartiger Wohnmöglichkeiten wurden in der deutschen Literatur unterschiedlich beurteilt. Den mehr oder minder gewichtigen Einwänden [62, 96, 135, 168] stehen wesentlich häufiger bejahende Urteile gegenüber [16, 24, 25, 33, 116, 120, 127, 147, 160]. In diesen werden die günstigen Voraussetzungen für eine erfahrene ärztliche Überwachung, für eine angemessene pflegerische Betreuung sowie für die Einrichtung von geeigneten Arbeitsplätzen hervorgehoben.

## Eigene Daten

Wie sahen die Wohnverhältnisse unserer Qu. G. — gemessen an den oben genannten Grundforderungen — aus? Eine Erdgeschoßwohnung besaßen am Termin III 23 von unseren *30 entlassenen Qu. G.*, also 76,7 %. Dieser hohe Prozentsatz täuscht jedoch eine befriedigende Lösung des Wohnproblems für Qu. G. in der Bundesrepublik nur vor. — Bei unseren 30 Fällen wirkte sich nämlich ein begünstigender Auslesefaktor aus. Für einen Großteil dieser Qu. G. wurde unter anderem gerade durch die bereits vorhandene *ebenerdige* Wohnung einer vorzeitigen Krankenhausentlassung Vorschub geleistet, obwohl die Qu. G. noch an medizinischen Komplikationen litten und meist keineswegs voll rehabilitiert waren. — Außerdem konnten die 23 Erdgeschoßwohnungen nur teilweise als vollwertig für einen Qu. G. angesehen werden; 12 Wohnungen besaßen kein Bad, bei 3 Wohnungen war die auf dem Hof gelegene Toilette für den Qu. G. nicht zu erreichen.

Eine Übersicht der Wohnverhältnisse *aller 100 Qu. G.* gibt ein klareres Bild der Mängel und zeigt gleichzeitig das Ausmaß der Arbeit an, das einer tatkräftigen Wohnungsfürsorge zugefallen wäre, wenn sie sich zum Termin III in der Lage gesehen hätte, für die Belange unserer 100 Qu. G. einzutreten:

Bei   4 Querschnittsgelähmten fehlte jegliche Wohnung,

bei 35 Querschnittsgelähmten fehlte eine Erdgeschoßwohnung,

bei 37 Querschnittsgelähmten fehlte eine Toilette
auf dem von ihnen bewohnten Stockwerk,

bei 60 Querschnittsgelähmten fehlte ein Bad.

Als *Vergleichszahl* sei das Auszählungsergebnis von K. LINDEMANN (1961) genannt: Bei 47,0 % der nach Hause entlassenen Qu. G. mangelte es an einer Parterrewohnung.

## Kasuistischer Beitrag

Wie groß die Schwierigkeiten sein können, wenn das *Wohnproblem* des Qu. G. gelöst werden soll, veranschaulicht der folgende Fall.

T. R. (Fall 37):
Der damals 17jährige Arbeiter erlitt im Jahre 1954 eine traumatische Querschnittslähmung in Höhe von $D_5$ mit einer spastischen Paralyse beider Beine und völligem Sensibilitätsverlust. Die willkürliche Blasen- und Stuhl-

entleerung war ausgefallen. Nachdem sich in den ersten vier Krankheitsjahren alle denkbaren Komplikationen eingestellt hatten, gelang es im fünften Jahr nach intensivem Muskeltraining der verbliebenen Arm- und Rückenmuskulatur, den Patienten mit einem Schienen-Schellen-Apparat beschränkt gehfähig zu machen. — Etwa zur gleichen Zeit — im August 1958 — heiratete der Qu. G. und war nun energisch bestrebt, die Wohnungsfrage zu lösen. Zunächst erhielt T. R. über den allgemeinen Wohnungsmarkt aber nur zwei möblierte Zimmer im 3. Stock ohne Bad, mit der Toilette auf halber Treppe. Wie zu erwarten, erwies sich die Wohnung als völlig ungeeignet für einen vom Segment $D_5$ ab komplett Gelähmten. Als Folge der täglichen Überanstrengung beim Treppensteigen mit dem Stützapparat traten denn auch bei T. R. bald neue Druckgeschwüre auf, so daß er seine im April 1959 begonnene Berufstätigkeit nach zwei Wochen Arbeitsausübung abbrechen mußte. Verschiedene Gesuche, zum Teil von unserer Klinik oder vom Reichsbund für Kriegs- und Zivilgeschädigte befürwortet, brachten keinen Erfolg. Schließlich bekam der Qu. G. im September 1959 auf eine Zeitungsanzeige hin und durch Zahlung eines verlorenen Zuschusses von 1000,— DM eine Zwei-Zimmer-Wohnung im Erdgeschoß. Da aber wieder ein Bad fehlte und die Toilette außerhalb der Wohnung lag, entsprach auch diese Unterbringung nicht den Anforderungen. Immerhin konnte der Schwerbeschädigte von nun an mit seinem Personenkraftwagen leichter täglich zur Arbeitsstelle gelangen. Wegen der noch bestehenden Mängel wurden die Bemühungen um eine wirklich ausreichende Wohnung durch die Fürsorgerin unseres Arbeitskreises und durch die Ehefrau des Qu. G. mit Nachdruck weiter fortgesetzt. Die im Laufe der nächsten drei Jahre erfolgten Schriftwechsel, persönlichen Vorsprachen und fernmündlichen Rücksprachen beim Sozialamt und dem ihm nachgeordneten Wohnungsamt sind nicht zu zählen, obwohl beide Stellen durchaus wohlwollend und aufgeschlossen waren. Schließlich konnten der Qu. G. und seine Frau auf Veranlassung des Wohnungsamtes am 1. September 1962 eine Drei-Zimmer-Wohnung mit Bad und Toilette beziehen, die im Rahmen eines zum Teil mit städtischen Mitteln durchgeführten Wohnungsbauprogramms erstellt worden war.

Dieses Beispiel unterstreicht nachdrücklich, wie eingehend solche Verhandlungen geführt werden müssen. Nur wenige Betroffene bringen die dazu erforderliche Wendigkeit und Zähigkeit mit. Ohne einen „Lotsendienst" resignieren sie und ihre Familienangehörigen in der Mehrzahl der Fälle vor der mühsamen und oft auch verwickelten Aufgabe.

## Besprechung der Ergebnisse

Unsere *Ergebnisse* belegten, wie lückenhaft die Versorgung unserer Qu. G. mit einer auf ihre Bedürfnisse abgestimmten Wohnung war (siehe S. 117). Der kasuistische Beitrag zeigte die Schwierigkeiten bei der Beschaffung einer Wohnung auf; diese konnten auch von anderen Qu. G. und ihren Angehörigen allein oft nicht bewältigt werden.

Ferner ließ unser Beispiel die ungünstigen *Folgen* erkennen, die eine unzureichende Wohnung für den Gesundheitszustand, das Trainingsniveau und die beruflichen Wiedereingliederungsmöglichkeiten des Qu. G. mit sich bringt. Wenn das Wohnproblem bei entlassungsfähigen Qu. G. *völlig* ungelöst ist, bleiben vielfach wertvolle Krankenhausbetten für Neuerkrankte blockiert.

Die *Ursache* der aufgeführten Schwierigkeiten lag in organisatorischen Unzulänglichkeiten und vor allem in der angespannten Lage auf dem Wohnungsmarkt, die im vorigen Jahrzehnt bei uns herrschte und die auch heute noch vielerorts fortdauert.

Daraus ergeben sich einige *Folgerungen*. Zunächst bedarf der Qu. G. der rechtzeitigen Hilfestellung durch sachkundige Fürsorgekräfte. Diese müßten lange vor Abschluß der Rehabilitation die notwendigen Schritte einleiten und im Verlauf der medizinischen Behandlung, des beruflichen Trainings oder der Umschulung des Patienten immer wieder bei den zuständigen Ämtern, Wohnungsgenossenschaften oder Betrieben vorstellig werden. Erfolgreich können die Bestrebungen aber erst dann sein, wenn die Behörden dabei bereitwillig und tatkräftig mitwirken. Diese Ansicht wurde auch in der Literatur mehrfach vertreten [116, 118, 153]. Ähnlich äußerte sich L. GUTTMANN (1956), der das außergewöhnlich günstige Ergebnis der häuslichen und beruflichen Rehabilitation seiner Qu. G. nicht zuletzt auf die verständnisvolle Einstellung und Hilfsbereitschaft der englischen Wohnungs- und Arbeitsbehörden zurückgeführt hat.

Eine Einstufung der Qu. G. in die Gruppe der *„privilegierten" Wohnungssuchenden* würde den Bemühungen der Wohnungsfürsorge eine günstigere Ausgangslage verschaffen. Zu begründen wäre eine derartige Maßnahme mit den folgenden heute *geltenden Gesetzen:*

Die einschlägigen Vorschriften des *Gesetzes zur Rentenversicherung* der Arbeiter (§ 1306 ArVG) (1) lauten: „Der Träger der Rentenversicherung kann Mittel der Versicherung über die Regelleistungen hinaus zum wirtschaftlichen Nutzen der Rentenberechtigten, der Versicherten und ihrer Angehörigen aufwenden; dies gilt insbesondere für die Förderung der Erstellung von Wohnungen und Eigenheimen für die versicherte Bevölkerung." Diesen Vorschriften entspricht sinngemäß der § 85 des Angestelltenversicherungs-Neuregelungsgesetzes.

Eine verbesserte Unterbringung des Qu. G. ist weiterhin auf Grund des § 47 des *Bundessozialhilfegesetzes* möglich. Nach der letzten Änderung verordnete die Bundesregierung in § 17: „Zum Zwecke der Eingliederung des Behinderten kann auch Hilfe zur notwendigen Verbesserung der wohnungsmäßigen Unterbringung des Behinderten gewährt werden, wenn die Besonderheit des Einzelfalles dies rechtfertigt. Kommen hierfür Geldleistungen in Betracht, können sie als Beihilfe oder als Darlehen gewährt werden."

Auch das *Schwerbeschädigtengesetz* formuliert in § 21 (1) eine entsprechende Möglichkeit: „ . . . Den Hauptfürsorgestellen obliegt . . . ferner . . . die im Zusammenhang mit der Arbeitsvermittlung Schwerbeschädigter erforderliche Sorge für die Wohnungsbeschaffung sowie die Familienfürsorge. Sie führen auch alle Maßnahmen durch, die dem Ziel der wirtschaftlichen Selbständigkeit Schwerbeschädigter dienen."

Außerdem ergeben sich Hilfsmöglichkeiten im Rahmen der *gesetzlichen Unfallversicherung* durch eine Abfindung zum Erwerb von Grundbesitz (§ 607 RVO).

Die Dringlichkeit, für alleinstehende Qu. G. *Ledigenwohnheime* zu bauen, die eine unmittelbar an die Rehabilitationsbehandlung anschließende Unterbringung zuließen, wurde schon betont (s. S. 116). Nur dann würden die gefährlichen Leerlaufzeiten zwischen dem Rehabilitationsabschluß und der Wiedereingliederung in das Berufsleben, die einen Trainingsverlust und eine charakterliche Fehlentwicklung fördern, vermieden [101, 129].

# III. Die sozialfürsorgerische Betreuung
## Vorbemerkungen und Literatur

Von den *fürsorgerischen Aufgaben* wurden bereits die Bemühungen um eine Verkürzung der Wartezeiten für Ausrüstungsgegenstände (siehe S. 105), die vorbereitenden Hausbesuche (s. S. 117) und die Vermittlungstätigkeit bei der Wohnungsbeschaffung (s. S. 119) erwähnt. Zum Aufgabenbereich der Fürsorge gehört ferner, vor einer beruflichen Wiedereingliederung des Qu. G. die Verbindung mit den Unterabteilungen des Arbeitsamtes und mit den Betrieben herzustellen. Um die Ergebnisse der medizinischen und sozialen Rehabilitation zu sichern, ist eine nachgehende Fürsorge unerläßlich. Die nach der Entlassung des Qu. G. stattfindenden Besuche durch die Fürsorgekräfte helfen, inzwischen aufgetauchte Schwierigkeiten zu mindern und die weitere Entwicklung zu überwachen. Ausgleichender Zuspruch, praktische Ratschläge oder materielle Leistungen stellen solche Hilfen dar.

So wie das Handeln der Fürsorgekraft meist entsprechende Angaben des Arztes voraussetzt, so bleibt dieser wiederum auf die fürsorgerischen Erkundigungen und Erfahrungen angewiesen. Um die genannten mannigfaltigen Aufgaben sinnvoll aufeinander abgestimmt zu bewältigen, ist die ständige Mitarbeit einer *Fürsorgekraft im Arbeitskreis* nicht zu entbehren. Zu erwähnen sind noch die Schwierigkeiten, die durch die besondere körperliche und seelische Verfassung vieler Qu. G. mit den fürsorgerischen Bemühungen verbunden sind. Der Fürsorger hat mit vielen Wegen zu rechnen, die er dem Qu. G. abnehmen wird, bis dieser selbst die genügende Beweglichkeit erworben hat. Außerdem verlangen die möglichen charakterlichen Fehlentwicklungen mancher Qu. G. [10, 65, 88, 121, 155, 171, 209, 218, 221], die sich in Verschlossenheit, Mutlosigkeit oder verbitterter Ablehnung äußern, ein besonderes Ausmaß an Verständnis und Geduld. Nur dann kann ein Vertrauensverhältnis entstehen.

Auch in der Literatur wird den fürsorgerischen Bemühungen eine hervorragende Bedeutung beigemessen und die Forderung nach ihrem *rechtzeitigen Einsatz* eindringlich erhoben [24, 32, 61, 62, 73, 101, 121, 127, 133, 138, 149 a, 152, 166, 169]. Nach den Berichten aus anderen, vorwiegend angelsächsischen Ländern ist dort eine gleichzeitig mit der medizinischen Rehabilitation beginnende sozialfürsorgerische Betreuung seit vielen Jahren üblich [1, 73, 106, 112, 164, 175]. Dagegen zeigen die Erfahrungen deutscher Autoren, wie verspätet, lückenhaft und uneinheitlich die sozialfürsorgerische Betreuung hierzulande — zumindest noch bis zum Jahre 1962 — erfolgte [79, 169, 175, 188].

## Eigene Daten

*Zum methodischen Vorgehen.* Für unser Beobachtungsgut wurden die Erhebungen bei allen 100 Qu. G. berücksichtigt. Eine Trennung nach entlassenen und nach noch stationär behandelten Qu. G. wäre für die Erörterung der sozialfürsorgerischen Betreuung, die sofort nach dem Eintritt der Lähmung einzusetzen hat, nicht sinnvoll gewesen. — Den unterschiedlichen Kostenträgern unserer 100 Qu. G. entsprachen die verschiedenen jeweils verantwortlichen *Fürsorgeinstanzen.* Für 56 Qu. G. des Bezirksfürsorgeverbandes und des Landesfürsorgeverbandes waren bis zur Aussteuerung die Krankenkassen als Kostenträger zuständig, so daß zunächst allenfalls die Krankenhausfürsorgerin den Qu. G. besuchte. Erst nach der Meldung des Patienten an den Bezirksfürsorgeverband war dieser angesprochen. 3 weitere Fälle — die Haftpflichtansprüche erheben konnten — zählten wir dieser Gruppe zu, weil bei ihnen gleichfalls bis zur Klärung der Haftung die Krankenhausfürsorge wirksam werden mußte und es in 2 Fällen auch tatsächlich wurde. Die noch verbleibenden 41 Fälle der gesetzlichen Unfallversicherung wurden von ihren zuständigen Berufsfürsorgern betreut.

Die entsprechenden *Unterlagen* über die sozialfürsorgerische Betreuung unserer Qu. G. ließen sich unterschiedlich leicht gewinnen. Die Besuche durch die Bezirksfürsorge und die Krankenhausfürsorge waren aufgrund der Eintragungen in die Krankenblätter, der Weitermeldungen an den Landesfürsorgeverband sowie durch nachträgliches Befragen der Qu. G. zu ermitteln. Lediglich in 2 Fällen erhielten wir keine zuverlässigen Angaben darüber, ob jeglicher Besuch wirklich unterblieben war. Die Fälle der gesetzlichen Unfallversicherung boten dagegen bei der Erfassung meistens keine Schwierigkeiten. Die uns zur Einsicht vorliegenden Akten enthielten über fast jeden Besuch des Berufsfürsorgers beim Qu. G. oder seiner Familie einen ausführlichen, oft recht anschaulichen Bericht. — Von insgesamt 5 Fällen in beiden Gruppen lagen uns keine verläßlichen Zahlen über die Besuchshäufigkeit vor (Tab. 34).

*Zum Beginn der fürsorgerischen Betreuung.* Diese erfolgte erstmals im Beobachtungsabschnitt A durch die zuständigen

Fürsorgekräfte des Krankenhauses oder des Bezirksfürsorgeverbandes bei 19 von 57 zu betreuenden Qu. G. (33,3 %),

Berufsfürsorger bei 30 von 41 zu betreuenden Qu. G. (73,2 %).

Der Unterschied zugunsten der Berufsgenossenschaften ist signifikant. Die an sich schon kleine Zahl von 19 Fällen der öffentlichen Fürsorge oder Krankenhausfürsorge verliert aber bei einer genaueren Betrachtung noch mehr an Gewicht. Diese Qu. G. kamen nämlich zur Hälfte ($^9/_{19}$) erst nach Ablauf von sechs Monaten zum ersten Mal in Verbindung mit einer Fürsorgeinstanz.

*Zur Häufigkeit der fürsorgerischen Besuche (Tab. 34).* Bei einem Vergleich der Häufigkeit, mit der die Besuche der Fürsorgekräfte *innerhalb von zwei Jahren* durchgeführt wurden, fielen zunächst die außerordentlich starken Frequenzunterschiede auf. Nicht weniger als 9 von 95 Fällen wurden in diesen beiden Jahren niemals aufgesucht. Immer war für diese Qu. G. der Bezirksfürsorgeverband zuständig ($^9/_{57}$, 15,8 % der Fälle). — Lediglich eine einzige Besprechung in diesem Zeitraum, wie sie bei 21 von 95 Fällen stattfand, hatte sich allenfalls beratend, nicht aber im eigentlichen Sinne betreuend ausgewirkt. Bei dieser Gelegenheit wurden meist nur Fragen einer finanziellen Unterstützung besprochen. Eine „regelmäßige" fürsorgerische Betreuung — also etwa drei- bis viermal im Jahr — erfolgte für die Qu. G.

der Bezirksfürsorgeverbände bei  1 von 57 Fällen  (1,8 %),
der Berufsgenossenschaften  bei 14 von 38 Fällen (36,8 %).

Dieser Unterschied ist wieder signifikant.

Tabelle 34. *Häufigkeit der Besuche durch die zuständigen Fürsorgekräfte bei 100 Querschnittsgelähmten in den ersten zwei Jahren nach Eintritt der Lähmung*

| Fürsorgeinstanz | keine Besuche | 1 bis 3 Besuche | 4 bis 6 Besuche | 7 bis 12 Besuche | mehr als 12 Besuche | ohne Angabe | Summe |
|---|---|---|---|---|---|---|---|
| Bezirksfürsorge ........ | 9 | 32 | 5 | — | — | 1 | 59 |
| Krankenhausfürsorge... | | 8 | 2 | — | 1 | 1 | |
| Summe............... | 9 | 40 | 7 | — | 1 | 2 | 59 |
| Berufsfürsorge ......... | — | 12 | 12 | 10 | 4 | 3 | 41 |
| Gesamtsumme ........ | 9 | 52 | 19 | 10 | 5 | 5 | 100 |

*Zur nachgehenden Fürsorge.* Ähnlich begünstigt schienen die Fälle der gesetzlichen Unfallversicherung im Hinblick auf die Häufigkeit der Besuche nach der Krankenhausentlassung gewesen zu sein. Nach dem Termin III und bis zum Ende des zweiten Lähmungsjahres

wurden durch die Berufsfürsorger  7 von 12 Fällen (58,3 %),
durch die übrigen Fürsorgekräfte  4 von 18 Fällen (22,2 %)
besucht.

Die Berufsfürsorger hatten sich offensichtlich ihrer Qu. G. konsequenter und häufiger annehmen können als die Fürsorger der übrigen Instanzen. Hierbei ist allerdings zu berücksichtigen, daß der Berufsfürsorger manchmal auf der gleichen Besuchsreise mehrere Qu. G. beriet, wenn diese in derselben berufsgenossenschaftlichen Sonderstation behandelt worden waren. Diese Erleichterung in der fürsorgerischen Arbeit ist ein weiterer Vorteil, den die Querschnittsgelähmtenstationen aufweisen (s. S. 107).

## Besprechung der Ergebnisse

Unsere *Ergebnisse* über den ersten Besuch und über die Häufigkeit der Besuche durch die Fürsorger der verschiedenen Fürsorgeinstanzen boten beachtenswerte Unterschiede. Die von der Krankenhausfürsorge oder von der öffentlichen Fürsorge betreuten Qu. G. wurden eindeutig später (s. S. 121) und seltener (s. S. 122) aufgesucht als die Qu. G. der Berufsgenossenschaften.

Die hieraus entstehenden *Folgen,* wie etwa die Mängel in der zügigen Ausrüstung mit Hilfsmitteln, in der rechtzeitigen Auszahlung von Taschengeld und in der häuslichen Wiedereingliederung, sind allen behandelnden Ärzten und auch den Patienten selber bekannt. Oft zeigten sich die Qu. G., die Gelegenheit hatten, ihre Betreuung mit der von berufsgenossenschaftlichen Qu. G. zu vergleichen, über die bestehenden Unterschiede verbittert.

Vor allem waren diese Unterschiede — und sind es auch heute noch — bereits durch die verschiedenartigen Meldeverfahren der einzelnen Fürsorgezweige [239, 241] und durch den Mangel an Krankenhausfürsorgern *verursacht.* Die berufsgenossenschaftlichen Fälle wurden nämlich über den Durchgangsarzt sogleich nach dem Unfallereignis der zuständigen Berufsgenossenschaft angezeigt. Damit war gleichzeitig der betreffende Berufsfürsorger unterrichtet. Der Weg zu den anderen Fürsorgeeinrichtungen blieb, da eine ständige Krankenhausfürsorge oft fehlte, meist dem Einsatz des Stationsarztes, des Patienten oder seiner Angehörigen überlassen. Häufig war daher erst der Zeitpunkt der Aussteuerung aus der Krankenkasse ein Anstoß zu diesem ersten Schritt.

Die *Forderungen* vieler deutscher Autoren, die sich seit Jahren für eine Verbesserung der Sozialfürsorge des Qu. G. einsetzen, können daher nur unterstrichen werden [24, 62, 79, 121, 127, 133, 175]. An erster Stelle wäre der dringlich notwendige Ausbau der Krankenhausfürsorge zu betreiben, um auch für die nicht berufsgenossenschaftlich betreuten Qu. G. eine angemessene Fürsorge zu gewährleisten. Erst bei einem Einsatz voll ausgebildeter Kräfte in genügender Anzahl ließe sich die Forderung nach rechtzeitigen Erstbesuchen im ersten Monat nach Eintritt der Qu. L., nach einer regelmäßigen Besuchsfolge in zwei- bis dreimonatigen Abständen sowie nach einer nachgehenden Fürsorge erfüllen. Damit die Fürsorgekraft wirklich ein Bindeglied zwischen dem Qu. G. und den verschiedenen Instanzen bildet, sind besondere Sachkenntnisse über die Möglichkeiten und Grenzen der körperlichen Leistungsfähigkeit des Qu. G. und Erfahrungen im Umgang mit derartig Schwerbeschädigten sowie stetige Einsatzfreude und Routine in der Verhandlung mit den einschlägigen Stellen wichtige Voraussetzungen.

# IV. Die berufliche Rehabilitation

*Allgemeine Bemerkungen.* Das Endziel der sozialen Rehabilitation ist die Wiedereingliederung des Qu. G. in eine seinem Defektzustand angemessene berufliche Tätigkeit. Diese sollte ihn dazu befähigen, erneut für sich und seine Familie zu sorgen [32] und darüber hinaus seinem Dasein wieder Ziel und Sinn zu geben [88, 147]. Eine stete Berufstätigkeit hat für den Qu. G. eine besonders große *Bedeutung*. Sie beweist ihm, daß er trotz seiner schweren Dauerschädigung doch noch „zu etwas nütze" ist. Diese Erfahrung kann seinen „stark beeinträchtigten Lebensmut" wieder aufrichten [57]. Durch die Arbeit ist es dem Qu. G. auch am ehesten möglich, sein seelisches Gleichgewicht zu erhalten [39 a, 65, 76 b, 97]. Die Berufstätigkeit ist zudem ein steter Anreiz, in einem guten Trainingszustand zu bleiben. Um den körperlichen und beruflichen Anforderungen gerecht zu werden, ist der Gelähmte zu einer regelmäßigen Lebensweise verpflichtet. Daher wird in der Literatur der Berufsarbeit des Qu. G. eine lebenserhaltende Wirkung zugeschrieben [127, 169]. Der Hinweis auf den Trainingswert der Berufsarbeit und die damit verbundene größere Lebenserwartung kann ein besonderer Ansporn für den Qu. G. sein — trotz einer ausreichenden Rente —, wieder berufstätig zu werden. Weiterhin wirkt sich eine berufliche Tätigkeit in den meisten Fällen günstig auf das familiäre Zusammenleben aus [39 a, 88, 97].

## 1. Berufsfördernde Maßnahmen

### Vorbemerkungen und Literatur

#### Vorstufen der Berufsförderung

Eine wichtige Rolle auf dem Weg zur beruflichen Rehabilitation spielen ihre Vorstufen: die Beschäftigungstherapie und die Arbeitstherapie. Die Erfahrung lehrt, daß die Arbeitsfreude und der Arbeitswille des Qu. G. sehr frühzeitig geweckt werden müssen. Nur dann besteht berechtigte Hoffnung auf ein späteres Gelingen der beruflichen Wiedereingliederung [175, 249].

Alle Sachkenner haben sich übereinstimmend über den Wert der *Beschäftigungstherapie* geäußert [26, 57 , 65, 98, 126, 133, 160, 247, 250, 252]. Dieser liegt in der günstigen seelischen Beeinflussung des

Patienten, in der Förderung seiner eigenen Aktivität und in einer gleichzeitigen „Testung" für die Auswahl seines zukünftigen Berufes. Bei inkomplett Gelähmten, vor allem bei solchen mit leichten Paresen der Hände, kommt eine gezielte Funktionsverbesserung der geschädigten Gliedmaßen hinzu. Die Beschäftigungstherapie kann bald nach Eintritt der Lähmung — also schon am Krankenbett — einsetzen.

Im Anschluß an die Beschäftigungstherapie sollte — sobald der Qu. G. längere Zeit sitzfähig und im Rollstuhl genügend beweglich ist — die *Arbeitstherapie* folgen. Bei dem nunmehr industrienäheren Training treten vor allem die Arbeitsleistung und das Arbeitsprodukt in den Vordergrund [98, 126, 133, 240, 252]. Von berufskundlichen Grundlagen ausgehend, bietet eine gut ausgerüstete arbeitstherapeutische Abteilung vielseitige Möglichkeiten zum Arbeitstraining [144]. Nur auf diese Weise wird ein reibungsloser Übergang in den alten oder neuen Beruf, in eine Umschulung oder ein Anlernverfahren gelingen.

### Berufsfördernde Maßnahmen im engeren Sinn

Sobald eine grundsätzliche Vermittlungsfähigkeit des Qu. G. erwartet werden darf, ist durch weitere berufsfördernde Maßnahmen möglichst bald eine Berufsfindung anzustreben [129]. Zu diesen Maßnahmen gehören die *Beratungen, Eignungsuntersuchungen und Vermittlungen der Arbeitsämter, weiterbildende Kurse* sowie *Ausbildungs- und Umschulungslehrgänge*. Oft wird es sinnvoll sein, bereits am Krankenbett oder spätestens zu Beginn der Arbeitstherapie den Sonderberater, gegebenenfalls den Psychologen und den Schwerbeschädigtenvermittler des Arbeitsamtes heranzuziehen [101, 102]. Nur durch koordinierte Zusammenarbeit der Klinik und des Arbeitsamtes wird auch auf dem Gebiet der beruflichen Rehabilitation ein kostspieliger Leerlauf vermieden [1, 47, 102, 164]. Dabei ist die allgemeine Erfahrung zu berücksichtigen, daß eine Umschulung in jüngeren Jahren einen größeren Dauererfolg verspricht als ein Berufswechsel bei älteren Qu. G. [138].

### Eigene Daten

### Angewandte beschäftigungstherapeutische und arbeitstherapeutische Maßnahmen

Nach unseren Erhebungen nahmen von allen 100 Qu. G. in den Beobachtungsabschnitten A *und* B lediglich

8 Qu. G. an einer Beschäftigungstherapie,
2 Qu. G. an einer Arbeitstherapie teil.

Die außerordentlich bescheidenen Ergebnisse belegen, daß die Beschäftigungstherapie und Arbeitstherapie bei uns viel zu wenig angewandt wurden [126, 252]. Diese Feststellungen wiegen noch schwerer, wenn sie etwa den Berichten und unseren eigenen Eindrücken aus den Rehabilitationszentren in Stoke Mandeville und in Tobelbad gegenübergestellt werden. Dort sind diese beiden Vorstufen der Berufsförderung selbstverständliche Teile des Rehabilitationsprogramms [73, 160].

Wie uns unsere Qu. G. angaben, hatten sie fast alle während der langen Krankenhausaufenthalte in den beiden Beobachtungsabschnitten lediglich mit Radiohören und Lesen „die Zeit totgeschlagen". In weitem Abstand folgten die Zahlen über Beschäftigungen, die von uns unter Handarbeit und Basteln zusammengefaßt wurden. Zumeist handelte es sich mehr um eine dem Zufall oder der Eigeninitiative des Patienten überlassene Tätigkeit im Sinne der Ablenkung als um ein folgerichtig aufgebautes manuelles Training. Ohne Anleitung einer erfahrenen Beschäftigungstherapeutin wird die Mehrzahl der Qu. G. in der Wahl ihrer Beschäftigungen am ehesten zu den passiven und zerstreuenden Tätigkeiten neigen.

### Durchgeführte berufsfördernde Maßnahmen im engeren Sinn

Für die Auszählung ließen wir unsere 22 Hausfrauen außer acht, weil für sie derartige berufsfördernde Maßnahmen nicht in Frage kamen. Bei den verbleibenden 78 Qu. G. fanden sich bis zum Termin III nur in 15 Fällen (19,2 %) Vermerke über eine oder mehrere fördernde Maßnahmen von seiten der Arbeitsämter. Bereits diese geringe Häufigkeit weist darauf hin, daß die Möglichkeiten der Berufsförderung trotz Ablaufs der doppelten Rehabilitationszeit unzureichend beansprucht worden waren. 6 weitere Qu. G. ($^6/_{78}$; 7,7 %) hatten unabhängig vom Arbeitsamt an weiterbildenden Kursen teilgenommen. Wurden sie hinzugezählt, so blieben dennoch 57 Qu. G. ($^{57}/_{78}$; 73,1 %) ohne irgend einen Ansatz zu einer Berufsförderung im engeren Sinn.

*Keiner* unserer Qu. G. war bis zum Termin III in einer beruflichen Rehabilitationsstätte für Schwerbeschädigte, wie sie etwa während unserer Berichtszeit von den Orthopädischen Heil-, Lehr- und Pflegeanstalten betrieben wurden, umgeschult worden.

An dieser Stelle möchten wir auf zwei in neuerer Zeit eingerichtete Umschulungsstätten hinweisen, in denen seit dem Jahre 1959 — Umschulungsbetrieb Johann Peters in Waldkraiburg, Oberbayern [176 a] — und seit dem 1. Januar 1962 — Johannes-Straubinger-Haus in Wildbad, Schwarzwald [39 a] — Querschnittsgelähmte für ihren alten Beruf auftrainiert oder für einen neuen Beruf umgeschult werden.

Die *Besprechung der eigenen Ergebnisse* erfolgt im Anschluß an die eigenen Daten und kasuistischen Beiträge zur beruflichen Wiedereingliederung (s. S. 136).

# 2. Berufliche Wiedereingliederung

## Vorbemerkungen und Literatur

Solange unter Laien und Ärzten die Vorstellung verbreitet war, ein Qu. G. sei ein hilfloser Krüppel, der „zu einem jammervollen Lebensrest verurteilt" sei [193], mußte auch die *berufliche Prognose* als hoffnungslos angesehen werden. Die langjährigen Erfahrungen englischer [66, 67, 68, 76 a, 76 b] und amerikanischer Therapeuten [37, 156, 157, 158, 194] haben jedoch bewiesen, daß sich eine berufliche Wiedereingliederung verwirklichen läßt. Diese wird im allgemeinen aber nur gelingen, wenn die medizinische Rehabilitation zügig und vollständig durchgeführt wurde. Sonst können die unheilbaren Sekundärschäden an Körper und Seele nicht vermieden und ein gutes Trainingsniveau niemals erreicht werden [62, 71, 127]. Eine weitere unabdingbare Voraussetzung stellt die beständige Mitarbeit des Qu. G. selber dar. Qu. G. mit abnormer Charakterstruktur, die den Rehabilitationsbemühungen versteckt oder offen ablehnend gegenüberstehen, sind auch auf sozialem Gebiet nicht dauerhaft einzugliedern [39 a, 101, 127, 158, 162]. Andererseits gibt eine begründete Aussicht auf ein berufliches Vorwärtskommen dem Qu. G. wesentlichen Auftrieb bei der Trainingsbehandlung. Wie wichtig die Unterstützung durch die Angehörigen und wie unumgänglich eine Erdgeschoßwohnung sowie für eine Berufstätigkeit außer Haus die Motorisierung des Qu. G. sind, wurde bereits erwähnt (s. S. 115, 116, 118). Auch für ein Gelingen der sozialen Wiedereingliederung ist es bedeutsam, daß die einzelnen Phasen lückenlos aufeinanderfolgen [127, 129, 253]. Bereits in der Klinik sollte deshalb der Rehabilitationsplan vollständig entworfen werden, der den Qu. G. bis an die Schwelle der Vermittlungsfähigkeit und gleich anschließend in den geeigneten Betrieb führt [101].

Für die berufliche Prognose sind die *Vergleichsangaben* über die Wiedereingliederung in eine Tätigkeit bei einem bestimmten Patientengut besonders aufschlußreich. Leider können die Ergebnisse verschiedener Autoren nur selten ohne Vorbehalte miteinander verglichen werden, da sich die Beobachtungsreihen hinsichtlich der Schwere der Qu. L., der Lähmungsdauer und der Nachbeobachtungszeit erheblich unterscheiden. Weitere Vergleichsschwierigkeiten treten aber noch hinzu. So wird in einigen Arbeiten die Zahl der tätigen Qu. G. auf die Summe aller Behandelten oder nur auf die Zahl der aus dem Krankenhaus entlassenen Patienten bezogen. Die inzwischen verstorbenen Qu. G., die Qu. G. oberhalb einer bestimmten Altersgrenze (55 Jahre oder 65 Jahre) sowie die weiblichen Qu. G. bleiben einmal unberücksichtigt, ein anderes Mal werden sie mitgezählt. Schließlich ist der Begriff der „Tätigkeit" unterschiedlich weit gefaßt worden [113].

Eine erste Übersicht (Tab. 35) enthält die *„Tätigkeitsziffern"* verschiedener deutscher Beobachtungsreihen, soweit deren Zusammensetzung aus entlassenen und überlebenden Qu. G. in etwa bekannt ist. Auch Qu. G., die mehr oder weniger regelmäßig Heim- oder Hausarbeit verrichteten oder in Ausbildung standen, wurden als „Tätige" mitgezählt. Da der Anteil der total Gelähmten meist

Tabelle 35. *Übersicht der Tätigkeits-*

| Autoren, Berichtsjahr Land | Anzahl der entlassenen überlebenden Qu. G. | Anzahl der total Gelähmten | |
|---|---|---|---|
| | | absolut | in % |
| Arens, W. (1958) Bundesrepublik Deutschland | 956 | — | — |
| Goeritz, K. (1958) Bundesrepublik Deutschland | 1619 | — | — |
| Frandsen, D. (1961) Baden-Württemberg | 92 | — | — |
| Frandsen, D. (1961) Baden-Württemberg | 252 | — | — |
| Lindemann, K. (1961) Bundesrepublik Deutschland | 95 | 56/101 | 55,4 |
| Heipertz, W. (1956) Bundesrepublik Deutschland | 60 | 56/100 | 56,0 |
| Katthagen, A. (1960) Bundesrepublik Deutschland | 48 | — | — |
| Bruns, D. (1960) Bundesrepublik Deutschland | 95 | 67/116 | 57,8 |
| Wahle, H., I. Pampus (1965)* | 34 | 34 | 100,0 |
| Rheinland | 16 | 16 | 100,0 |
| Summe...................... | 50** | 50 | 100,0 |

* Diese Untersuchung wurde im Verlauf des *Jahres 1961* durchgeführt.
** 44 von diesen 50 Qu. G. sind auch in der Tätigkeitsquote von unseren

Tabelle 36. *Übersicht der Tätigkeitsziffern*

| Autoren, Berichtsjahr Land | Anzahl der entlassenen überlebenden Qu. G. | Anzahl der total Gelähmten | |
|---|---|---|---|
| | | absolut | in % |
| Munro, D. (1954) USA | 291 | 144/445 | 32,4 |
| Comarr, A. E. (1959) USA | 825 | — | — |
| Guttmann, L. (1959) England | 1150 | — | 50 bis 60 |
| Guttmann, L. (1962) England | 1496 | * | 50 bis 60 |

* Anteil der total Gelähmten (ohne lumbal und sakral Gelähmte)

*ziffern nach deutschen Autoren*

| Anteil der tätigen Qu. G. | | Männer oder Frauen | Lähmungs-dauer | Bemerkungen |
|---|---|---|---|---|
| absolut | in % | | | |
| 150/956 | 15,6 | vorwiegend Männer | unterschiedlich | nur berufsgenossen-schaftliche Fälle |
| 327/1619 | 20,3 | vorwiegend Männer | 12 bis 17 Jahre | nur Kriegsbeschädigte |
| — | 27,0 | Männer und Frauen | unterschiedlich | nur Zivilgeschädigte |
| — | 33,0 | vorwiegend Männer | 15 bis 20 Jahre | nur Kriegsbeschädigte |
| 28/95 | 29,5 | Männer | unterschiedlich | — |
| 20/60 | 33,3 | Männer und Frauen | unterschiedlich | — |
| 16/48 | 33,3 | Männer und Frauen | unterschiedlich | — |
| 33/95 | 34,7 | Männer und Frauen | unterschiedlich | — |
| 10/34 | 29,4 | Männer | durchschnitt-lich 5 Jahre und 9 Monate | nur Zivilgeschädigte |
| 11/16 | 68,8 | Frauen | und 9 Monate | nur Zivilgeschädigte |
| 21/50 | 42,0 | Männer und Frauen | durchschnitt-lich 5 Jahre und 9 Monate | nur Zivilgeschädigte |

100 Fällen am *Termin 1960* enthalten (Abb. 19, s. S. 132).

*nach amerikanischen und englischen Autoren*

| Anteil der tätigen Qu. G. | | Männer oder Frauen | Lähmungs-dauer | Bemerkungen |
|---|---|---|---|---|
| absolut | in % | | | |
| 151/291 | 51,9 | Männer und Frauen | durchschnitt-lich 8 Jahre | nur Zivilgeschädigte |
| — | 55,0 | — | unterschiedlich | — |
| 855/1150 | 74,3 | Männer und Frauen | unterschiedlich | Kriegsbeschädigte und Zivilgeschädigte |
| 1144/1496 | 76,5 | Männer und Frauen | unterschiedlich | Kriegsbeschädigte und Zivilgeschädigte |

845/1562 = 55,4 %.

nicht für die entlassenen und berufstätigen Qu. G., sondern für alle behandelten Patienten angegeben war, wurde dieses Zahlenverhältnis ergänzend aufgeführt. Dagegen blieben Beobachtungen [101, 112, 153, 202], die sich in ihrer Zusammensetzung von den aufgeführten Reihen noch stärker unterschieden oder an einem Auslesegut gewonnen wurden, deswegen unberücksichtigt. Um einen Maßstab zu erhalten, werden einige annähernd vergleichbare Statistiken aus englischen und amerikanischen Querschnittsgelähmtenzentren in einer zweiten Übersicht angefügt (Tab. 36).

Nach der ersten Übersicht (Tab. 35) streuen die *Prozentsätze* aller irgendwie tätigen Qu. G. bei uns zwischen 15 und 40 %. Meist gelingt es nicht, die Unterschiede zwischen den einzelnen Ergebnissen sicher zu deuten. Am ehesten ist an Ungleichheiten in der Zusammensetzung des jeweiligen Beobachtungsgutes zu denken. Die wesentlich höheren Tätigkeitsquoten in englischen und amerikanischen Arbeiten (Tab. 36), die bei L. GUTTMANN (1962) einen Prozentsatz von 76,5 % erreichen, sind dagegen eindeutig Folge einer meist früh einsetzenden zielstrebigen Rehabilitationsbehandlung [5, 112, 160].

Für die *Bewertung von Tätigkeitsziffern* erscheint uns eine Erfahrung von G. NEUBAUER bedeutsam. Dieser hatte auf Grund einer ersten Auszählung nach zweieinhalbjähriger Arbeit in seinem Rehabilitationszentrum über 54 entlassene und überlebende Qu. G. berichtet, von denen 30 — also 55,6 % der Fälle — wieder tätig geworden waren [162]. Nach weiteren Beobachtungen stellte der Autor aber fest, daß sich dieser Prozentsatz auf längere Sicht nicht halten ließ, sondern auf eine Häufigkeitsziffer von höchstens 35 % absank [164]. G. NEUBAUER schrieb selber, er habe seinen „früheren Optimismus" etwas zurückstecken müssen [165]. Seine nachgehenden Erhebungen belegen, wie wichtig eine *ausreichende Nachbeobachtungszeit* ist, die wir für unsere eigenen Ergebnisse [101] heute auch noch nicht vorweisen können. Derartige Überlegungen lassen sich auf die Angaben englischer und amerikanischer Autoren [37, 73, 76 a, 158] nicht anwenden, da diese das Ergebnis einer 10- bis 19jährigen Rehabilitationsbehandlung an vielen hundert Qu. G. — oder wie L. GUTTMANN (1962) gar an 1496 Qu. G. — mitteilten. Trotzdem wären für einen Zahlenvergleich genaue Angaben über die Nachbeobachtungsdauer, die Länge der ununterbrochenen Arbeitszeit und der „Krankfeierzeiten" der Qu. G. aus gleichartig zusammengesetzten Beobachtungsreihen von großem Nutzen. — Nach L. GUTTMANN versäumten die englischen Qu. G. nicht mehr Arbeitstage als ihre nichtgelähmten Mitarbeiter [70, 73].

In vielen *Berufsarten* haben sich Qu. G. bereits bewährt. Als Grundbedingung muß allerdings erfüllt sein, daß die Arbeit an einem gut erreichbaren Arbeitsplatz und im ständigen Sitzen ausgeführt werden kann [98, 128, 129, 162, 166, 236, 250]. Trotz dieser Einschränkungen bleibt eine ausreichende Berufsskala bestehen. Der Literatur folgend [73, 116, 129, 167, 168], seien einige erprobte Berufe genannt:

Entgrater, Polierer, Sortierer, Gummiartikel-Hersteller, Korbflechter;
Textilverarbeiter (Flechten, Sticken, Teppichknüpfen, Maschinenstricken);
Schmuckwaren- und Spielzeug-Hersteller;
Schuhmacher, Lederverarbeiter;
Montierer in Feinmechanik, Elektro- und Labortechnik;
Bohrer, Punktschweißer;
Uhrmacher, Optiker;
Technischer Teilzeichner, Prüfer;
Schriftenmaler, Reklamezeichner;

Telefonist, Fernschreiber, Karteibearbeiter, Schreibkraft;
Büro- und Verwaltungsangestellter, Buchhalter;
Kioskverkäufer;
Arzt, Lehrer, Jurist, Steuerberater.

Aus der Reihe der landwirtschaftlichen Berufe kommt allenfalls der des Geflügelzüchters in Frage. — Die Rückkehr zur Haushaltarbeit glückt häufig. — Auch Geistesarbeiter lassen sich natürlich leichter in ihren alten Beruf zurückführen als etwa schwer körperlich Arbeitende in einen neuen Beruf [129].

Da der Begriff der „Tätigkeit" in unserer Übersicht sehr weit gefaßt werden mußte, sind noch Angaben über die von Qu. G. eingehaltenen *täglichen Arbeitszeiten* und über die *finanziellen Einnahmen* aus der Tätigkeit mitzuteilen. Im Verlauf der Jahre haben viele Qu. G. bewiesen, daß sie einen vollen Arbeitstag durchzuhalten vermögen [76 a]. Weil aber eine achtstündige Tätigkeit für sie unter Umständen einen zehn- bis zwölfstündigen Einsatz bedeutet, fällt jeweils dem Arzt die Beurteilung zu, ob einem Qu. G. eine derartige Belastung zugemutet werden darf (A. E. COMARR 1959).

Nach L. GUTTMANN (1962) waren von 1144 tätigen Qu. G. 771, also 67,4 % der Fälle, ganztägig beschäftigt. — D. MUNRO (1954) berichtete über 135 tätige Qu. G., von denen sich 105, also 77,8 % der Fälle, durch eigene Arbeit ihren Lebensunterhalt erwarben.

**Eigene Daten**

Häufigkeit und Art der beruflichen Wiedereingliederung
am Termin III (Abb. 19)

Am *Termin III* — nach Ablauf der doppelten optimalen Rehabilitationsstrecke — waren erst 30 von 100 Qu.G. aus der Krankenhausbehandlung entlassen worden. Von diesen 30 Qu. G. gingen lediglich 5 Qu. G. (16,7 %) mehr oder weniger regelmäßig einer Tätigkeit nach:

2 Qu. G., 17jährige Mädchen, setzten ihre Schulausbildung fort (Fall 28, Qu. L. ab $D_{11}$, total; Fall 57, Qu. L. ab $C_7$, inkomplett).

2 weibliche Qu. G., 46 und 48 Jahre alt, versorgten wieder ihren Haushalt (Fall 98, Qu. L. ab $L_1$, inkomplett; Fall 88, Qu. L. ab $D_5$, subtotal).

1 Qu. G., ein 34jähriger ehemaliger Jungbauer, verrichtete Heimarbeit (Fall 79, Qu. L. ab $D_{11}$, subtotal).

Die Altersangaben beziehen sich — wie immer in unserer Arbeit — auf das Lebensalter bei Eintritt der Qu. L.

Nicht zufällig erscheint uns, daß die aufgeführten Tätigkeiten bei 4 Fällen in einer Wiederaufnahme der alten „Arbeit" bestanden. In allen Fällen wurden sie unter demselben Dach ausgeübt, unter dem die Qu. G. auch wohnten. Die schulische Weiterbildung fand nämlich einmal im elterlichen Haus, das andere Mal in einem Internat statt. Ohne Zweifel spielte in allen diesen Fällen der Wegfall eines Arbeitsweges eine erleichternde Rolle für die Aufnahme der Tätigkeit.

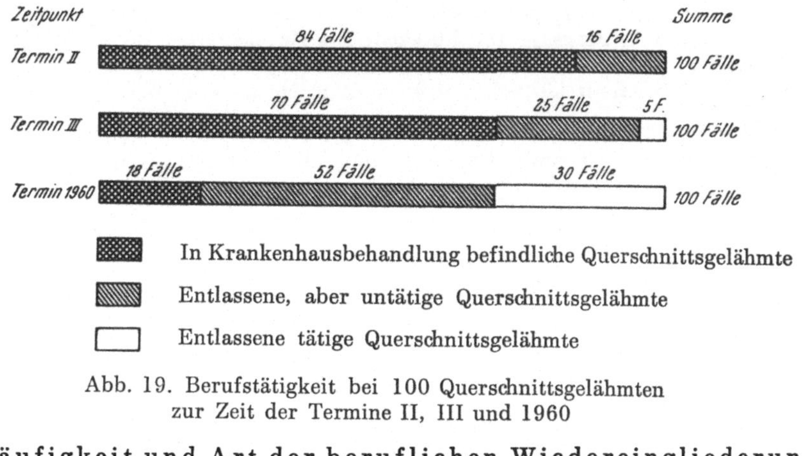


Abb. 19. Berufstätigkeit bei 100 Querschnittsgelähmten zur Zeit der Termine II, III und 1960

## Häufigkeit und Art der beruflichen Wiedereingliederung am Termin 1960 (Abb. 19)

Wegen der allzu kleinen Zahl von Qu. G. mit abgeschlossener Krankenhausbehandlung am Termin III schien uns ein *Nachtrag* über das Jahr 1960 sinnvoll, wenn die Ergebnisse auch nicht mehr wie bisher auf einer gleich langen Lähmungsdauer und Beobachtungsstrecke fußen. Wir haben diesen Mangel in Kauf genommen, zumal die Lähmungszeiten in den meisten Beobachtungsreihen anderer Autoren (Tab. 35, Tab. 36) ebenfalls verschieden lang sind. Ohne Zweifel würde aber eine einheitliche Lähmungsdauer aller Fälle eine eindeutigere Grundlage für den Vergleich von Tätigkeitsziffern bieten. Diese verhalten sich nämlich im zweiten bis fünften Jahr nach Eintritt der Qu. L. noch unterschiedlich, vor allem da bei uns die Möglichkeiten für die medizinische Frühbehandlung nicht überall gleich günstig waren. So kamen die Qu. G. unseres Beobachtungsgutes oft erst spät zu einer gezielten medizinischen Rehabilitation (s. S. 108). Infolgedessen wurden die Bemühungen um die berufliche Rehabilitation häufig erst nach Jahren planmäßig aufgegriffen (s. S. 117 unten).

Nach Ablauf von durchschnittlich fünf Jahren seit Eintritt der Qu. L. befanden sich 82 von 100 Qu. G. nicht mehr in Krankenhausbehandlung. Von diesen 82 Fällen waren 30 Qu. G., also 36,6 %, mehr oder minder regelmäßig tätig im weitesten Sinne. Unsere *Tätigkeitsziffer* entspricht damit in etwa den Vergleichszahlen aus der deutschen Literatur, wie sie in der Tab. 35 niedergelegt sind. Sie ist um die Hälfte kleiner als die von L. Guttmann mit 76,5 % angegebene (Tab. 36). Der Anteil unserer

„Berufstätigen" verliert aber noch mehr an Gewicht, wenn die Art der Tätigkeit, die tägliche Arbeitszeit und der dafür erhaltene Nettoverdienst berücksichtigt werden.

Eine Aufstellung unserer Qu. G. nach der *Art ihrer Tätigkeit* ergab:

**4** der 30 Qu. G. standen noch in Ausbildung, als Oberschülerin (1 Fall), Handelsschülerin (1 Fall) und Umschüler (2 Fälle); von ihnen besuchten zwei extern die Schule;

allein **14** der 30 Qu. G. waren Hausfrauen und arbeiteten in ihrem eigenen Haushalt mit;

nicht weniger als **8** der 30 Qu. G. verrichteten verschiedene Heimarbeiten:

Büroarbeit mit einem Nettoverdienst von
monatlich 280,— DM (1 Fall),
Detailzeichnen mit einem Nettoverdienst von
monatlich 200,— DM (1 Fall),
Wachskerzenverzieren mit einem Nettoverdienst von
monatlich 150,— DM (1 Fall),
Polier- und Entgratungsarbeit mit einem Nettoverdienst von
monatlich 140,— DM (1 Fall),
Textilsortieren, Maschinenschreiben, Teppichknüpfen, Maschinenstrikken mit einem Nettoverdienst von
monatlich weniger als 50,— DM (4 Fälle);

auch **2** weitere Qu. G. hatten ihren Arbeitsplatz und ihre Wohnung im selben Hause, der eine Qu. G. verkaufte Tabakwaren im Geschäft der Schwiegermutter (Monatsgehalt 200,— DM), die andere Qu. G. war als Bürohilfe in einem Landkrankenhaus angestellt (Monatsgehalt 299,— DM);

nur **2** Qu. G. — mit inkompletten Lähmungen — arbeiteten als Angestellte außerhalb ihrer Wohnungen, der eine als Telefonist (Monatsgehalt 420,— DM), der andere als Karteiführer (Monatsgehalt 310,— DM).

Die tägliche *Arbeitszeit* betrug für unsere 30 Qu. G.:

8 Stunden bei 10 Qu. G. (33,3 %),
6 Stunden bei  5 Qu. G. (16,7 %),
4 Stunden bei 15 Qu. G. (50,0 %).

Nach unserer auf dieser Seite mitgeteilten Aufstellung lag der *Nettoverdienst* im Jahre 1960 lediglich für 7 Qu. G. über dem damaligen Fürsorgerichtsatz von etwa 140,— DM, und zwar zwischen 200,— und 420,— DM. Die Einnahmen aus Heimarbeit waren bei 4 von 8 Fällen unzureichend und nur als Anerkennungsgebühr zu bezeichnen. Zum Vergleich sei wieder auf die Zahlen über die tägliche Arbeitszeit und die Einnahmen englischer und amerikanischer Qu. G. verwiesen (s. S. 131).

*Zur Verteilung auf die Geschlechter.*

Die männlichen Qu. G. waren tätig in 14 von 51 Fällen (27,5 %),
die weiblichen Qu. G. waren tätig in 16 von 31 Fällen (51,6 %).

Dieser Unterschied war auf den hohen Anteil von 22 Hausfrauen zurückzuführen.

Wir müssen uns hier darauf beschränken, unsere Vergleichsuntersuchungen über den *Einfluß medizinischer und sozialer Teilfaktoren* auf die berufliche Wiedereingliederung zusammengefaßt bei der abschließenden „Besprechung der Ergebnisse" mitzuteilen. Hiervon sei nur noch die folgende Untersuchung ausgenommen.

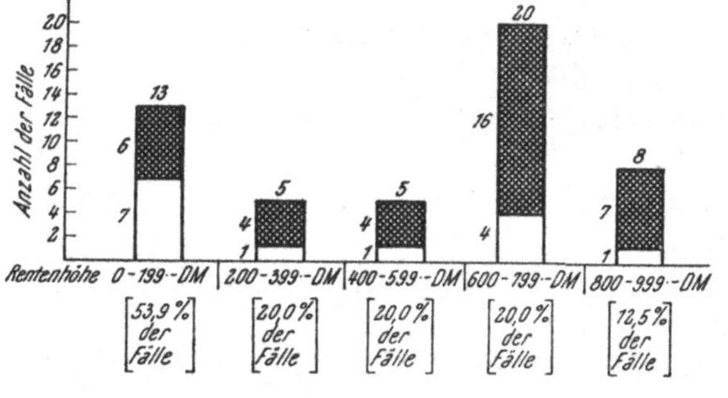


Abb. 20. Tätigkeit bei 51 entlassenen querschnittsgelähmten Männern zur Zeit des Termins 1960 (nach der Höhe des Renteneinkommens geordnet)

*Zum Verhältnis von Rentenhöhe und Tätigkeit (Abb. 20).* Bei dieser Untersuchung zeigte sich ein Absinken der Tätigkeitsziffer um mehr als die Hälfte bereits beim Überschreiten der Rentenhöhe von 200,— DM. Ein zweiter Abfall war in der letzten Gruppe mit den höchsten Renten zwischen 800,— und 999,— DM zu verbuchen. Dieses Ergebnis einer Abnahme der Tätigkeitsquote bei höheren Renteneinkommen wurde mit dem häufig nach WILCOXON benannten Rangtest überprüft. Danach ist eine derartige Verteilung wie die vorliegende nur in etwa 5 bis 10 % aller Wiederholungen rein zufällig zu erwarten. Mit dieser Irrtumswahrscheinlichkeit bestünde dann ein Zusammenhang zwischen Rentenhöhe und Arbeitshäufigkeit. Andererseits beweisen 5 tätige Qu. G., deren Renteneinkommen zwischen 630,— und 865,— DM lagen, auch die Arbeitswilligkeit einzelner Qu. G. mit hohen Renten [62, 84, 101]. Nach unserer Statistik — wie nach den Erfahrungen der Literatur [98, 101, 121, 146, 147, 165, 169, 175] — scheinen aber die männlichen Qu. G. mit höheren Renten weniger häufig eingegliedert worden zu sein als Qu. G. ohne Renten oder mit Renten unter 200,— DM. — Ergänzend sei noch mitgeteilt, daß immer dann, wenn die Minderung der Erwerbsfähigkeit bei unseren Qu. G. eingeschätzt worden war, diese auf 100 % festgesetzt wurde.

## Kasuistische Beiträge

Um die vielen verschiedenen, aber oft miteinander verflochtenen Einzelfaktoren, die eine berufliche Rehabilitation fördern (s. Vorbemerkungen und Literatur, S. 127) und hindern können (s. Besprechung der Ergebnisse, S. 137), anschaulich zu belegen, seien zu dem bereits genannten Beitrag (Fall 37, S. 117) noch zwei weitere Beispiele angeführt. — Da auf die Bedeutung der *medizinischen Faktoren* schon genügend verwiesen wurde (s. auch Fall 68, S. 92; Fall 65, S. 114; Fall 37, S. 117), soll der folgende kasuistische Beitrag (Fall 57) vor allem den Einfluß *charakterlicher Faktoren* betonen.

L. I. (Fall 57):

Die damals 17jährige Realschülerin (s. auch S. 131) erlitt durch einen Autounfall eine inkomplette Lähmung in Höhe von $C_7$. Nach der Krankenhausentlassung war das intellektuell gut begabte, aber von jeher charakterlich etwas schwierige junge Mädchen in eine Internatshandelsschule eingetreten. Dort befand sie sich zur Zeit von Termin III. Geplant war eine dreijährige Ausbildung zur Kontoristin. Dieser Berufsweg entsprach aber weniger den eigenen Wünschen der Qu. G. als den Vorstellungen ihrer geschiedenen Eltern und dem Ergebnis einer Berufsberatung, die allerdings ohne Eignungsprüfung stattgefunden hatte. Die Schülerin brach denn auch nach einem Jahr die Ausbildung ab. Immerhin wurden ihr bei der Entlassung von seiten der Schule Begabung und Tüchtigkeit bescheinigt. Eine Nachuntersuchung im Jahre 1961 ergab, daß L. I. keinerlei Gebrauch von den erworbenen beruflichen Kenntnissen gemacht hatte. Schreibarbeiten als Heimarbeit waren von ihr als zu „langweilig" und zu „schlecht bezahlt" abgelehnt worden. Die von ihr gewünschte anspruchsvollere Korrekturarbeit konnte ihr aber nicht vermittelt werden. Obwohl die Qu. G. im Internat eine gute Rollstuhlbeweglichkeit erreicht hatte, benutzte sie zu Hause den allerdings erst nach einer Wartezeit von einem Jahr gelieferten Rollstuhl nicht mehr. Sie scheute sich angeblich, mit ihrer Behinderung auf der Straße gesehen zu werden. Anfang des Jahres 1961 hatte die abnorme Erlebnisverarbeitung ein solches Ausmaß erreicht, daß sie auch die Gehübungen mit Apparat und Unterarmstützen im Zimmer aufgab und von nun an das Bett überhaupt nicht mehr verließ. Allen Bemühungen, ihrem Dasein wieder Inhalt zu verschaffen, begegnete sie mit einer verbitterten und resignierten Einstellung.

Die Ungunst des *örtlichen Arbeitsmarktes* und die Schwierigkeiten bei der Durchführung von *Heimarbeit* veranschaulicht der letzte kasuistische Beitrag. Er zeigt zugleich, daß nach verschiedenen Irrwegen und unnötigen *Leerlaufzeiten* schließlich doch noch eine befriedigende berufliche Rehabilitation erzielt werden kann. Ein wichtiger Beweggrund, der die Entwicklung in diesem Fall vorwärtstrieb, lag gewiß in der fehlenden *Rentenversorgung* des Qu. G.

H. P. (Fall 53):

Im Alter von 18 Jahren verunglückte der Transformatorenwickler H. P. mit seinem Motorrad. Dabei zog er sich eine komplette Lähmung — Qu. L. ab $L_2$ — zu. Die medizinische Rehabilitation hatte für unsere Verhältnisse ein gutes Ergebnis. Als der Qu. G. nach 15monatiger Behandlungszeit aus einer Sonderstation entlassen wurde, war er selbständig in allen Alltagsverrichtungen und über eine Strecke von 150 m gehfähig. Später konnte er seine Gehleistungen während eines Trainingsaufenthaltes in Tobelbad noch weiter verbessern. Dem Qu. G. standen weder eine berufsgenossenschaftliche Rente noch — wegen seines jugendlichen Alters — eine Erwerbsunfähigkeitsrente zu. Daher unternahm er sogleich nach der Krankenhausentlassung im Jahre 1957 zwei Versuche, durch Schnitzarbeiten zu Hause etwas zu verdienen. Diese und andere Bemühungen um Heimarbeit scheiterten jedoch bald an der Arbeitsmarktlage und an dem Mißverhältnis zwischen den entstehenden Materialkosten und den spärlichen Einnahmen. Hinzu trat die ungünstige ländliche Wohnlage, die geringe industrielle Arbeitsmöglichkeiten bot. Aus diesem Grunde lehnte H. P. auch eine Umschulung zum Feinmechaniker ab. Um diesen Beruf später auszuüben, hätte er seinen Wohnort wechseln müssen. Angetrieben durch seine sehr unzureichende geldliche Versorgung bemühte sich der Qu. G. aber weiterhin um eine lohnbringende Tätigkeit. Da ein Führerschein und ein Personenkraftwagen fehlten und das zu deren Erwerb notwendige Geld vom Landesfürsorgeverband erst bei Nachweis einer Arbeitsstelle gewährt wird, suchte der Qu. G. — um nicht noch mehr Zeit zu verlieren — nach einem Arbeitsplatz, den er von seinem Elternhaus aus „zu Fuß" erreichen konnte. Schließlich verschafften ihm ehemalige Sportkameraden im Jahre 1959 eine Anlernstelle im Büro eines benachbarten Bauunternehmers. Die ihm fehlenden Kenntnisse im Maschinenschreiben und in der Orthographie erwarb sich der Qu. G. ohne fremde Anleitung. Den etwa 300 m langen Weg zwischen seiner Wohnung und der Arbeitsstätte ging er täglich mit Apparat und Unterarmstützen. Am Ende des Jahres 1960 stand H. P. in einem festen Angestelltenverhältnis mit einem monatlichen Anfangsgehalt von DM 224,— netto.

## Besprechung der Ergebnisse in der beruflichen Rehabilitation

Die Erhebungen über die berufliche Rehabilitation unserer 100 Qu. G. erbrachten unterschiedliche *Ergebnisse,* weil wie üblich der Zeitfaktor seit dem Auftreten der Qu. L. berücksichtigt wurde (Abb. 19, s. S. 132). Von den 16 bis zum Termin II entlassenen Qu. G. arbeitete keiner; von den 30 bis zum Termin III entlassenen Patienten waren lediglich 5 Qu. G. (16,7 %) tätig. Der Anteil der Wiedereingegliederten stieg bis zum Termin 1960 auf 30 von 82 entlassenen Qu. G. (36,6 %). Diese Tätigkeitsquote entsprach in etwa den Angaben anderer deutscher Autoren. Dagegen berichtete L. GUTTMANN (1962) aus England, daß von nahezu 1500 entlassenen Qu. G. 76,5 % der Fälle wieder eingegliedert worden seien. — Auch beim Vergleich der täglichen Arbeitszeit oder der monatlichen Einnahmen erwiesen sich unsere Ergebnisse zur Zeit des Termins 1960 als dürftig; denn nur 12,2 % aller Entlassenen (¹⁰/₈₂) waren täglich acht Stunden tätig, und nicht mehr als 11,8 % der entlassenen Männer (⁶/₅₁) hatten einen monatlichen Nettoverdienst von 150,— bis 420,— DM. Unsere mageren Ergebnisse — das galt auch für die Durchführung berufsfördernder Maßnahmen (s. S. 125 und 126) — bestätigen die Ansicht von K. BOSHAMER [24], der im Jahre 1960 die berufliche Wiedereingliederung von Qu. G. mit schwersten Ausfällen in der Bundesrepublik als noch ungelöst ansah.

Wichtig erscheinen uns noch die Untersuchungen über die *Ursachen und Beweggründe,* die dazu geführt hatten, daß die aus dem Krankenhaus entlassenen Qu. G. beruflich nicht wieder eingegliedert wurden. Zu diesen Qu. G. zählten am Termin III — durchschnittlich 15 Monate nach Eintritt der Qu. L. — 25 von 30 Fällen und am Termin 1960 — durchschnittlich fünf Jahre nach Eintritt der Qu. L. — 52 von 82 Fällen. Um Wiederholungen zu vermeiden und wegen der größeren absoluten Zahlen der entlassenen und der beruflich nicht wieder eingegliederten Qu. G. am *Termin 1960* fanden wir es ergiebiger, lediglich unsere Ermittlungen für diese 82 Fälle zu veröffentlichen, zumal die gefundenen Ursachen und Beweggründe sinngemäß für die 30 Qu. G. des Termins III gelten, wenn auch in etwas anderer prozentualer Verteilung.

Unter den ursächlichen gemeinhin wirksamen Teilfaktoren sind zuerst die *unveränderlichen Gegebenheiten* wie die Ausdehnung der Qu. L. und das Alter des Qu. G. zu nennen [24, 169]. Sie konnten bei unseren 82 Qu. G. keinen richtunggebenden Einfluß auf die Tätigkeitsquote zeigen, da unser Beobachtungsgut Qu. G. mit *leichten* unvollständigen Lähmungen und Qu. G. mit einem Lebensalter von 55 Jahren und darüber nicht enthielt. Ebenso wirkten sich die Lähmungsart (spastische oder schlaffe Qu. L.) und die Höhe der Qu. L. nicht mehr deutlich aus, nachdem inzwischen durchschnittlich fünf Jahre nach Eintritt der Qu. L. abgelaufen waren. Lediglich die zervikal Gelähmten bildeten hiervon eine Ausnahme. 5 Qu. G. dieser Gruppe blieben, obwohl inkomplett gelähmt, ohne jede berufliche Rehabilitation. Bei einer zervikal Gelähmten scheiterte die begonnene Schulausbildung (s. S. 135). Zwei weitere Teilfaktoren, das Geschlecht des Qu. G. sowie die Höhe der Renteneinnahmen, waren nach unseren Vergleichsuntersuchungen gleichfalls nicht als Gegebenheiten zu betrachten, die die Arbeitsvermittlung *immer* in der gleichen Richtung beeinflußten. Bei Hausfrauen einerseits und bei männlichen Qu. G. ohne Einkünfte oder mit niedrigen Renten andererseits schien jedoch häufiger eine Wiedereingliederung gelungen zu sein als bei den übrigen Qu. G.

Von wesentlich größerer Bedeutung für die fehlende Tätigkeit bei unseren 52 Querschnittsgelähmten waren die folgenden — durch eine geeignete Rehabilitation — weitgehend *überwindbaren Hindernisse.* Einige von ihnen traten, da sie meist nur ursächliche Teilfaktoren darstellten, gleichzeitig bei ein und demselben Qu. G. auf. Daher übersteigen die Ursachen und Beweggründe in ihrer Gesamtzahl die Zahl der 52 nichtarbeitenden Qu. G. Sie sollen nach der Häufigkeit ihres Vorkommens genannt werden (Tab. 37):

Fast 40 % dieser Qu. G. waren mit schweren Sekundärschäden der Qu. L., vor allem mit Komplikationen von seiten der Nieren und der Harnwege sowie mit Dekubitalgeschwüren behaftet. Diese Komplikationen verhinderten einen hinreichenden Kräftezustand und ein gutes Trainingsniveau (s. S. 104). — Nicht viel niedriger war die Anzahl der Qu. G., die im Jahre 1960 keine Notwendigkeit mehr sahen, eine Arbeit aufzunehmen (etwa 32 % der Fälle). Nach einer mehr oder minder langen „Leidenszeit" standen diese Qu. G. der beruflichen Wiedereingliederung gleichgültig gegenüber. Außerdem bezogen sie meist hohe Renten. — Bei der nächsten, etwas kleineren Gruppe stellten charakterliche Besonderheiten der Qu. G. im Sinne einer abnormen Persönlichkeitsstruktur oder abnormen Entwicklung den hauptsächlichen Störfaktor dar (etwa 25 % der Fälle). — Leider war auch der Anteil der Qu. G. nicht ganz klein, für deren mangelnde berufliche Eingliederung vor allem eine fehlende oder nur unzulänglich ausgeübte Arbeitsfürsorge verantwortlich zu machen war (etwa 20 % der Fälle). — Bei jeweils etwa 10 % der Qu. G. bildeten die schlechte Bezahlung einer Heimarbeit sowie die ungünstige örtliche Arbeitsmarktlage das Haupthemmnis. — Dagegen waren das Wohnen in

Tabelle 37. *Ursachen und Beweggründe für die Nichtaufnahme einer Tätigkeit bei 52 Querschnittsgelähmten zur Zeit des Termins 1960*

| | |
|---|---|
| Schlechter Kräfte- und Trainingszustand infolge sekundärer Komplikationen . . . . . . . . . . . . . . . . . . . . . . . . . . . . . . | bei 20 Fällen |
| Vorzeitiger Abbruch der medizinischen Rehabilitation . . | bei 3 Fällen |
| Gleichgültigkeit des Querschnittsgelähmten, der keine Notwendigkeit zur Arbeitsaufnahme sah . . . . . . . . . . . . | bei 17 Fällen |
| Abnorme Persönlichkeitsstruktur oder schwere charakterliche Fehlentwicklung nach Eintritt der Querschnittslähmung . . . . . . . . . . . . . . . . . . . . . . . . . . . . . . | bei 13 Fällen |
| Mangelnde sozialfürsorgerische und arbeitsfürsorgerische Betreuung . . . . . . . . . . . . . . . . . . . . . . . . . . . . . . | bei 11 Fällen |
| Schlechte Bezahlung und mangelnde Befriedigung bei Heimarbeit . . . . . . . . . . . . . . . . . . . . . . . . . . . . . . . . | bei 6 Fällen |
| Ungünstige Arbeitsmarktlage . . . . . . . . . . . . . . . . . . . . | bei 5 Fällen |
| Wohnung im Obergeschoß . . . . . . . . . . . . . . . . . . . . . . | bei 4 Fällen |
| Schwebendes Entschädigungsverfahren . . . . . . . . . . . . . | bei 2 Fällen |
| Warten auf Ausbildung . . . . . . . . . . . . . . . . . . . . . . . . | bei 1 Fall |

Im Einzelfall überschnitten sich hin und wieder die verschiedenen Ursachen und Beweggründe.

In der Tabelle sind nur die jeweils im Vordergrund stehenden Gründe aufgeführt.

Obergeschossen, schwebende Rentenverfahren und Wartezeiten auf die berufliche Ausbildung bei unseren Qu. G. weniger häufig als wesentliche Hindernisse für eine Arbeitswiederaufnahme zu benennen.

Die Hindernisse, die eine planmäßige berufliche Rehabilitation stören können, sind gewiß zahlreich. Da aber die durch die Qu. L. selber bedingten Störfaktoren im Vergleich mit den durch sekundäre Komplikationen und den durch äußere Faktoren entstandenen gering sind, erwächst der *Gemeinschaft* und den zuständigen Stellen eine große *Verantwortung*. Für die sozialen Belange sei an den Ausspruch von G. NEUBAUER (1960) erinnert, nach dem die soziale Umgebung die Schuld trifft, wenn der wirklich *voll* rehabilitierte Qu. G. zum „Versager" wird.

Sollen die Ergebnisse der beruflichen Rehabilitation deutlich verbessert werden, so müßten bestimmte *Folgerungen* verwirklicht werden. Sie lassen sich aus den genannten Hindernissen — soweit sie auszuräumen sind — ableiten. Weitere *Vorschläge* entstammen der Literatur.

*Allgemeine Folgerungen und Vorschläge:*

1. Als unabdingbare Voraussetzung wäre wieder die *Vermeidung von Komplikationen* durch eine erfahrene Frühbehandlung zu nennen [24, 32, 47, 69, 83, 98, 128, 149 a].

2. Erst die *Hebung des Trainingsniveaus* bis zur größtmöglichen Selbständigkeit und Beweglichkeit würde die Grundlage für eine berufliche Tätigkeit schaffen [26, 71, 86, 164, 186].

3. Um der Entwicklung einer gefährlichen Gleichgültigkeit von Anfang an vorzubeugen, müßte ein *frühzeitiger Einsatz der Beschäftigungstherapie* und später der *Arbeitstherapie* gewährleistet sein. Die Ausbildung der Beschäftigungstherapeutinnen wäre zu fördern und die Zahl ihrer Planstellen zu vermehren. Arbeitstherapeutische Werkstätten und Umschulungsmöglichkeiten sollten in ausreichender Anzahl zur Verfügung stehen [57, 126, 247, 252].

4. Entscheidende Bedeutung hätte der *rechtzeitige Beginn der berufsfördernden Maßnahmen* in Zusammenarbeit mit den Spezialkräften der Arbeitsämter. Eine derartige Zusammenarbeit würde eine lückenlose Weiterführung der beruflichen Rehabilitation bis zur Vermittlung sichern [102, 121, 129, 149 a, 164].

5. Die Berufsfindung müßte auf die *Wohnverhältnisse* des Qu. G. abgestimmt werden. Nur dann ließe sich das in Ausbildung oder Umschulung Erreichte nutzbar machen [28, 32, 73, 101, 116, 153, 165, 168, 169].

6. Um das in der Rehabilitation gewonnene Leistungsniveau zu halten, sollte bereits vor der Entlassung mit dem Qu. G. und dem künftigen Arbeitgeber ein Termin für die *alsbaldige Arbeitsaufnahme* vereinbart sein. Die Zeit der häuslichen Eingewöhnung dürfte nicht zu lange bemessen werden [101, 129, 253].

7. Die *nachgehende Fürsorge* müßte sich nicht nur auf die häuslichen Verhältnisse, sondern auch auf die betrieblichen Bedingungen erstrecken [62, 102, 175, 253].

*Spezielle Folgerungen und Vorschläge:*

1. Wohnungslose Qu. G. ohne familiäre Bindung wären durch die *Errichtung von Wohnheimen* nahe bei den arbeitstherapeutischen Werkstätten der Rehabilitationszentren beruflich wieder einzugliedern [98, 128, 169]. Der arbeitstherapeutischen Abteilung eines solchen Zentrums müßte ein Fabrikationsbetrieb für Teilfertigung angeschlossen sein [247].

2. Eine *zentrale Organisationsstelle* könnte für die Qu. G., die auf *Heimarbeit* angewiesen bleiben, durch Materialverteilung und Einsammeln der Fertigware den Absatz fördern. — Ein anderer Weg bestünde darin, einzelne Betriebe für diese Verteilungsaufgabe zu gewinnen [40].

3. Die querschnittsgelähmte *Hausfrau* sollte vor ihrer Krankenhausentlassung an einem vorbereitenden *Training in einer Modellwohnung* mit einer Lehrküche teilnehmen [98, 138, 188].

4. Für die Qu. G., die ihre Arbeit außerhalb ihrer eigenen Wohnung verrichten werden, ist meistens eine *Motorisierung* unerläßlich [62, 70, 88, 98, 186]. Um unnötige Leerlaufzeiten zu vermeiden, müßte die Fahrausbildung bereits in der Rehabilitationsstätte erfolgt sein. Das gleiche gilt für die Beschaffung des Personenkraftwagens [101, 123].

5. Zur Erprobung der Belastbarkeit des Qu. G. würde sich ein *Betriebspraktikum* im zukünftigen Betrieb bereits während der Umschulung als nützlich erweisen [247].

6. Die *Umschulungsbetriebe* wären am Rand hochindustrialisierter Gebiete zu errichten. Dadurch würde die betriebliche Vorschulung besonders industrienahe. In einem derartigen Gebiet wäre am ehesten eine krisenfeste Mischung verschiedener Produktionsstätten und deren Verwaltungsbetriebe zu erwarten [62, 219].

7. Größere Betriebe sollten gewonnen werden, auch für Qu. G. *Übergangsplätze* in sogenannten *Sozial- oder Trainingswerkstätten* einzurichten [1, 62].

8. Die gesetzliche Möglichkeit einer *Anrechnung von zwei Schwerbeschädigtenplätzen* für einen Qu. G. wäre den Betrieben stärker bekanntzumachen (§ 4 Abs. 2 des Schwerbeschädigtengesetzes). Auf diese Weise minderte sich das Risiko bei der Einstellung von Qu. G. [169].

# F. Schlußbemerkungen

Eine zusammenfassende Wiedergabe aller Einzelergebnisse und Folgerungen erübrigt sich, da dies jeweils in der zusammenfassenden „Besprechung der Ergebnisse" am Ende der wesentlichen Kapitel und Abschnitte geschehen ist (s. S. 30, 54, 70, 84, 93, 104, 106, 111, 115, 118, 123, 136). Diese Besprechungen und Beurteilungen, ergänzt durch die einleitenden Kapitel über das Ziel, die Unterlagen und den Verlauf unserer Untersuchung (s. S. 1—7), ermöglichen außerdem eine *schnelle Unterrichtung* über die wichtigsten Ergebnisse unserer Erhebungen.

In Übereinstimmung mit der Literatur belegten die *unzureichenden Rehabilitationsergebnisse* in unserem eigenen Beobachtungsbereich erneut die schwerwiegenden Mängel bei der Rehabilitation Querschnittsgelähmter während der Jahre 1950 bis 1960. Trotz verschiedenartiger und mannigfaltiger Bemühungen der Beteiligten verhinderte bei uns ein Geflecht von *personellen, institutionellen und organisatorischen Unzulänglichkeiten* sehr oft eine ausreichende medizinische Frühbehandlung. Wie von vielen Autoren aber immer wieder betont worden ist, hat gerade die Qualität der Erstversorgung einen entscheidenden Einfluß auf die späteren Aussichten der medizinischen, sozialen und beruflichen Wiedereingliederung. Dies bestätigten denn auch nachdrücklich die Zahlen über das schließlich erzielte Trainingsniveau und die Berufstätigkeit unserer Qu. G. (Abb. 17, s. S. 97; Abb. 18, s. S. 98; Abb. 19, s. S. 132).

Die schon während der ersten Zeit nach Auftreten der Qu. L. unzureichenden Pflege- und Behandlungsmöglichkeiten führten nämlich zu ausgedehnten Komplikationen von seiten der Haut, der Harnwege und der Gelenke, die sich bei fachgerechter Versorgung weitgehend hätten vermeiden lassen. Selbst bei vermehrten Bemühungen und verlängerten Behandlungszeiten konnten diese *Sekundärschäden* nicht mehr völlig ausgeglichen werden. Die durch immer wieder auftretende Komplikationen und durch langes Warten auf eine geeignete Spezialbehandlung entstandene verständliche Resignation des Qu. G. verminderte ebenfalls die Aussichten auf seine spätere berufliche Wiedereingliederung.

Mit den bestehenden Einrichtungen wurden offensichtlich die durch die Behandlung von Qu. G. bedingten Anforderungen nicht angemessen bewältigt. Diese Feststellung hat aber im Jahre 1965 leider noch nicht an *Aktualität* verloren. Soweit uns bekannt, haben inzwischen lediglich die Träger der gesetzlichen Unfallversicherung die Zahl der Querschnittsgelähmtenstationen vermehrt. Dagegen steht den übrigen Qu. G. — und das sind sicher mehr als die Hälfte aller akuten Fälle — noch nicht immer die bestmögliche Behandlung zur Verfügung. Auch zwei wesentlich vergrößerte Abteilungen für die Rehabilitation von Qu. G., die im Jahre 1966 aufnahmefähig sein sollen, werden die vielen um Behandlung bittenden Frischgelähmten keineswegs alle aufnehmen können.

Von den sich hieraus ergebenden *Schlußfolgerungen* und Forderungen — ebenfalls schon in den oben aufgeführten zusammenfassenden Besprechungen enthalten — seien an dieser Stelle nur die *Grundforderungen* wiederholt:

1. Eine Verbesserung der Rehabilitation des Querschnittsgelähmten müßte bei seiner medizinischen Erstbehandlung beginnen. Hierzu wären entsprechend ausgerüstete *Fachkliniken oder Fachabteilungen* in hinreichender Zahl zu erstellen oder auszubauen.

2. Zur vollständigen *personellen Besetzung* einer derartigen Behandlungseinheit würde außer den planmäßigen oder konsiliarisch tätigen Ärzten der verschiedenen notwendigen Fachdisziplinen ein wirklich ausreichender Bestand an Schwestern, Pflegern und Krankenhausfürsorgerinnen gehören. Das gleiche gilt für die entsprechende Zahl von Krankengymnastinnen, Sportlehrern und Beschäftigungstherapeutinnen sowie von Handwerksmeistern für die Arbeitstherapie. Erst mit Hilfe dieser Fachkräfte wäre es möglich, den Querschnittsgelähmten auf die unabdingbar notwendige Trainingshöhe zu bringen.

3. Soweit die in mancherlei Hinsicht ungünstigen überlangen Behandlungszeiten nicht durch medizinische Komplikationen verursacht sind, ließe sich die Dauer des Krankenhausaufenthaltes durch eine zielstrebige *sozialfürsorgerische Arbeit* deutlich verkürzen. Die Krankenhausfürsorge hätte nämlich die frühzeitige Beschaffung der für den Querschnittsgelähmten notwendigen pflegerischen und orthopädischen Hilfsmittel zu betreiben, dem Querschnittsgelähmten und seinen Angehörigen bei der Wohnungsbeschaffung und -einrichtung behilflich zu sein sowie entstehende Übergangsschwierigkeiten bei der Krankenhausentlassung zu mindern. Außerdem fiele in ihren Bereich die regelmäßige nachgehende Fürsorge bei dem Querschnittsgelähmten.

4. Um einen lückenlosen Übergang von der Trainingsbehandlung über die Arbeitstherapie bis zur zukünftigen Berufsaufnahme zu ermöglichen, wäre bereits während der medizinischen Behandlung *Verbindung mit den Dienststellen der Arbeitsämter* aufzunehmen. Auf diese Weise könnten, wenn nötig, die psychologische Eignungsuntersuchung, die Sonderberatung und die Schwerbeschädigtenvermittlung zur rechten Zeit wirksam werden.

5. Für die aus der Querschnittsgelähmten-Rehabilitation erwachsenden Aufgaben gilt es, in der breiten *Öffentlichkeit* ein noch größeres Verständnis zu wecken. —

Die Schwierigkeiten, die auftreten, wenn eine verbesserte Rehabilitation Querschnittsgelähmter verwirklicht werden soll, sind zweifellos groß. Dabei ist vor allem der derzeitige außerordentliche Mangel an geeigneten Pflegekräften zu bedenken. Die Hindernisse müssen aber trotzdem von den Verantwortlichen überwunden werden. Denn nur mit der *Einlösung der* durch unsere Ergebnisse belegten *Forderungen* würde es auch in der Bundesrepublik endlich gelingen, viele Querschnittsgelähmte ohne die verderblichen Leerlaufzeiten möglichst vollständig in das soziale und berufliche Leben wiedereinzugliedern.

# Erhebungsbogen für katamnestische Untersuchungen bei Querschnittsgelähmten

Lfd. Nr. . . . . . . . . . . . . . . . . . . . . . . . .

Name . . . . . . . . . . . . . . Vorname . . . . . . . . . . . . . . .

Mädchenname . . . . . . . . . . . Beruf des Ehemannes . . . . . . . .

Geburtsdatum . . . . . . . . . . . Geburtsort . . . . . . . . . . . . .

1. Alter am Termin I* . . . . . . . . Heimatverlust . . . . . . . . . . .

2. Konfession evgl. . . . . . kath. . . . . . andere . . . . . X**  . . . . . .

Anschrift . . . . . . . . . . . . . . . . . . . . . . . . . . . . . . . .

bei Unmündigen: Erziehungsberechtigter . . . . . . . . . . . . . . . . .

Anschrift . . . . . . . . . . . . . . . . . . . . . . . . . . . . . . . .

## Medizinischer Teil

**A. Anamnese**

3. *Angaben über Schäden* oder Krankheiten mit bleibender Leistungseinbuße *vor der Erkrankung*

   keine . . . . . . . . . . . . . . . X . . . . . . . . . . . . . . . . . . . .

   welche . . . . . . . . . . . . . . . . . . . . . . . . . . . . . . . . . . .

4. *Beginn und Umstände der jetzigen Krankheit* (Querschnittslähmung [Qu. L.] und zusätzliche Syndrome)

   . . . . . . . . . . . . . . . . . . . . . . . . . . . . . . . . . . . . . .

5. *Angaben des Querschnittsgelähmten [Qu. G.] über erste Ausfälle am Termin I*

   | | | | | | |
   |---|---|---|---|---|---|
   | Muskellähmungen | nein . . . . | ja . . . . | X . . . . | Höhe . . . . |
   | Empfindungsstörungen | nein . . . . | ja . . . . | X . . . . | Höhe . . . . |
   | Blasenstörungen | nein . . . . | ja . . . . | X . . . . | |
   | Mastdarmstörungen | nein . . . . | ja . . . . | X . . . . | |
   | Sexualstörungen | nein . . . . | ja . . . . | X . . . . | |
   | zusätzliche Syndrome | nein . . . . | ja . . . . | X . . . . | |

---

* Definition siehe Textteil, S. 5.

** X = keine Angaben oder unbekannt

6. *Nachkrankheiten* mit Leistungseinbuße, dauernder oder vorübergehender Einwirkung auf den Heilverlauf (außer Komplikationen der Qu. L.)

Daten der Termine     I* . . . . . . .     II* . . . . . . .     III* . . . . . .

keine     . . . . . . . . . . . . . . . . . . . . . . . . . . . . . . .

welche     . . . . . . . . . . . . . . . . . . . . . . . . . . . . . . .

X     . . . . . . . . . . . . . . . . . . . . . . . . . . . . . . .

                 I.              II.          III.

7. *Jetzige Beschwerden* (außer den unter **B.** registrierten, s. S. 145)

keine     . . . . . . . . . . . . . . . . . . . . . . . . . . . . . . .

Allgemeinbeschwerden     . . . . . . . . . . . . . . . . . . . . . . . . . . .

Lokalbeschwerden     . . . . . . . . . . . . . . . . . . . . . . . . . . .

X     . . . . . . . . . . . . . . . . . . . . . . . . . . . . . . .

8. *Schmerzmittelgebrauch*

keiner     . . . . . . . . . . . . . . . . . . . . . . . . . . . . . . .

gelegentlich**     . . . . . . . . . . . . . . . . . . . . . . . . . . . . . . .

mäßig     . . . . . . . . . . . . . . . . . . . . . . . . . . . . . . .

häufig     . . . . . . . . . . . . . . . . . . . . . . . . . . . . . . .

süchtig     . . . . . . . . . . . . . . . . . . . . . . . . . . . . . . .

X     . . . . . . . . . . . . . . . . . . . . . . . . . . . . . . .

9. *Schlafmittelgebrauch und Sedativagebrauch*

keiner     . . . . . . . . . . . . . . . . . . . . . . . . . . . . . . .

gelegentlich**     . . . . . . . . . . . . . . . . . . . . . . . . . . . . . . .

mäßig     . . . . . . . . . . . . . . . . . . . . . . . . . . . . . . .

häufig     . . . . . . . . . . . . . . . . . . . . . . . . . . . . . . .

süchtig     . . . . . . . . . . . . . . . . . . . . . . . . . . . . . . .

X     . . . . . . . . . . . . . . . . . . . . . . . . . . . . . . .

10. *Alkoholgenuß* (s. Legende, S. 168)

keiner     . . . . . . . . . . . . . . . . . . . . . . . . . . . . . . .

gelegentlich     . . . . . . . . . . . . . . . . . . . . . . . . . . . . . . .

mäßig     . . . . . . . . . . . . . . . . . . . . . . . . . . . . . . .

häufig     . . . . . . . . . . . . . . . . . . . . . . . . . . . . . . .

süchtig     . . . . . . . . . . . . . . . . . . . . . . . . . . . . . . .

X     . . . . . . . . . . . . . . . . . . . . . . . . . . . . . . .

---

   * Definition siehe Textteil, S. 5.

   ** gelegentlich = 1–3 Tabl., mäßig = 4–7 Tabl., häufig = mehr als 7 Tabl. pro Woche

I.          II.          III.

11. *Selbstbeurteilung der körperlichen Leistungsfähigkeit* (s. Legende, S. 168)
keine ............................................
unfähig zu jeder Tätigkeit ............................................
unfähig zu jeder Arbeit ............................................
beschränkt arbeitsfähig ............................................
arbeitsfähig ............................................
X ............................................

**B. Befunde**

12. Untersuchungsstelle ............................................
Krankenblatt-Nr. ............................................

13. *Behandelnde Ärzte (xx) und Konsiliarien (x)*
Chirurg ............................................
Internist ............................................
Neurochirurg ............................................
Neurologe ............................................
Orthopäde ............................................
Urologe ............................................
andere Fachärzte ............................................
Nicht-Facharzt ............................................
X ............................................

14. { *Krankenhausaufenthalts-dauer* in Wochen ............................................
*Heilverfahrensdauer* in Wochen ............................................

*Allgemeinzustand* (s. Legende, S. 168)

15. { o. B. ............................................
elend ............................................
adipös (+, ++) ............................................
X ............................................

16. { gepflegt ............................................
verkommen ............................................
X ............................................

17. Körpergröße ............................................

18. Körpergewicht ............................................

*Interner Befund*

19. { o. B. ............................................
wesentliche Schäden ............................................
X ............................................

Erhebliche vegetative Labilität          I.          II.          III.

20. { nein  . . . . . . . . . . . . . . . . . . . . . . . . . .
    { ja    . . . . . . . . . . . . . . . . . . . . . . . . . .
    { X     . . . . . . . . . . . . . . . . . . . . . . . . . .

Kollapsneigung

21. { nein  . . . . . . . . . . . . . . . . . . . . . . . . . .
    { ja    . . . . . . . . . . . . . . . . . . . . . . . . . .
    { X     . . . . . . . . . . . . . . . . . . . . . . . . . .

22. *Skelettveränderungen,* außer Kontrakturen und Versteifungen
    keine             . . . . . . . . . . . . . . . . . . . . . . . . . .
    der Arme          . . . . . . . . . . . . . . . . . . . . . . . . . .
    der Wirbelsäule   . . . . . . . . . . . . . . . . . . . . . . . . . .
    der Beine         . . . . . . . . . . . . . . . . . . . . . . . . . .
    sonstige          . . . . . . . . . . . . . . . . . . . . . . . . . .
    X                 . . . . . . . . . . . . . . . . . . . . . . . . . .

23. *Röntgenbefunde*
    o. B.             . . . . . . . . . . . . . . . . . . . . . . . . . .
    Wirbelfraktur     . . . . . . . . . . . . . . . . . . . . . . . . . .
    Wirbelluxation    . . . . . . . . . . . . . . . . . . . . . . . . . .
    andere            . . . . . . . . . . . . . . . . . . . . . . . . . .
    X                 . . . . . . . . . . . . . . . . . . . . . . . . . .

24. *Zerebrale Symptome*
    keine                      . . . . . . . . . . . . . . . . . . . . . . . . . .
    Hemiplegie*                re . . li . . re . . li . . re . . li . .
    Paraplegie                 . . . . . . . . . . . . . . . . . . . . . . . . . .
    Hemihypästhesie            re . . li . . re . . li . . re . . li . .
    Aphasie                    . . . . . . . . . . . . . . . . . . . . . . . . . .
    Dysarthrie                 . . . . . . . . . . . . . . . . . . . . . . . . . .
    Zerebellare Syndrome       re . . li . . re . . li . . re . . li . .
    Extrapyramidale Syndrome   re . . li . . re . . li . . re . . li . .
    Hyperkinesen               re . . li . . re . . li . . re . . li . .
    X                          . . . . . . . . . . . . . . . . . . . . . . . . . .

25. *Hirnnervenausfälle*
    keine    . . . . . . . . . . . . . . . . . . . . . . . . . .
    welche   . . . . . . . . . . . . . . . . . . . . . . . . . .
    X        . . . . . . . . . . . . . . . . . . . . . . . . . .

———————

* Paresegrad  +++ = Paralyse  ⎫
  Paresegrad   ++ = mittel    ⎬  s. Legende, S. 168
  Paresegrad    + = leicht    ⎭

*Medulla-Kauda-Symptome*  I.   II.   III.

**26. Motilitätsausfälle**

keine .....................

spastische Armparesen re* . . li* . . re . . li . . re . . li . .

spast.-atroph. Armparesen re . . li . . re . . li . . re . . li . .

atrophische Armparesen re . . li . . re . . li . . re . . li . .

 Muskelgruppen .....................

spastische Beinparesen re* . . li* . . re . . li . . re . . li . .

Schweregrad der Spastik** re . . li . . re . . li . . re . . li . .

spast.-atroph. Beinparesen re . . li . . re . . li . . re . . li . .

Schweregrad der Spastik** re . . li . . re . . li . . re . . li . .

atrophische Beinparesen re . . li . . re . . li . . re . . li . .

 Muskelgruppen .....................

X .....................

**27. Kontrakturen oder Versteifungen (in Winkelgraden angeben)**

keine .....................

Schulter-Elevation re . . li . . re . . li . . re . . li . .

Schulter-Adduktion re . . li . . re . . li . . re . . li . .

Schulter-Abduktion re . . li . . re . . li . . re . . li . .

Ellbogen-Streckung re . . li . . re . . li . . re . . li . .

Ellbogen-Beugung re . . li . . re . . li . . re . . li . .

Ellbogen-Rotation re . . li . . re . . li . . re . . li . .

Handgelenk-Streckung re . . li . . re . . li . . re . . li . .

Handgelenk-Beugung re . . li . . re . . li . . re . . li . .

Handgelenk-Adduktion re . . li . . re . . li . . re . . li . .

Handgelenk-Abduktion re . . li . . re . . li . . re . . li . .

Finger-Streckung re . . li . . re . . li . . re . . li . .

Finger-Beugung re . . li . . re . . li . . re . . li . .

Hüfte-Streckung re . . li . . re . . li . . re . . li . .

Hüfte-Beugung re . . li . . re . . li . . re . . li . .

Hüfte-Adduktion re . . li . . re . . li . . re . . li . .

Hüfte-Abduktion re . . li . . re . . li . . re . . li . .

Hüfte-Rotation re . . li . . re . . li . . re . . li . .

Knie-Streckung re . . li . . re . . li . . re . . li . .

Knie-Beugung re . . li . . re . . li . . re . . li . .

Fuß-Dorsalflexion re . . li . . re . . li . . re . . li . .

Fuß-Plantarflexion re . . li . . re . . li . . re . . li . .

Zehen-Streckung re . . li . . re . . li . . re . . li . .

Zehen-Beugung re . . li . . re . . li . . re . . li . .

X .....................

Fehlstellungen .....................

---

* siehe Legende (Höhenlokalisation nach dem Muskelstatus, S. 168)

** Einleitung siehe Textteil, S. 76

Spinale Reflexsynergien    I.        II.        III.

28.
- keine . . . . . . . . . . . . . . . . . . . . . . .
- Beugereflexsynergien . . . . . . . . . . . . . . . . . . .
- Streckreflexsynergien . . . . . . . . . . . . . . . . . . . .
- X . . . . . . . . . . . . . . . . . . . .

29.
- Stehfähigkeit beeinträchtigend . . . . . . . . . . . . . . . . . . . .
- Stehfähigkeit nicht beeinträchtigend . . . . . . . . . . . . . . . . . . .
- X . . . . . . . . . . . . . . . . . . . .

## 30. Sensibilitätsausfälle (Segmenthöhe)

keine . . . . . . . . . . . . . . . . . . . . .

| | I. | | II. | | III. | |
|---|---|---|---|---|---|---|
| Hypästhesie | re . . li . . | | re . . li . . | | re . . li . . | |
| Anästhesie | re . . li . . | | re . . li . . | | re . . li . . | |
| Hypalgesie | re . . li . . | | re . . li . . | | re . . li . . | |
| Analgesie | re . . li . . | | re . . li . . | | re . . li . . | |
| Lagesinnstörungen* | re . . li . . | | re . . li . . | | re . . li . . | |

Parästhesien . . . . . . . . . . . . . . . . . . . .

Schmerzen . . . . . . . . . . . . . . . . . . . .

## 31. Funktion der Arme

o. B. . . . . . . . . . . . . . . . . . . . . . . .

Schreiben (nein/ja) . . . . . . . . . . . . . . . . . . .

Knöpfen (nein/ja) . . . . . . . . . . . . . . . . . . .

Kämmen (nein/ja) . . . . . . . . . . . . . . . . . . .

Anziehen (nein/ja**) . . . . . . . . . . . . . . . . . . .

Greifen (nein/ja) . . . . . . . . . . . . . . . . . . .

Festhalten (nein/ja) . . . . . . . . . . . . . . . . . . .

keine Funktion . . . . . . . . . . . . . . . . . . .

X . . . . . . . . . . . . . . . . . . . .

## Funktion der Beine und des Stammes

32.
- o. B. . . . . . . . . . . . . . . . . . . . . .
- keine Funktion . . . . . . . . . . . . . . . . . . . .

---

* = *Sch*ulter, *E*llbogen, *H*andgelenk, *F*inger, *C* = Hüfte, *K*nie, *P* = Fuß, Zehen

** ja = selbständiges Anziehen ohne Hilfe

|  |  | I. | II. | III. |
|---|---|---|---|---|
| 33. | Gehen mit leichter Behinderung (o./m. Stock) | | | |
| | Gehen nur mit Hilfsmitteln | | | |
| | Gehen nur mit Begleitperson, Anhalten, Gehwagen | | | |
| | unfähig zu gehen | | | |
| | X | | | |

34. Gehstrecke

35. Treppensteigen

nein

ja (o./m.)*

X

36. Erheben aus der Rumpfbeuge

nein

ja (o./m.)

X

37. Erheben aus der Hocke

nein

ja (o./m.)

X

38. Stehen

nein

ja (o./m.)

X

39. Sitzen im Stuhl (s. Legende, S. 169)

nein

ja (o./m.)

X

40. Aufsetzen im Bett (s. Legende, S. 169)

nein

ja (o./m.)

X

----

* o = ohne Hilfsmittel, m = mit Hilfsmittel, s. Legende, S. 169

                    I.          II.          III.

**41. Hilfsmittel zum Gehen oder Fortbewegen**

keine

Stock

Unterarmstützen

Achselkrücken

Gehböckchen

Gehwagen

Begleitperson

Gehbarren

Peronäuszügel

Peronäusschienen

Gipshülsen, -schalen

Stützapparate mit Hüft-
fixation

Stützapparate ohne Hüft-
fixation

Orthopädische Schuhe

Stützkorsett

Zimmerfahrstuhl

Selbstfahrer

Pkw

X

**42. Urteil des Patienten zur orthop. Versorgung**

ohne Urteil

zufrieden

nicht ausreichend

X

**43. orthop. Hilfsmittel benutzt**

orthop. Hilfsmittel nicht
benutzt

X

**44. Begründung**

**45. Wünsche**

**46 a. Trophik der Arme**

o. B.

kühl-livide Verfärbung    re . . li . . re . . li . . re . . li . .

Schwellungen    re . . li . . re . . li . . re . . li . .

**46 b. Dekubitus,**   I.   II.   III.

Lokalisation und Größe
(s. Legende, S. 169)   . . . . . . . . . . . . . . . . . . .

Fisteln   re . . li . . re . . li . . re . . li . .

Thrombosen   re . . li . . re . . li . . re . . li . .

X   . . . . . . . . . . . . . . . . . .

**47 a. Trophik der Beine und des Stammes**

o. B.   . . . . . . . . . . . . . . . . . .

kühl-livide Verfärbung   re . . li . . re . . li . . re . . li . .

Schwellungen   re . . li . . re . . li . . re . . li . .

**47 b. Dekubitus,**

Lokalisation und Größe
(s. Legende, S. 169)   . . . . . . . . . . . . . . . . . . .

Fisteln   re . . li . . re . . li . . re . . li . .

Thrombosen   re . . li . . re . . li . . re . . li . .

X   . . . . . . . . . . . . . . . . . .

**48. Dekubitustherapie**

trockene Verbände   . . . . . . . . . . . . . . . . . . .

Salben-Verbände   . . . . . . . . . . . . . . . . . .

feuchte Verbände   . . . . . . . . . . . . . . . . . .

Puder-Verbände   . . . . . . . . . . . . . . . . . .

Antibiotika, lokal   . . . . . . . . . . . . . . . . . .

Antibiotika, allgemein   . . . . . . . . . . . . . . . . . .

Sulfonamide, lokal   . . . . . . . . . . . . . . . . . .

Sulfonamide, allgemein   . . . . . . . . . . . . . . . . . .

Bluttransfusionen   . . . . . . . . . . . . . . . . . .

Operationen   . . . . . . . . . . . . . . . . . .

**Blasenfunktion**

**49. o. B.**   . . . . . . . . . . . . . . . . . .

**50. Harndrangempfinden**   . . . . . . . . . . . . . . . . . .

**51 a.**
Harnverhaltung   . . . . . . . . . . . . . . . . . .

Pressen beim Wasser-
lassen   . . . . . . . . . . . . . . . . . .

perman. Inkontinenz   . . . . . . . . . . . . . . . . . .

intermitt. Inkontinenz
(*kl./gr.* Intervalle)
(s. Legende, S. 169)   . . . . . . . . . . . . . . . . . .

X   . . . . . . . . . . . . . . . . . .

I.    II.    III.

51b. { Restharn in ccm  ...............
      { Blasenkapazität in ccm  ...............
      { manuelles Auspressen  ...............

52. Hilfsmittel

keine  ...............
Gummihose  ...............
Urinal  ...............
Penisklemme  ...............
Dauerkatheter  ...............
intermitt. Katheter  ...............
X  ...............

53. { Eigenversorgung  ...............
    { Versorgung d. Angehörige  ...............
    { Versorgung d. Pfleger/in  ...............
    { Versorgung durch Arzt  ...............
    { X  ...............

54. Häufigkeit des Katheterwechsels

...............

55. Komplikationen

keine  ...............
geringfügige Harnbefunde*  ...............
Zystitis*  ...............
Blasensteine  ...............
Pyelitis*  ...............
Nierensteine  ...............
Pyelonephritis  ...............
paranephritischer Abszeß  ...............
Epididymitis  ...............
Orchitis  ...............
Prostata-Abszeß  ...............
Urethralfistel  ...............
X  ...............

56. { anamnestische Angaben
    { über gelegentliche
    {     Zystitiden  ...............
    { über häufige Zystitiden  ...............
    { X  ...............

---

* Definition siehe Textteil, S. 57

**57. Therapie**  I.  II.  III.

keine

Harndesinfizientien

Antibiotika

Sulfonamide

Spülungen

Tidaldrainage

X

**58. Operationen**

keine

suprapubische Blasen-
fistel

perineale Urethrostomie

Sphinkterresektion

Meatotomie

Rektus-Blasenplastik

Urethralfistel-Op.

Vesikotomie

Pyelotomie

Extraktion von Steinen

Ureter-Op.

Nieren-Op.

Sterilisation

Semikastration

X

**Mastdarmfunktion**

**59. o. B.**

**60. Stuhldrangempfinden**

**61.** Stuhlverhaltung
relative Stuhlinkontinenz
totale Stuhlinkontinenz
X

**Therapie**

**62. keine**

**63. Abführmittel**

**64. Einlauf**

|  | I. | II. | III. |
|---|---|---|---|
| 65. Ausräumen, eigenhändig | . . . . . . . . . . . . . . . . . . |  |  |
| Ausräumen durch Pflege-personal | . . . . . . . . . . . . . . . . . . |  |  |
| X | . . . . . . . . . . . . . . . . . . |  |  |
| 66. Operationen (nein/ja) | . . . . . . . . . . . . . . . . . . |  |  |
| Sexualfunktion |  |  |  |
| 67. o. B. | . . . . . . . . . . . . . . . . . . |  |  |
| 68. Libido (nein/ja) | . . . . . . . . . . . . . . . . . . |  |  |
| Orgasmus (nein/ja) | . . . . . . . . . . . . . . . . . . |  |  |
| 69. Erektion (nein/ja) | . . . . . . . . . . . . . . . . . . |  |  |
| Ejakulation (nein/ja) | . . . . . . . . . . . . . . . . . . |  |  |
| 70. Ejaculatio praecox | . . . . . . . . . . . . . . . . . . |  |  |
| 71. Priapismus | . . . . . . . . . . . . . . . . . . |  |  |
| X | . . . . . . . . . . . . . . . . . . |  |  |
| 72. Periode |  |  |  |
| o. B. | . . . . . . . . . . . . . . . . . . |  |  |
| Menopause | . . . . . . . . . . . . . . . . . . |  |  |
| 73. Liquor (s. Legende, S. 169) |  |  |  |
| o. B. | . . . . . . . . . . . . . . . . . . |  |  |
| pathologisch | . . . . . . . . . . . . . . . . . . |  |  |
| Eiweißvermehrung, ger.—mitt. | . . . . . . . . . . . . . . . . . . |  |  |
| Eiweißvermehrung, erheblich | . . . . . . . . . . . . . . . . . . |  |  |
| Zellvermehrung | . . . . . . . . . . . . . . . . . . |  |  |
| pathol. NMR.* | . . . . . . . . . . . . . . . . . . |  |  |
| X | . . . . . . . . . . . . . . . . . . |  |  |
| Psyche |  |  |  |
| 74. Intelligenz |  |  |  |
| Alter und Ausbildung entsprechend | . . . . . . . . . . . . . . . . . . |  |  |
| knapp begabt | . . . . . . . . . . . . . . . . . . |  |  |
| debil | . . . . . . . . . . . . . . . . . . |  |  |

---

* NMR. = Normomastixreaktion

75. Erinnerung                          I.              II.              III.

    o. B.

    Merk- oder Gedächtnis-
      störungen

    Affekt

76. { ausgeglichen
    { labil

77. { freundlich
    { verdrießlich, verbittert
    { reizbar, explosibel

78. Antrieb und Wille
    willig, aufgeschlossen
    schwunglos, träge
    abweisend
    X

79. Verarbeitung der Erkrankung
    sachlich
    resigniert
    bagatellisierend
    nicht unterrichtet
    X

**D. Diagnose**

80. Ursache der Querschnitts-
      lähmung

81. { Medulläres Syndrom
    { Konus-Kauda-Syndrom
    { Kauda-Syndrom

82. Höhe                re .. li .. re .. li .. re .. li ..

83.* { unvollständig, leicht
     { unvollständig, schwer
     { praktisch vollständig
     { vollständig

84. Komplikationen
    Dekubitus
    Kontrakturen
    Harnwegsinfektionen

---

* s. Legende, S. 169

                                    I.            II.            III.

85. Sonstige Krankheiten oder Schäden

in Zusammenhang mit der
    Qu. L. . . . . . . . . . . . . . . . . . . . . . . . .

unabhängig von der Qu. L. . . . . . . . . . . . . . . . . .

**Th. Therapie** (soweit noch nicht aufgeführt)

86.
- Lagerung* . . . . . . . . . . . . . . . . . . . . . . .
- Schaumgummimatratze . . . . . . . . . . . . . . . . . .
- Gipslagerung . . . . . . . . . . . . . . . . . .
- Dauerbad . . . . . . . . . . . . . . . . . .
- Wenden (*Drehbett, Gutt-mann***) . . . . . . . . . . . . . . . . . .
- Extension . . . . . . . . . . . . . . . . . .
- Reposition . . . . . . . . . . . . . . . . . .
- Redressement . . . . . . . . . . . . . . . . . .
- Laminektomie . . . . . . . . . . . . . . . . . .
- Myelotomie . . . . . . . . . . . . . . . . . .
- Radikotomie . . . . . . . . . . . . . . . . . .
- Myotomie . . . . . . . . . . . . . . . . . .
- Tenotomie . . . . . . . . . . . . . . . . . .
- Oberschenkelamputation . . . . . . . . . . . . . . . . . .
- Bluttransfusion . . . . . . . . . . . . . . . . . .
- Krankengymnastik (Anzahl der Behandlungen) . . . . . . . . . . . . . . . . . .
- Massage (Anzahl der Behandlungen) . . . . . . . . . . . . . . . . . .
- Schwimmen . . . . . . . . . . . . . . . . . .
- Sport . . . . . . . . . . . . . . . . . .

**E. Beurteilung**
                                  II.          III.

87.
- völlige Rückbildung . . . . . . . . . . . . . . . . . .
- gute Rückbildung . . . . . . . . . . . . . . . . . .
- mäßige Rückbildung . . . . . . . . . . . . . . . . . .
- keine oder belanglose Rückbildung . . . . . . . . . . . . . . . . . .

88.
- Verschlimmerung durch Progreß . . . . . . . . . . . . . . . . . .
- Verschlimmerung durch Rezidiv . . . . . . . . . . . . . . . . . .
- Verschlimmerung durch Komplikationen . . . . . . . . . . . . . . . . . .

---

    * mit oder ohne Kontrakturen-Prophylaxe (z. B. Verhinderung von Spitz-füßen)

    ** Wenden in zweistündigen Abständen nach L. Guttmann (1953)

Arbeitsfähigkeit II. III.

89.
- im bisherigen Beruf
- auf allg. Arbeitsmarkt nach Anlernkurs
- auf allg. Arbeitsmarkt nach Umschulung
- auf allg. Arbeitsmarkt nach Gleichstellung

90.
- voll arbeitsfähig
- bedingt arbeitsfähig (s. Legende, S. 170)

91.
- ganztägig
- halbtägig

92.
- arbeitsfähig/vermittlungsunfähig
- arbeitsfähig/arbeitslos

93. Arbeitsunfähigkeit

94.
- Berufsunfähigkeit lt. Rentenbescheid
- Erwerbsunfähigkeit lt. Rentenbescheid
- Invalidität lt. Rentenbescheid
- MdE im bisherigen Beruf (lt. Gesetz) ...... % ...... %
- MdE auf allg. Arbeitsmarkt (lt. Gesetz) ...... % ...... %

## Beruflich-sozialer Teil

Lfd. Nr. . . . . . . . . . . . . . . . . . . . . . . . . . . . . . .

Name . . . . . . . . . . . . . . . Vorname . . . . . . . . . . . . . . . .

I.* II.** III.**

**A. Angaben zur Person und Umwelt**

1. *Stand*

ledig

verheiratet seit

verwitwet

geschieden

getrennt lebend

X

---

* I. = *vor* Auftreten der Querschnittslähmung (Qu. L.)

** Definition siehe Textteil, S. 5

2. *Zahl der Kinder* (Alter)*        I.          II.          III.

   0 .........

   1 .........

   2 .........

   3 .........

   4 und mehr .........

   X .........

3. *Kopfzahl der zu Versorgenden*

   0 .........

   1 .........

   2 .........

   3 .........

   4 und mehr .........

   X .........

4. *Patient lebt* (in)

   Familie .........

   fremdem Haushalt .........

   alleinstehend mit Pflege .........

   alleinstehend ohne Pflege .........

   Internat .........

   Lehrlingsheim .........

   Krankenhaus .........

   Siechenabteilung (Körper-
      behindertenfürsorge) .........

   Altersheim .........

   Heil- und Pflegeanstalt .........

   X .........

   *Wohnverhältnisse*

   ohne Wohnung .........

   eigenes Haus .........

5. Mietwohnung .........

   Werkswohnung .........

   X .........

6. u. U. vermittelt durch .........

7. Zimmerzahl (Stockw.höhe)** .........

---

* 1 = leibliche Kinder, a = angenommene Kinder
** P = Parterre, I = 1. Stock usw.

I. II. III.

8. Bad (Stockwerkhöhe) . . . . . . . . . . . . . . . . . . . . . . . . . . . .

9. Toilette (Stockw.höhe) . . . . . . . . . . . . . . . . . . . . . . . . . . . .
X . . . . . . . . . . . . . . . . . . . . . . . . . . . .

10. Umbau für Patienten . . . . . . . . . . . . . . . . . . . . . . . . . . . .
nein . . . . . . . . . . . . . . . . . . . . . . . . . . . .
ja . . . . . . . . . . . . . . . . . . . . . . . . . . . .

11. Wohnatmosphäre
gepflegt . . . . . . . . . . . . . . . . . . . . . . . . . . . .
geordnet . . . . . . . . . . . . . . . . . . . . . . . . . . . .
schlecht . . . . . . . . . . . . . . . . . . . . . . . . . . . .
X . . . . . . . . . . . . . . . . . . . . . . . . . . . .

12. gelangt regelm. in den Garten . . . . . . . . . . . . . . . . . . . . . . . . . . . .

13. gelangt regelm. auf d. Straße . . . . . . . . . . . . . . . . . . . . . . . . . . . .

*Reaktion der Umwelt,* z. B. Familie, auf Erkrankung

14. sachlich . . . . . . . . . . . . . . . . . . . . . . . . . . . .
überbetont ängstlich . . . . . . . . . . . . . . . . . . . . . . . . . . . .
uneinsichtig . . . . . . . . . . . . . . . . . . . . . . . . . . . .
X . . . . . . . . . . . . . . . . . . . . . . . . . . . .

eheliche Schwierigkeiten

15. keine . . . . . . . . . . . . . . . . . . . . . . . . . . . .
welche . . . . . . . . . . . . . . . . . . . . . . . . . . . .
X . . . . . . . . . . . . . . . . . . . . . . . . . . . .

## B. Schule, Berufsausbildung, Berufsausübung

*Schulen* [a) mit Abschluß, Ergebnis], [b) ohne Abschluß]

16. keine Schule besucht . . . . . . . . . . . . . . . . . . . . . . . . . . . .
Volksschule a) . . . . . . . . . . . . . . . . . . . . . . . . . . . .
b) . . . . . . . . . . . . . . . . . . . . . . . . . . . .
Hilfsschule . . . . . . . . . . . . . . . . . . . . . . . . . . . .
Bettschule a) . . . . . . . . . . . . . . . . . . . . . . . . . . . .
b) . . . . . . . . . . . . . . . . . . . . . . . . . . . .
Heimschule a) . . . . . . . . . . . . . . . . . . . . . . . . . . . .
b) . . . . . . . . . . . . . . . . . . . . . . . . . . . .

17. Höhere Schule       I.     II.     III.

mittlere Reife   a) .....................................

             b) .....................................

Abitur   a) .....................................

     b) .....................................

18. Hochschule   a) .....................................

              b) .....................................

X     .....................................

19. u. U. vermittelt durch     .....................................

20. Kosten

X     .....................................

21. *Berufsausbildung*

keine     .....................................

Anlehre

Lehre     .....................................

Fachschulen     .....................................

Höhere Fachschulen     .....................................

22. Prüfungen (Ergebnis)     .....................................

23. Zusätzliche Ausbildungen     .....................................

*Berufsausübung*

24.   { ausgeübte Berufe     .....................................

        zuletzt u. z. Zt. aus-
geübter Beruf*     .....................................

25.   { selbständig     .....................................

        nicht selbständig     .....................................

        Heimarbeit     .....................................

        X     .....................................

Betriebsanschrift     .....................................

26. Betriebsart     .....................................

27. Betriebsgröße (siehe Legende, S. 170)

klein     .....................................

mittel     .....................................

groß     .....................................

X     .....................................

28. Arbeitsgewohnheiten

stetig     .....................................

häufig wechselnd     .....................................

X     .....................................

---

* bei Hausfrauen (*ohne/mit* Haushaltshilfe)

29. Interesse an der Arbeit      I.      II.      III.

    ohne

    gering

    berufsfreudig

    X

30. Krankfeierzeiten

    keine

    in Tagen*

    X

31. Zeiten der Arbeitslosigkeit

    keine

    in Wochen

    X

*Einkommensverhältnisse* (netto pro Monat, Hinweis auf Verdiener)

32. Arbeitseinkommen (in DM)

    200 und weniger

    201— 300

    301— 400

    401— 500

    501— 600

    601— 700

    701— 800

    801— 900

    901—1000

    1001—1200

    X

33. Einkommen aus Nebentätigkeit (in DM)

    200 und weniger

    201— 300

    301— 400

    401— 500

    501— 600

    601— 700

    701— 800

    801— 900

    901—1000

    1001—1200

    X

---

* für II. und III. mit Daten

I.            II.            III.

34. Andere Einkommen als durch Berufstätigkeit
keine
Hausbesitz
Grundbesitz
Kapital
sonstiges
X

35. *Steuervergünstigungen*
keine
Kfz-Steuer
Haftpflicht
Lohnsteuer
Einkommensteuer
X

*Entschädigungen* (Ansprüche [A] oder Rentenhöhe, monatlich)

36. keine Ansprüche

37. Kriegsopferversorgung
Grundrente
Ausgleichsrente
Pflegezulage

38. Gesetzliche Unfall-
versicherung
Pflegezulage

39. Private Unfallversicherung

40. Haftpflichtversicherung
mit Versicherungsdeckung
ohne Versicherungs-Deckung

41. Rentenversicherung
Berufsunfähigkeit
Erwerbsunfähigkeit
Invalidität

42. Pensionen

43. Fürsorgeleistungen
einschl. Miete
einschl. Feuerung
X

44. Schmerzensgeld

      I.     II.     III.

45. Abfindung

46. einmalige Zuwendungen

47. *Gesamteinkommen,* Renten usw. (in DM)

  200 und weniger
  201— 300
  301— 400
  401— 500
  501— 600
  601— 700
  701— 800
  801— 900
  901—1000
  1001—1200

48. *Gerichtliche Auseinandersetzungen um Entschädigung*

      I.     II.     III.

  keine

  (Dauer — Erfolg — Vergleich — Abgewiesen)

  1. Instanz
  2. Instanz
  3. Instanz

49. *Sozialgerichtsverfahren* (Inhalt, Prozeßgegner)

      I.     II.     III.

  keine

  (Dauer — Erfolg — Vergleich — Abgewiesen)

  1. Instanz
  2. Instanz
  3. Instanz

50. *Sozialrechtliche Betreuung*  I.    II.    III.

  keine
  Anwalt
  VDK, Reichsbund
  Gewerkschaft
  Partei
  Bittschriften an Regierung
    usw.
  Fürsorgeinstanzen
  (Krankenhaus-, Bezirks- oder Berufsfürsorge)
  X

51. *Angaben über Vorstrafen*    I.    II.    III.
 keine    . . . . . . . . . . . . . . . . . . . . . . . . . . . . .
 Art    . . . . . . . . . . . . . . . . . . . . . . . . . . . . .
 Anzahl    . . . . . . . . . . . . . . . . . . . . . . . . . . . . .
 Strafmaß    . . . . . . . . . . . . . . . . . . . . . . . . . . . . .
 X    . . . . . . . . . . . . . . . . . . . . . . . . . . . . .

**R. Situation und Maßnahmen im Sinne der Rehabilitation**

     II.    III.

52. { z. Zt. ausgeübter Beruf    . . . . . . . . . . . . . . . . . .
     { ohne Berufstätigkeit    . . . . . . . . . . . . . . . . . .

53. { gleicher Arbeitsplatz    . . . . . . . . . . . . . . . . . .
     { gleichwertige Arbeit    . . . . . . . . . . . . . . . . . .
     { niedrigere Arbeitsstufe    . . . . . . . . . . . . . . . . . .
     { höhere Arbeitsstufe    . . . . . . . . . . . . . . . . . .
     { X    . . . . . . . . . . . . . . . . . .

Schwerbeschädigtenplatz

54. { keiner    . . . . . . . . . . . . . . . . . .
     { nach § 1    . . . . . . . . . . . . . . . . . .
     { nach § 2    . . . . . . . . . . . . . . . . . .

55. Arbeit nach Eintritt der Qu. L. durch
    Eigeninitiative    . . . . . . . . . . . . . . . . . .

56. Arbeit nach Eintritt der Qu. L. durch Vermittlung
 Berufsgenossenschaft (Berufsfürsorger)    . . . . . . . . . . . . . . . . . .
 Arbeitsamt    . . . . . . . . . . . . . . . . . .
 Hauptfürsorgestelle    . . . . . . . . . . . . . . . . . .
 Landesfürsorgeverband    . . . . . . . . . . . . . . . . . .
 Klinik    . . . . . . . . . . . . . . . . . .
 Caritative Organisation    . . . . . . . . . . . . . . . . . .

*Berufsfördernde Maßnahmen*

57. { keine    . . . . . . . . . . . . . . . . . .
     { Berufsberatung ohne Eignungsprüfung    . . . . . . . . . . . . . . . . . .
     { Berufsberatung mit Eignungsprüfung    . . . . . . . . . . . . . . . . . .
     { Berufssonderberater    . . . . . . . . . . . . . . . . . .
     { Arbeitspsychologe (Arbeitsamt)    . . . . . . . . . . . . . . . . . .
     { Arbeitsamtsarzt    . . . . . . . . . . . . . . . . . .
     { Schwerbeschädigtenvermittler    . . . . . . . . . . . . . . . . . .
     { X    . . . . . . . . . . . . . . . . . .

              II.          III.

58. Erstausbildung (Berufsangabe) . . . . . . . . . . . . . .
    Umschulung (Berufsangabe) . . . . . . . . . . . . . .
    Anlernkurs (Berufsangabe) . . . . . . . . . . . . . .
    Fortbildung (Berufsangabe) . . . . . . . . . . . . . .

59. Ergebnis
    abgeschlossen . . . . . . . . . . . . . .
    noch nicht abgeschlossen . . . . . . . . . . . . . .
    abgebrochen . . . . . . . . . . . . . .
    X . . . . . . . . . . . . . .

60. Dauer . . . . . . . . . . . . . .

61. Datum . . . . . . . . . . . . . .

62. Kosten . . . . . . . . . . . . . .

63. *Gründe für Arbeitslosigkeit oder Vermittlungsunfähigkeit*
    Behandlung noch nicht abgeschlossen . . . . . . . . . . . . . .
    Schwere des Defektes . . . . . . . . . . . . . .
    zusätzliche Schäden . . . . . . . . . . . . . .
    Alter . . . . . . . . . . . . . .
    abgelegener Wohnsitz . . . . . . . . . . . . . .
    Arbeitsmarktlage . . . . . . . . . . . . . .
    Vermögen . . . . . . . . . . . . . .
    häusliche Verpflichtungen . . . . . . . . . . . . . .
    in Ausbildung . . . . . . . . . . . . . .
    schwebendes Gerichtsverfahren . . . . . . . . . . . . . .
    Rentenerhöhungswunsch . . . . . . . . . . . . . .
    andere Gründe . . . . . . . . . . . . . .
    X . . . . . . . . . . . . . .

64. Arbeitsaufnahme der Ehefrau
    nein . . . . . . . . . . . . . .
    ja . . . . . . . . . . . . . .
    X . . . . . . . . . . . . . .

65. *Sonstige Beschäftigung*
    untätig . . . . . . . . . . . . . .
    kleine Hilfeleistungen in Fa., Krh., Heim
        (o./m. Entgelt)* . . . . . . . . . . . . . .
    außerhalb Fa., Krh., Heim (o./m. Entgelt) . . . . . . . . . . . . . .

---

* in Familie, Krankenhaus, Heim (ohne/mit Entgelt)

II.        III.

*Basteln* oder *Handarbeiten* . . . . . . . . . . . . . . . . . . . . .
Malen . . . . . . . . . . . . . . . . . . . . .
Lesen . . . . . . . . . . . . . . . . . . . . .
Fernsehen . . . . . . . . . . . . . . . . . . . . .
Radio . . . . . . . . . . . . . . . . . . . . .
Kartenspiele usw. . . . . . . . . . . . . . . . . . . . . .
Musizieren . . . . . . . . . . . . . . . . . . . . .
Versehrtensport . . . . . . . . . . . . . . . . . . . . .
anderes . . . . . . . . . . . . . . . . . . . . .
X . . . . . . . . . . . . . . . . . . . . .

66. *Kostenträger* für Querschnittsleiden
bei Krankenhausbehandlung . . . . . . . . . . . . . . . . . . . . .
bei ambulanter Behandlung . . . . . . . . . . . . . . . . . . . . .

67. Darlehen für . . . . . . . . . . . in DM . . . . . . . . . . . . . . . . . . . . .

68. Zuschüsse für . . . . . . . . . . in DM . . . . . . . . . . . . . . . . . . . . .

69. *Beurteilung* der jetzigen sozialen Lage
*durch den Patienten* . . . . . . . . . . . . . . . . . . . . .

70. *Beurteilung* der jetzigen sozialen Lage
*durch den Referenten* . . . . . . . . . . . . . . . . . . . . .

*Rehabilitationswünsche des Patienten*

71. { keine . . . . . . . . . . . . . . . . . . . . .
unentschieden . . . . . . . . . . . . . . . . . . . . .
bestimmte . . . . . . . . . . . . . . . . . . . . .

72. { Fortsetzung der Krh.behandlung . . . . . . . . . . . . . . . . . . . . .
erneutes Heilverfahren, stationär . . . . . . . . . . . . . . . . . . . . .
erneutes Heilverfahren, ambulant . . . . . . . . . . . . . . . . . . . . .
pflegerische Hilfe in Familie . . . . . . . . . . . . . . . . . . . . .
Dauerpflege in Anstalt . . . . . . . . . . . . . . . . . . . . .
orthopädische Versorgung . . . . . . . . . . . . . . . . . . . . .
Wohnung . . . . . . . . . . . . . . . . . . . . .
Berufsberatung . . . . . . . . . . . . . . . . . . . . .
Arbeitsvermittlung . . . . . . . . . . . . . . . . . . . . .
Schulausbildung . . . . . . . . . . . . . . . . . . . . .
Berufsausbildung . . . . . . . . . . . . . . . . . . . . .
Fahrzeugbeschaffung . . . . . . . . . . . . . . . . . . . . .
X . . . . . . . . . . . . . . . . . . . . .

*Rehabilitationsvorschläge des Referenten*    II.    III.

73. { keine
     { bestimmte

74. { Fortsetzung der Krh.behandlung
     erneutes Heilverfahren, stationär
     erneutes Heilverfahren, ambulant
     pflegerische Hilfe in Familie
     Dauerpflege in Anstalt
     orthopädische Versorgung
     Wohnung
     Berufsberatung
     Arbeitsvermittlung
     Schulausbildung
     Berufsausbildung
     Fahrzeugbeschaffung
     X

75. *Stand der Bemühungen*

76. *Zeitliche Dauer*

1. von Krh.entlassung bis Arbeitsaufnahme (ohne soz.fürsorg. Beratung)
oder
2. von Krh.entlassung bis soz.fürsorg.
   Beratung
3. von soz.fürsorg. Beratung bis Wiedereingliederung (ohne berufsfördernde
   Maßnahmen)
oder
4. von soz.fürsorg. Beratung bis Beginn
   berufsförd. Maßnahmen
5. vom Abschluß berufsförd. Maßnahmen
   bis Wiedereingliederung

*Warte- und Leerlaufzeiten*

77. wann

78. warum

79. **E. Epikrise**

# Legende zum Erhebungsbogen

*M 10*.  Zu Alkoholgenuß*

| | |
|---|---|
| kein | = niemals |
| gelegentlich | = wenig, u. U. bei Gelegenheit reichlich |
| mäßig | = stetig, aber mäßig |
| | (¹/₂ bis 1 Flasche Wein oder 1 bis 2 Flaschen Bier täglich) |
| häufig | = chronisch und reichlich, Quartalstrinker |
| süchtig | = Trunksucht |

*M 11.  Zu Selbstbeurteilung*

unfähig zu jeder Arbeit, dies schließt kleine Hilfeleistungen, Basteln, Handarbeiten nicht aus

beschränkt arbeitsfähig, zeitlich bis zu 2 oder 4 Stunden täglich

*M 15.  Zu Adipositas*

+ = mäßig
++ = erheblich

*M 24. und 26.  Zu Kräftegrade — Paresegrade*

| | | |
|---|---|---|
| +++ = Paralyse | | Völlige Lähmung oder Anspannung der Sehne ohne Bewegungseffekt |
| ++ = Parese, mittel | | Bewegung bei Ausschaltung der Eigenschwere oder gegen Eigenschwere möglich |
| + = Parese, leicht | | Bewegung gegen mäßigen Widerstand des Untersuchers möglich |

*M 26.  Zur Höhenlokalisation nach dem Muskelstatus*

Wenn $C_7$ *und abwärts lädiert,* jedoch $C_6$ ungeschädigt, dann sind

| paralytisch | paretisch | *vollkräftig* |
|---|---|---|
| M. triceps brachii<br>Fast alle Handmuskeln | M. latissimus dorsi<br>M. serratus anterior<br>M. subscapularis<br>Mm. pectorales | M. biceps brachii<br>M. brachioradialis |

Wenn $C_8$ *und abwärts lädiert,* jedoch $C_7$ ungeschädigt, dann sind

| paralytisch | paretisch | *vollkräftig* |
|---|---|---|
| Kleine Handmuskeln | M. latissimus dorsi<br>Mm. pectorales<br>M. triceps brachii<br>Handbeuger<br>Fingerstrecker<br>Fingerbeuger | M. biceps brachii<br>M. brachioradialis<br>M. serratus anterior<br>Mm. extensores carpi<br>　radiales |

* M 10. = Medizinischer Teil, Nummer 10.

Wenn $D_1$ *und abwärts lädiert,* jedoch $C_8$ ungeschädigt, dann sind

| paralytisch | paretisch | *vollkräftig* |
| --- | --- | --- |
| Keine Arm- und Handmuskeln | Mm. flexores digitorum Kleine Handmuskeln | wie oben M. latissimus dorsi Mm. pectorales M. triceps brachii Mm. extensores digitorum Mm. extensores pollicis M. flexor carpi radialis Mm. abductores pollicis |

Epikonus $= L_4-S_2$; Cauda equina $= L_1$ abwärts; Konus $= S_3$ abwärts

*M 35.–38.   Zu Hilfsmittel*

o/m = ohne/mit Zimmerfahrstuhl, Unterarmstützen, Achselkrücken, Gehböckchen, Stützapparat, Peronäusschuhe, Peronäuszügel

*M 39.   Zu Sitzen im Stuhl*

o  = Patient gelangt ohne Hilfe einer Begleitperson in den Stuhl
m = Patient gelangt nur mit Hilfe einer Begleitperson in den Stuhl

*M 40.   Zu Aufsetzen im Bett*

o/m = ohne/mit Strickleiter, Galgen

*M 46 b., 47 b.   Zu Dekubitusgröße*

  + = unter Fünfmarkstückgröße, unter 4 cm Länge
 ++ = Fünfmarkstückgröße bis unter Handtellergröße, bis 9 cm Länge
+++ = Handtellergröße und mehr, 10 cm Länge und mehr

*M 51 a.   Zu Intermittierende Inkontinenz*

kleine Intervalle = 15 Minuten bis 2 Stunden
große Intervalle = mehr als 2 Stunden

*M 73.   Zu Liquoreiweiß*

Eiweißvermehrung, gering–mittel  =  **bis**   3,0 n. Kafka, 72 mg⁰/o, Pandy++
Eiweißvermehrung, erheblich        =  **über** 3,0 n. Kafka, 72 mg⁰/o, Pandy++

*M 83.   Zur Unterscheidung von kompletten und inkompletten Querschnittslähmungen*

K o m p l e t t e   Q u e r s c h n i t t s l ä h m u n g e n

1. Total (vollständig)  = keine Willkürmotorik; Anästhesie, Analgesie; Ausfall der willkürlichen Harn- und Stuhlentleerung.
2. Subtotal (praktisch vollständig)  = funktionell belanglose Willkürmotorik; Hypästhesie, Hypalgesie; Ausfall der willkürlichen Harn- und Stuhlentleerung.

**Inkomplette Querschnittslähmungen**

3. Partiell, schwer (unvollständig, schwer) = Willkürmotorik reicht nur mit Hilfsmitteln (Gehböckchen, Unterarmstützen, Achselkrücken, Stützapparat, Peronäusschuhen, mit Anhalten, Gehwagen oder Begleitperson zum Stehen oder Gehen). Hypästhesie, Hypalgesie; Ausfall der willkürlichen Harn- und Stuhlentleerung.

4. Partiell, leicht (unvollständig, leicht) = nur Rest*paresen,* keine Paralysen, Willkürmotorik reicht ohne Hilfsmittel noch zur freien Fortbewegung (ein Krückstock gilt nicht als Hilfsmittel). Hypästhesie oder Hypalgesie oder keine Sensibilitätsstörungen; leichte oder keine Störungen der Harn- oder Stuhlentleerung.

Für die Feststellung der Qu. L.-Ausdehnung gilt der Befund nach Ablauf von mindestens 2 Jahren nach Auftreten der Querschnittslähmung.

*M 90. Zu Arbeitsfähigkeit*

bedingt arbeitsfähig = 2 oder 4 Stunden täglich (Stundenzahl angegeben)

*S 27*. Zu Betriebsgröße*

| Betrieb | klein | mittel | groß |
|---|---|---|---|
| Industrie und Handwerk | bis 10 Personen | 11 bis 600 Personen | 601 und mehr Personen |
| Einzelhandel | bis 10 Personen | 11 bis 60 Personen | 61 und mehr Personen |
| Großhandel | bis 10 Personen | 11 und mehr Personen | — |

---

* S 27. = Sozialer Teil, Nummer 27.

# Literatur


1. ABENDROTH, H.: Rehabilitation in Schweden. Münch. med. Wschr. *101* (1959), 84—87.
2. ALBRECHT, K. F.: Faustgroßes Harnröhrendivertikel bei einem Querschnittsgelähmten. Zschr. Urol. *49* (1956), 731—733.
3. ALBRECHT, K. F.: Zur Behandlung von Blasenentleerungsstörungen bei Querschnittsgelähmten. Dtsch. med. J. *8* (1957), 612.
4. ARENS, W.: Wiederertüchtigung nach Rückenmarksverletzungen nach Wirbelbrüchen. Zbl. Chir. *82* (1957), 1273.
5. ARENS, W.: Gedanken zum Querschnittsgelähmtenproblem. Hefte Unfallheilk. *56* (1958), 232—237.
6. ARENS, W.: Diskussionsbeitrag zu: Probleme der Paraplegie-Behandlung und Wiedereingliederung Querschnittsgelähmter. Zitiert bei B. STAHR (1960), 62—63.
7. BARRINGTON, F. J. F.: The localisation of the paths subserving micturition in the spinal cord of the cat. Brain *56* (1933), 126—148.
8. BAUER, K. H.: Verkehrsunfälle und Verkehrsmedizin. Unfallmed. Tagg. Freiburg, 4. bis 5. 3. 1960. Landesverband Südwestdeutschland der gewerblichen Berufsgen., Heidelberg (1960), 9—26.
9. BAUER, K. M.: Der Tonus der Harnblase. Möglichkeiten seiner medikamentösen Beeinflussung; zugleich ein Beitrag zur Technik der Blasendruckmessung. Zschr. Urol. *44* (1951), 752—776.
10. BAZILLE, H.: Diskussionsbeitrag zu: Probleme der Paraplegie-Behandlung und Wiedereingliederung Querschnittsgelähmter. Zitiert bei B. STAHR (1961), 32—33.
11. BECHTOLDT, W.: Diskussionsbeitrag zu: Probleme der Paraplegie-Behandlung und Wiedereingliederung Querschnittsgelähmter. Zitiert bei B. STAHR (1961), 37.
12. BISCHOF, W.: Die longitudinale Myelotomie. Zbl. Neurochir. *11* (1951), 79—88.
13. BISCHOF, W.: Die longitudinale Myelotomie, erstmalig zervikal durchgeführt. Zbl. Neurochir. *12* (1952), 205—210.
14. BISCHOF, W.: Die operative Vorbehandlung Querschnittsgelähmter für die Übungsbehandlung. Hefte Unfallheilk. *56* (1958), 225—231.
15. BODECHTEL, G., A. SCHRADER: Die Zirkulationsstörungen am Rückenmark einschließlich des Rückenmarktraumas und der Caissonkrankheit. Handbuch der Inneren Medizin, Bd. V, 2. Teil, S. 454—479. Berlin—Göttingen—Heidelberg: Springer. 1953.
16. BÖHLER, J.: Diskussionsbemerkung zu G. NEUBAUER. Unfallchir. Tagg. Freiburg, 23. bis 24. 10. 1953. Landesverband Südwestdeutschland der gewerblichen Berufsgen., Mannheim (1953), 163—165.
17. BÖHLER, J.: Drehbett zur Behandlung von Querschnittsgelähmten. Chirurg *26* (1955), 287—288.

18. Böhler, J.: Diskussionsbemerkung zu A. Lob. Unfallchir. Tagg. Ludwigshafen, 9. bis 10. 3. 1956. Landesverband Südwestdeutschland der gewerblichen Berufsgen., Heidelberg (1956), 37—39.
19. Bohnenkamp, H.: Diskussionsbeitrag zu G. Wichmann: Spätfolgen der Rückenmarksverletzung und Resozialisierung Querschnittsgelähmter. Hefte Unfallheilk. 44 (1953), 191—192.
20. Bors, E.: Spinal cord injuries. Veterans Admin. techn. Bull. Washington DC (1948), 10—503.
21. Bors, E.: Bladder disturbances and the management of patients with injury to the spinal cord. J. Internat. Coll. Surgeons, Chicago 21 (1954), 513—527.
22. Boshamer, K.: Aufgaben und Erfahrungen einer berufsgenossenschaftlichen Sonderstation für Schwerunfallverletzte. Unfallmed. Tagg. Köln, 29. 3. 1952. Landesverband Rheinland-Westfalen der gewerblichen Berufsgen., Oberhausen (1952), 56—57.
23. Boshamer, K.: Weitere Behandlung der Rückenmarksverletzungen. Zbl. Chir. 82 (1957), 1268—1269.
24. Boshamer, K.: Die Behandlung der Querschnittsverletzten nach Durchführung der Erstversorgung. Zbl. Neurochir. 20 (1960), 193—215.
25. Brinkmann, G.: Versehrtensport für Querschnittsgelähmte als wertvolles Rehabilitationsmittel. Zitiert bei B. Stahr (1960), 12—17.
26. Bruns, D.: Klinische Erfahrungen in der Rehabilitation Querschnittsgelähmter. Arch. orthop. Unfall. Chir. 53 (1961), 29—44.
27. Brussatis, F.: Zystometrie und automatische Blasendrainage. Bruns Beitr. klin. Chir. 181 (1951), 543—555.
28. Brussatis, F.: Moderne Paraplegiker-Behandlung. Dtsch. med. Wschr. 78 (1953), 1654—1657 und 1705—1707.
29. Brussatis, F., W. Taillard: Die moderne Paraplegiker-Behandlung. Zschr. Unfallmed., Zürich 45 (1952), 259—267.
30. Bürkle de la Camp, H.: Diskussionsbemerkung zu G. Wichmann. Hefte Unfallheilk. 44 (1953), 192.
31. Bürkle de la Camp, H.: Behandlung der frischen Rückenmarksverletzung. Zbl. Chir. 82 (1957), 1267—1268.
32. Bürkle de la Camp, H.: Behandlung und Wiedereingliederung Wirbelverletzter. Berufsgenossenschaft 7 (1959), 291—296.
33. Bürkle de la Camp, H.: Zur Behandlung der Halswirbelluxationen. Langenbecks Arch. klin. Chir. 292 (1959), 514—522.
34. Buff, H. U.: Hautplastiken. Stuttgart: Thieme. 1952.
35. Christ, W.: Eine kurze Mitteilung zur Verhütung urologischer Komplikationen bei Querschnittsgelähmten. Zbl. Chir. 86 (1961), 2201.
36. Comarr, A. E.: The practical care of spinal cord injuries. Ind. Med. Prof. J. 4 (1957), 1560—1585.
37. Comarr, A. E.: The practical urological management of the patient with spinal cord injury. Brit. J. Urol. 31 (1959), 1—46.
38. Comarr, A. E., E. Bors: Pathological changes in urethra of paraplegic patients. J. Urol., Baltimore 66 (1951), 355—361.
39. Comarr, A. E., A. A. Kaufmann: A survey of the neurological results of 858 spinal cord injuries. J. Neurosurg., Springfield 13 (1956), 95—106.
39a. Cremers, A.: Diskussionsbeitrag zu: Probleme der Paraplegie-Behandlung und Wiedereingliederung Querschnittsgelähmter. Zitiert bei B. Stahr (1960), 65—69.

40. CREMERS, A., HAASS: Erfahrungen bei der Berufsumschulung Querschnittsgelähmter. Zschr. Fürsorgewesen 6 (1954), 149—150.

41. CUSHING, H.: Organization and activities of the neurological service american expeditionary forces. The Med. Dept. US Army in World War. Surgery 11 (1927), 757.

42. DENNIG, H.: Die Innervation der Harnblase. Physiologie und Klinik. Berlin: Springer. 1926.

43. DIERKES, C.: Frühinvalidität und Rehabilitation. In: G. DÖRING: Nachbehandlung und Rehabilitation in der Neurologie. S. 13—14. Lübeck: Hansisches Verlagskontor. 1959.

44. DIERKES, C.: Diskussionsbeitrag zu: Probleme der Paraplegie-Behandlung und Wiedereingliederung Querschnittsgelähmter. Zitiert bei B. STAHR (1960), 41—44.

45. EHALT, W.: Zur Behandlung der Wirbelbrüche mit Querschnittslähmung. Hefte Unfallheilk. 43 (1952), 111—117.

46. EHALT, W.: Zur Nachbehandlung Querschnittsgelähmter. Tagg. über Krankengymnastik bei Unfall und Berufserkrankungen. Murnau/Obb., 6. bis 8. 6. 1955. Landesverband Bayern der gewerblichen Berufsgen., München (1955), 76.

47. EHALT, W., A. TITZE: Behandlung von Querschnittsgelähmten. Chirurg 28 (1957), 269—279 und 319—327.

48. ELTZE, J.: Zur vaskulären Genese traumatischer Rückenmarksschäden. Inaug.-Diss., Köln (1961).

48 a. ERDMANN, F.: Methodik für Gehübungen bei spastisch inkomplett Gelähmten unter elektromyographischer Verlaufskontrolle. Rehabilitation 4 (1965), 22—31.

49. FELTEN, H.: Zur Beurteilung und Behandlung der Miktionsstörungen nach Rückenmarkschädigung. Zbl. Chir. 82 (1957), 1270.

50. FELTEN, H., H. KUHLENDAHL: Die Blasenfunktionsstörungen bei Querschnittsgelähmten und ihre Behandlung. Chirurg 27 (1956), 448—454.

51. FETTWEIS, E.: Zur Lagerung von Querschnittsgelähmten. Zschr. Orthop. 90 (1958), 518—519.

52. FISCHER-WASELS, E.: Einrichtung und Arbeit in einem amerikanischen Rehabilitations-Center. Krankengymnastik, München 4 (1952), 137—141.

53. FOERSTER, O.: Symptomatologie der Erkrankungen des Rückenmarks und seiner Wurzeln. Handbuch der Neurologie, Bd. V, S. 1—403. Berlin: Springer. 1936.

54. FOLKERS, B.: Zur Behandlung der pyramidalen Spastik mit einem neuen Benzodioxan-Derivat. Arzneimittel-Forsch., Aulendorf 9 (1959), 611—614.

55. FRANDSEN, D.: Diskussionsbeiträge in der Sitzung über Rehabilitationsfragen der Querschnittsgelähmten in Bad Homburg 1961. Zitiert bei B. STAHR (1961), 23—26; 40—44; 55—56.

56. FRIEDEBOLD, G.: Urologische Probleme in der Orthopädie. Arch. orthop. Unfallchir. 48 (1956), 604—622.

57. GARDEMIN, H.: Die Bedeutung der Beschäftigungstherapie und der Arbeitstherapie für die Eingliederung Körperbehinderter. Gesd.-Fürs. 9 (1959), 63—64.

58. GARDEMIN, H.: Diskussionsbeitrag zum Thema Querschnittslähmung. 25. Konferenz d. Verb. d. dtsch. evang. Anst. f. Körperbehinderte. Annastift e. V., Orthop. Heil- u. Lehranstalt, Hannover-Kleefeld (1960), 51.

59. GARDEMIN, H.: Die Bedeutung der Beschäftigungstherapie in der Behandlung von Unfallschäden. Ärztl. Mitt., Köln 46 (1961), 141—145.

60. GELLER, W.: Beschäftigungstherapie in der Sicht des Kranken. Fortschr. Neurol. Psychiat. *30* (1962), 96—108.
61. GOERITZ, K.: Grundlagen für ein Rehabilitationsprogramm. Ausländische Sozialprobleme *6* (1956), 52—53.
62. GOERITZ, K.: Der Querschnittsgelähmte, ein soziales Problem. Jb. Fürsorge Körperbeh. (1958), 47—54. Stuttgart: Thieme.
63. GÖTZEN, F. J., H. BOEMINGHAUS: Die nerval gestörte Harnblase. Zschr. Urol. *47* (1954), 127—160.
64. GOTTSCHICK, J.: Neurologische Gesichtspunkte für die Behandlung Querschnittsgelähmter. Zbl. Chir. *82* (1957), 1270.
64a. GRIFFITHS, I. H., J. J. WALSH: Diverticula and fistulae of the urethra in paraplegics. Brit. J. Urol. *33* (1961), 374—380.
65. GÜNTHER, E.: Die Nachbehandlung Querschnittsgelähmter. Tagg. über Krankengymnastik bei Unfall und Berufserkrankungen. Murnau/Obb., 6. bis 8. 6. 1955. Landesverband Bayern der gewerblichen Berufsgen., München (1955), 77—80.
66. GUTTMANN, L.: New hope for spinal cord sufferers. Med. Times, New York *73* (1945), 318—326.
67. GUTTMANN, L.: Management of paralysis. Brit. Surg. Pract. *6* (1949), 445.
68. GUTTMANN, L.: The treatment and rehabilitation of patients with injuries of the spinal cord. History of the second World War. United Kingdom medical series. Surgery (1953), 422—516.
69. GUTTMANN, L.: Traumatic paraplegia. Statistical survey on the 1000 paraplegics and initial treatment of traumatic paraplegia. Proc. Roy. Soc. Med., London *47* (1954), 1099—1109.
70. GUTTMANN, L.: Grundsätzliches zur Rehabilitation von Querschnittsgelähmten. Dtsch. Zschr. Nervenheilk. *175* (1956), 173—190.
71. GUTTMANN, L.: Die Rehabilitation von Querschnittsgelähmten des Rückenmarks. Dtsch. med. J. *7* (1956), 326—330.
72. GUTTMANN, L.: Behandlung und Rehabilitation bei Rückenmarksläsionen. Schweiz. med. Wschr. *88* (1958), 511—515 und 539—542.
73. GUTTMANN, L.: The place of our spinal paraplegic fellowman in society. Rehabilitation, London *30* (1959), 15—26.
74. GUTTMANN, L.: The regulation of rectal function in spinal paraplegia. Proc. Roy. Soc. Med., London *52* (1959), 86—89.
75. GUTTMANN, L.: Die Bedeutung des Sports in der Rehabilitation von Querschnittsgelähmten des Rückenmarks. Internationale Arbeitstagung über Fragen der Rehabilitation, Dispensairebetreuung und Prämorbidität, 16. bis 19. 6. 1958, Leipzig, S. 161—165. Leipzig: Thieme. 1959.
76. GUTTMANN, L.: Probleme der Paraplegie-Behandlung und Wiedereingliederung Querschnittsgelähmter. Zitiert bei B. STAHR (1960), 17—25.
76a. GUTTMANN, L.: The National Spinal Injuries Centre Stoke Mandeville Hospital, Aylesbury, Bucks. Monthly Bulletin of the Ministry of Health and the Public Health Laboratory Service *21* (1962), 60—71.
76b. GUTTMANN, L.: 20 Jahre Rehabilitationsarbeit an Querschnittsgelähmten. Münch. med. Wschr. *106* (1964), 1375—1385.
77. GUTTMANN, L., J. SILVER, C. H. WYNDHAM: Thermoregulation in spinal man. J. Physiol., London *142* (1958), 406—419.
78. GUTTMANN, L., D. WHITTERIDGE: Effects of bladder distension on autonomic mechanismus after spinal cord injuries. Brain *70* (1947), 361—404.
78a. HACKENBROCH, M.: Orthopädie und Rehabilitation. Rehabilitation *1* (1962), 4—10.

79. Hage, S.: Zum Stand der medizinischen und sozialen Rehabilitation des Querschnittsgelähmten. Inaug.-Diss., Köln (1961).

80. Hagelstam, L.: Late laminectomy in traumatic paraplegia. Acta chir. Scand. *110* (1955), 218—226.

81. Hardt, H.: Zur Dekubitusbehandlung. Zbl. Chir. *82* (1957), 1271.

82. Harff, J.: Diskussionsbeitrag zum Thema Querschnittslähmung. Jb. Fürsorge Körperbeh. (1958), 70—71. Stuttgart: Thieme.

83. Heipertz, W.: Diskussionsbeitrag zu A. Lob. Berufsgenossenschaftstag Stuttgart 1956. Hauptverband der gewerblichen Berufsgen., Bonn (1956), 24.

84. Heipertz, W.: Bericht über das Schicksal von 100 klinisch behandelten Querschnittsgelähmten. Hefte Unfallheilk. *55* (1956), 225—228.

85. Heipertz, W.: Krankengymnastische Behandlung der Querschnittslähmung. Krankengymnastik, München *8* (1956), 167—169.

86. Heipertz, W.: Die Bedeutung von Sport und Spiel in der Behandlung Querschnittsgelähmter. Sportmedizin *7* (1956), 296—299.

87. Heipertz, W.: Grundsätze für die Behandlung und Eingliederung Querschnittsgelähmter. Arch. orthop. Unfallchir. *48* (1957), 679—690.

88. Heipertz, W.: Unsere Aufgaben an Querschnittsgelähmten. Jb. Fürsorge Körperbeh. (1958), 55—57. Stuttgart: Thieme.

89. Heipertz, W.: Querschnittslähmung in ärztlicher Sicht. 25. Konferenz d. Verb. d. dtsch. evang. Anst. f. Körperbehinderte. Annastift e. V., Orthop. Heil- und Lehranstalt, Hannover-Kleefeld (1960), 35—39.

90. Hentschel, M.: Über Querschnittslähmungen, insbesondere akute Formen. Dtsch. Gesd.-Wes. (1957), 294—299.

91. Heusser, H., G. Rutishauser: Die chirurgische Behandlung der Harnblasenatonie nach Rochet. Helvet. chir. acta *27* (1960), 292—298.

92. Hiller, F.: Die vegetativen Rückenmarksapparate. Handbuch der Inneren Medizin, Bd. V, 1. Teil, S. 299—317. Berlin—Göttingen—Heidelberg: Springer. 1953.

93. Hiller, F.: Die Querschnittsläsion des Rückenmarkes. Handbuch der Inneren Medizin, Bd. V, 1. Teil, S. 388—418. Berlin—Göttingen—Heidelberg: Springer. 1953.

94. Hochrein, M., I. Schleicher: Ärztliche Betrachtungen zum Motorisierungstod. Ärztl. Praxis *14* (1962), 333—340.

95. Höök, O.: Paraplegivärdbehovet i Sverige. Nord. med. *49* (1953), 428.

96. Hofrichter, M.: Diskussionsbeitrag zum Thema Querschnittslähmung. 25. Konferenz d. Verb. d. dtsch. evang. Anst. f. Körperbehinderte. Annastift e. V., Orthop. Heil- und Lehranstalt, Hannover-Kleefeld (1960), 50 bis 51.

97. Hoske, H.: Wiederherstellung der Lebenstüchtigkeit geschädigter Menschen. Arbeit und Gesundheit N. F. *56* (1955), 81—82. Stuttgart: Thieme.

98. Houssa, P., A. Tricot: Behandlung und Wiederanpassung bei Frakturen der Wirbelsäule mit Nervenverletzungen. Mitt. vom 23. und 24. 4. 1959 an die E. G. K. S., Dok.-Nr. 4409/59 d.

99. Jochheim, K.-A.: Grundlagen der Rehabilitation in Deutschland. Arbeit und Gesundheit N. F. *64* (1958), 65—67. Stuttgart: Thieme.

100. Jochheim, K.-A.: Die Psychologie des chronisch Kranken. Med. Welt *47* (1961), 2443—2447.

101. Jochheim, K.-A., H. Wahle: Welche Stufen der Rehabilitation Schwerbehinderter gehören zur klinischen Behandlung? Rehabilitation *2* (1962), 49—57.

102. JOCHHEIM, K.-A., J. A. WIEDENFELD: Zur beruflichen Wiedereingliederung Schwerbeschädigter. Sportarzt *1* (1962), 10—16.

103. KAMPMANN, V.: Der Weg zur Rehabilitation. Krankengymnastik, München *14* (1962), 235—236.

104. KATTHAGEN, ˙A.: Ärztliche Maßnahmen und berufliche Wiedereingliederung bei Querschnittsgelähmten. 25. Konferenz d. Verb. d. dtsch. evang. Anst. f. Körperbehinderte. Annastift e. V., Orthop. Heil- und Lehranstalt, Hannover-Kleefeld (1960), 39—44.

105. KELLY, R. E., P. C. GAUTIER-SMITH: Intrathecal phenol in the treatment of reflex spasms and spasticity. Lancet, London *19* (1959), 1102—1105.

106. KERSCHBAUM, P.: Das englische Rehabilitationssystem. Aus: Rehabilitation in England. Arbeit und Gesundheit N. F. *62* (1957), 29—134. Stuttgart: Thieme.

107. KISKER, K. P., L. STRÖTZEL: Soziologisch-psychologische Voraussetzungen und methodische Probleme einer psychiatrischen Familienforschung. Fortschr. Neurol. Psychiat. *29* (1961), 477—499.

108. KLAUS, E. J., R. ANDRESEN: Über eine tödliche Verletzung der Halswirbelsäule beim Wasserspringen. Dtsch. med. Wschr. *29* (1960), 1309.

109. KOEPPEN, S.: Erkrankungen der inneren Organe und des Nervensystems nach elektrischen Unfällen. Hefte Unfallheilk. *34* (1953), 1—172.

110. KOEPPEN, S., R. EICHLER, G. FÖLZ, D. HOPPE, W. HOSANG, F. KOSTKA, P. OSYPKA: Der elektrische Unfall. Elektromedizin *6* (1961).

110a. KOEPPEN, S., R. EICHLER, G. FÖLZ, D. HOPPE, W. HOSANG, F. KOSTKA, P. OSYPKA: Der elektrische Unfall. Elektromedizin *7* (1962), 78.

111. KOLLWITZ, A. A.: Urologische Gesichtspunkte bei Querschnittslähmungen. Bruns Beitr. klin. Chir. *200* (1960), 394—406.

112. KREUSCH, E., K. L. LEMBERG, F. VOLKMANN: Das Institut für Rückenmarksverletzte in Stoke Mandeville (Studienaufenthalt 1. 4. bis 31. 8. 1956). Aus: Rehabilitation in England. Arbeit und Gesundheit N. F. *62* (1957), 147—186. Stuttgart: Thieme.

113. KREUZ, L.: Diskussionsbeitrag zu K. LINDEMANN. Unfallmed. Tagg. Freiburg, 4. bis 5. 3. 1960. Landesverband Südwestdeutschland der gewerblichen Berufsgen., Heidelberg (1960), 110—111.

114. KUHLENDAHL, H.: Traumatische Rückenmarksschädigung ohne Wirbelbruch. Zbl. Chir. *82* (1957), 1269.

115. KUHN, W. G. jr.: Care of spinal cord injuries. J. Neurosurg., Springfield *4* (1947), 40—68.

116. KUNKEL, L.: Die Wohnung des Querschnittsgelähmten und ihre Bedeutung für die Rehabilitation. Berufsgenossenschaft *11* (1961), 479—482.

117. LAUTERBACH, H.: Die Ertüchtigung Unfallverletzter im Rahmen berufsgenossenschaftlicher Eingliederungsmaßnahmen. Jb. Fürsorge Körperbeh. (1958), 114—120. Stuttgart: Thieme.

118. LAUTERBACH, H.: Diskussionsbeitrag in der Sitzung über Fragen der Querschnittsgelähmten in Bad Homburg 1961. Zitiert bei B. STAHR (1961), 28—31.

119. LEIMBACH, G.: Rehabilitation im Rahmen der Sonderstation. Unfallmed. Tagg. Düsseldorf, 9. bis 10. 12. 1955. Landesverband Rheinland-Westfalen der gewerblichen Berufsgen., Essen (1955), 68—74.

120. LEIMBACH, G.: Diskussionsbeitrag zu A. LOB. Berufsgenossenschaftstag Stuttgart 1956. Hauptverband der gewerblichen Berufsgen., Bonn (1956), 22.

121. LEIMBACH, G.: Die berufsgenossenschaftliche Sonderstation im Rahmen des Unfallheilverfahrens. Ärztl. Fortbildungskurse Nauheim 2 (1957), 82—84.

122. LEIMBACH, G.: Die olympischen Spiele für Paraplegiker in Stoke Mandeville. Berufsgenossenschaft 11 (1961), 449—450.

123. LEMBERG, K. L.: Die Rehabilitation Querschnittsgelähmter. Münch. med. Wschr. 103 (1961), 1005—1011.

124. LEMBERG, K. L.: Über die Komplikationen der Querschnittslähmung. Münch. med. Wschr. 103 (1961), 2213—2224.

125. LEMBERG, K. L.: Diskussionsbeitrag in der Sitzung über Fragen der Querschnittsgelähmten in Bad Homburg 1961. Zitiert bei B. STAHR (1961), 38—39 und 44—45.

126. LINDEMANN, K.: Die Beschäftigungs- und die Arbeitstherapie, ihr Wesen und ihre Bedeutung. Unfallchir. Tagg. Tübingen, 7. bis 8. 3. 1958. Landesverband Südwestdeutschland der gewerblichen Berufsgen., Heidelberg (1958), 141—144.

127. LINDEMANN, K.: Die Versorgung und Rehabilitation Querschnittsgelähmter. Unfallmed. Tagg. Freiburg, 4. bis 5. 3. 1960. Landesverband Südwestdeutschland der gewerblichen Berufsgen., Heidelberg (1960), 99—114.

128. LINDEMANN, K.: Die Eingliederung Querschnittsgelähmter auf Grund von Erfahrungen einer Abteilung für Querschnittsgelähmte. Hefte Unfallheilk. 66 (1961), 128—133.

129. LINDEMANN, K.: Über Maßnahmen zur Berufsvorbereitung Querschnittsgelähmter im Rahmen der medizinischen Rehabilitation. Arch. orthop. Unfallchir. 53 (1961), 152—154.

130. LINDENBERG, W.: Eine heroische Behandlungsmethode zur Reaktivierung und Resozialisierung total Querschnittsgelähmter. Nervenarzt 24 (1953), 127—128 und 396.

131. LINK, K., H. SCHLEUSSING: Die offenen Verletzungen der Dura mater cerebralis und spinalis sowie der Blutleiter. Handbuch der speziellen pathologischen Anatomie und Histologie, Bd. XIII, 3. Teil, S. 1—20. Berlin—Göttingen—Heidelberg: Springer. 1955.

131a. LINK, K., H. SCHLEUSSING: Die offenen Verletzungen des Gehirns und des Rückenmarks. Handbuch der speziellen pathologischen Anatomie und Histologie, Bd. XIII, 3. Teil, S. 22—83. Berlin—Göttingen—Heidelberg: Springer. 1955.

132. LOB, A.: Die Wirbelsäulenverletzungen und ihre Ausheilung. 2. Auflage. Stuttgart: Thieme. 1954.

133. LOB, A.: Ziele und Aufgaben eines Spezialkrankenhauses für Unfallverletzte. Tagg. über Krankengymnastik bei Unfall und Berufserkrankungen. Murnau/Obb., 6. bis 8. 6. 1955. Landesverband Bayern der gewerblichen Berufsgen., München (1955), 31—35.

134. LOB, A.: Ergebnisse der Wirbelbruchbehandlung. Unfallchir. Tagg. Ludwigshafen, 9. bis 10. 3. 1956. Landesverband Südwestdeutschland der gewerblichen Berufsgen., Heidelberg (1956), 3—10.

135. LOB, A.: Die Behandlung Querschnittsgelähmter in Murnau. Berufsgenossenschaftstag Stuttgart 1956. Hauptverband der gewerblichen Berufsgen., Bonn (1956), 19—22.

136. LOEW, F.: Probleme der Paraplegie-Behandlung und Wiedereingliederung Querschnittsgelähmter. Zitiert bei B. STAHR (1960), 38—42.

137. LOHMEYER, K.: Zur Urosepsis bei totaler Querschnittslähmung. Med. Klin. 41 (1946), 508—510.

138. Lundt, P. V.: Zur Lebenssituation von Körperbehinderten. Berlin—Göttingen—Heidelberg: Springer. 1962.
139. Magnus, G.: Trauma und Wirbelsäule. Hefte Unfallheilk. *8* (1931), 31 bis 36.
140. Magnus, P.: Steinbildungen in den ableitenden Harnwegen bei Wirbelbrüchen mit Querschnittslähmungen und bei anderen Knochenbrüchen. Mschr. Unfallheilk. *57* (1954), 47—53.
141. Marburg, O.: Die traumatischen Erkrankungen des Rückenmarks. Handbuch der Neurologie, Bd. XI, S. 100—153. Berlin: Springer. 1936.
142. May, F.: Die Entleerungsstörungen der Blase bei Schädigungen des Rückenmarks und ihre Behandlung. Zschr. Urol. *45*, Sonderheft (1952), 238 bis 244.
143. May, F.: Probleme der Paraplegie-Behandlung und Wiedereingliederung Querschnittsgelähmter. Zitiert bei B. Stahr (1960), 25—27.
144. Meinecke, F. W.: Soll die Behandlung Querschnittsgelähmter als Einzelfall auf Sonderstationen oder in Sonderkliniken erfolgen? Mschr. Unfallheilk. *61* (1958), 147—152.
145. Meinecke, F. W.: Diskussionsbeitrag zum Thema Querschnittslähmung. Jb. Fürsorge Körperbeh. (1958), 68—70. Stuttgart: Thieme.
146. Meinecke, F. W.: Sonderstationen oder Sonderkliniken für Querschnittsgelähmte? Medizinische *38* (1959), 1756—1760.
147. Meinecke, F. W.: Diskussionsbeitrag zu: Probleme der Paraplegie-Behandlung und Wiedereingliederung Querschnittsgelähmter. Zitiert bei B. Stahr (1960), 53—56.
148. Meinecke, F. W.: Über die Behandlung von Querschnittsgelähmten. Med. Welt *23* (1960), 1281—1288.
149. Meinecke, F. W.: Diskussionsbeitrag in der Sitzung über Fragen der Querschnittsgelähmten in Bad Homburg 1961. Zitiert bei B. Stahr (1961), 45.
149 a. Meinecke, F. W.: Rehabilitation und ihre Schwierigkeiten. Med. Welt *15* (1964), 876—880.
150. Meirowsky, A. M.: Neurochirurgische Methoden der Behandlung wichtiger Spätkomplikationen bei traumatischer Paraplegie. Zbl. Neurochir. *4* (1950), 199—210.
151. Mertens, H. J.: Über die Kreislaufregulation bei Kranken mit Querschnittslähmung des Halsmarks. Acta neurochir., Supplementum VII, S. 402—408. Wien: Springer. 1961.
152. Meyerringh, H.: Diskussionsbeitrag in der Sitzung über Fragen der Querschnittsgelähmten in Bad Homburg 1961. Zitiert bei B. Stahr (1961), 35—36.
152 a. Michaelis, L. S.: Orthopaedic surgery of the limbs in paraplegia. Berlin—Göttingen—Heidelberg: Springer. 1964.
153. Müller-Egger, U., B. v. Rütte: Schicksal der Paraplegiker. Schweiz. med. Wschr. *87* (1957), 973—976.
154. Mülmann, A. v.: Krankengymnastik bei Verletzungsfolgen. München: R. Pflaum. 1962.
155. Münch, F.: Medizinische Psychologie und Psychotherapie in der Unfallchirurgie. Med. Welt *24* (1960), 1329—1342.
156. Munro, D.: Thoracic and lumbo-sacral cord injuries: a study of 40 cases. J. Amer. Med. Ass. *122* (1943), 1055—1063.

157. MUNRO, D.: Two year end-results in the total rehabilitation of veterans with spinal cord and cauda-equina injuries. N. England J. Med. *242* (1950), 1—16.

158. MUNRO, D.: Rehabilitation of patients totally paralyzed below waist, with special reference to making them ambulatory and capable of earning their own living. V. End-result study of 445 cases. N. England J. Med. *250* (1954), 4—14.

159. NATHAN, P. W.: Intrathecal phenol to relieve spasticity in paraplegia. Lancet, London *19* (1959), 1099—1102.

160. NEUBAUER, G.: Behandlung und Wiederertüchtigung Querschnittsgelähmter. Unfallchir. Tagg. Freiburg, 23. 10. 1953. Landesverband Südwestdeutschland der gewerblichen Berufsgen., Mannheim (1953), 144—157.

161. NEUBAUER, G.: Diskussionsbeitrag zu J. BÖHLER. Hefte Unfallheilk. *44* (1953), 186.

162. NEUBAUER, G.: Welche Arbeiten können Querschnittsgelähmten zugemutet werden? Wien. med. Wschr. *104* (1954), 804—807.

163. NEUBAUER, G.: Diskussionsbeitrag zu A. LOB. Berufsgenossenschaftstag Stuttgart 1956. Hauptverband der gewerblichen Berufsgen., Bonn (1956), 23—24.

164. NEUBAUER, G.: Behandlung und Ertüchtigung Querschnittsgelähmter. Jb. Fürsorge Körperbeh. (1958), 34—47 und 74—76. Stuttgart: Thieme.

165. NEUBAUER, G.: Diskussionsbeitrag zu K. LINDEMANN. Unfallmed. Tagg. Freiburg, 4. bis 5. 3. 1960. Landesverband Südwestdeutschland der gewerblichen Berufsgen., Heidelberg (1960), 108—110 und 113.

166. NEUBAUER, G.: Die Rehabilitation Querschnittsgelähmter. Arch. physik. Therap., Leipzig *13* (1961), 9—14.

167. NIEDERECKER, K.: Die Probleme der Behandlung Querschnittsgelähmter. Zitiert bei B. STAHR (1960), 27—35.

168. NOESKE, H.: Diskussionsbeitrag zu: Probleme der Paraplegie-Behandlung und Wiedereingliederung Querschnittsgelähmter. Zitiert bei B. STAHR (1960), 46—52.

169a. NOESKE, H.: Über die Betreuung der Rückenmarksverletzten durch die Berufsgenossenschaften. Berufsgenossenschaft *8* (1960), 319—324.

169b. NOESKE, H.: Über die Betreuung der Rückenmarksverletzten durch die Berufsgenossenschaften. Berufsgenossenschaft *9* (1960), 365—372.

170. PAESLACK, V.: Harnwegsinfekte und sekundäre Nierenschäden bei Paraplegie. Med. Welt *28* (1962), 1507—1515.

171. PANSE, F.: Diskussionsbeitrag zu: Probleme der Paraplegie-Behandlung und Wiedereingliederung Querschnittsgelähmter. Zitiert bei B. STAHR (1960), 56—57.

172. PARTSCH, F., L. WAGNER: Über die Lebenserwartung der nach Rückenmarksverletzung Gelähmten. Med. Klin. *44* (1949), 203—206.

173. PASTERNACK, J.: Zur Behandlung der spastischen Tonussteigerung mit dem Benzodioxanderivat Quiloflex. Med. Welt *32* (1960), 1643—1645.

174. PETERS, G.: Die gedeckten Rückenmarksverletzungen. Handbuch der speziellen pathologischen Anatomie und Histologie, Bd. XIII, 3. Teil, S. 126 bis 141. Berlin—Göttingen—Heidelberg: Springer. 1955.

175. PETERS, G.: Fragen der Rehabilitation und Heilbehandlung von Hirnverletzten und Querschnittsgelähmten. Herford und Düsseldorf: Amberger und Maschmeyer. 1959.

176. PETERS, G.: Probleme der Paraplegie-Behandlung und Wiedereingliederung Querschnittsgelähmter. Zitiert bei B. STAHR (1960), 36—38.

176a. PETERS, J.: Rehabilitation als unteilbare Aufgabe. Aus der Erfahrung eines Umschulungsbetriebes. Rehabilitation 2 (1963), 20—25.

177. PICHLER, E.: Störungen des Körpererlebens bei Rückenmarksquerschnittsläsionen. Wien. Zschr. Nervenheilk. 10 (1954), 43—57.

178. PASENKE, P., G. WAGENHÖFER: Erläuterungen zu dem Entwurf eines Rehabilitationszentrums für Querschnittsgelähmte in Bad Homburg. Zitiert bei B. STAHR (1961), 20—21.

179. PRATHER, G. C.: Spinal cord injuries: care of the bladder. J. Urol., Baltimore 57 (1947), 15—28.

180. PRATHER, G. C.: Spinal cord injuries: urethrographic study of the bladder neck. J. Urol., Baltimore 57 (1947), 274—284.

181. PRATHER, G. C.: Spinal cord injuries: calculi of the urinary tract. J. Urol., Baltimore 57 (1947), 1097—1104.

182. PRATHER, G. C.: Spinal cord injury: some urological aspects. J. Urol., Baltimore 66 (1951), 347—354.

183. PROBST, J.: Wesen und Bedeutung der aktiven Bewegungstherapie bei der Wiederherstellung Unfallverletzter. Hippokrates, Stuttgart 17 (1962), 706 bis 712.

184. REIN, H.: Herausgegeben von M. SCHNEIDER: Physiologie des Menschen, S. 523. Berlin—Göttingen—Heidelberg: Springer. 1960.

185. REUSS, I., W. ZOEPF: Übungsbehandlung mit Querschnittsgelähmten. Tagg. über Krankengymnastik bei Unfall und Berufserkrankungen. Murnau/Obb., 6. bis 8. 6. 1955. Landesverband Bayern der gewerblichen Berufsgen., München (1955), 81—82.

186. ROSSIER, A. B.: La réhabilitation des paraplégiques. J. suisse méd. 91 (1961), 693—698.

187. ROSSIER, A. B.: Description, organisation et fonctionnement d'un centre moderne de paraplégiques. Revue Veska 26 (1962), 724—740.

187a. ROSSIER, A. B.: Über die Rehabilitation der Paraplegiker. Documenta Geigy, Acta clinica 3 (1964), 1—112.

188. RUDEL, E. M.: Die Aufgabe der Beschäftigungstherapie bei der Wiedereingliederung körperbehinderter Hausfrauen. Rehabilitation 1 (1962), 36 bis 44.

189. RÜTT, A.: Die konservative Vorbehandlung Querschnittsgelähmter zur Übungsbehandlung. Hefte Unfallheilk. 56 (1958), 220—225.

190. RÜTTE, B. v.: Beitrag zum Paraplegikerproblem in der Schweiz. Helvet. chir. acta 24 (1957), 214—219.

191. RÜTTE, B. v.: Diskussionsbeitrag zu G. NEUBAUER: Die Wiedereingliederung Querschnittsgelähmter ins Erwerbsleben. Zschr. Unfallmed., Zürich 52 (1959), 82—85.

192. RÜTTE, B. v., U. MÜLLER: Die „Rückenmarksblase" der traumatischen Paraplegie. Schweiz. med. Wschr. 87 (1957), 1534—1539.

193. RUGE, E.: Die Chirurgie der Wirbelsäule. Chirurgie, herausgegeben von KIRSCHNER-NORDMANN, 3 (1948), 427—452.

194. RUSK, H. A.: New hope for handicapped. New York: Harper. 1943.

195. RUSSELL, G.: Beitrag zur Übungsbehandlung der Paraplegien. Krankengymnastik, München 5 (1953), 36—38.

196. RUTISHAUSER, G.: Blasenspülungen, Indikation und Technik. Praxis, Bern 49 (1960), 540.

197. RUTISHAUSER, G.: Zur urologischen Betreuung des spitalentlassenen Querschnittsgelähmten. Praxis, Bern 49 (1960), 729—730.
198. SCHÄDLICH, H.: Gehschulung Amputierter, Gelähmter und Beinverletzter. S. 35—39. Oberhausen: Vereinigte Verlagsanstalten. 1957.
199. SCHAUDIENST, R.: Diskussionsbeitrag zu: Probleme der Paraplegie-Behandlung und Wiedereingliederung Querschnittsgelähmter. Zitiert bei B. STAHR (1960), 45—46.
200. SCHEID, W.: Die Rehabilitation in den Universitätskliniken. Med. Klin. 55 (1960), 1261—1265.
201. SCHEID, W.: Lehrbuch der Neurologie. Stuttgart: Thieme. 1963.
202. SCHINDLER, E.: Diskussionsbeitrag zu: Probleme der Paraplegie-Behandlung und Wiedereingliederung Querschnittsgelähmter. Zitiert bei B. STAHR (1960), 58—59.
203. SCHLEGEL, K. F.: Die Behandlung der Lähmungen nach Wirbelbrüchen. Med. Klin. 53 (1958), 1326—1331.
204. SCHLEGEL, K. F.: Neurologische Komplikationen bei Mißbildungen, Erkrankungen und Verletzungen der Wirbelsäule. Handbuch der Orthopädie, Bd. II, S. 802—898. Stuttgart: Thieme. 1958.
205. SCHLEGEL, K. F.: Die Blasenlähmung bei Wirbelsäulenverletzungen. Verhandlungen der Dtsch. Orthop. Gesellsch., 47. Kongreß, Würzburg (1959), 343—346.
206. SCHMIEDEN, V., L. MAHLER: Die Verletzungen der Wirbelsäule. Vorträge aus der praktischen Chirurgie. Stuttgart: Enke. 1943.
207. SCHNEIDER, M.: Siehe H. REIN.
208. SCHNEIDER, W. H. E.: Die unnötige Verlängerung stationärer Heilmaßnahmen durch die Schwierigkeiten der Kostenübernahme. Gesd.-Fürs. 10 (1960), 36—38.
209. SCHULTE, W.: Die Psyche von Rückenmarksquerschnittsverletzten. Nervenarzt 18 (1947), 28—34.
210. SCHULTE, W.: Arbeitstherapie in ihrem derzeitigen Kurswert für die Psychiatrie. Münch. med. Wschr. 103 (1961), 2094—2098.
211. SCHULTHEIS, TH.: Über die Mechanik des Blasenauslasses. Zschr. Urol., Sonderheft (1949), 237—242.
212. SCHULTHEIS, TH.: Der unfreiwillige Harnabgang. Berlin: de Gruyter. 1951.
213. SCHULTHEISS, H.: Behandlung der Querschnittslähmungen. 25. Konferenz des Verb. d. dtsch. evang. Anst. f. Körperbehinderte. Annastift e. V., Orthop. Heil- und Lehranstalt, Hannover-Kleefeld (1960), 46—50.
214. SCULTÉTY, S., E. ÁBRÁNDI: Wirkung der Muskelrelaxantien auf die Blasenfunktion. Zschr. Urol. 53 (1960), 103—109.
215. SHELDON, C. H., E. BORS: Subarachnoid alcohol block in paraplegia. Its beneficial effect on mass reflexes and bladder dysfunction. J. Neurosurg., Springfield 5 (1948), 385—391.
216. SOLLBERG, G.: Beitrag zur medikamentösen Beeinflussung der Spastizität. Med. Welt 43 (1960), 2277—2279.
217. SPOHN, K.: Diskussionsbeitrag zu A. LOB. Unfallchir. Tagg. Ludwigshafen, 9. bis 10. 3. 1956. Landesverband Südwestdeutschland der gewerblichen Berufsgen., Heidelberg (1956), 45—46.
218. STAHR, B.: Bericht über die 1. Bundeskonferenz für die Querschnittsgelähmten am 29. 9. 1959 in Bad Homburg. VDK-Hauptgeschäftsstelle Bad Godesberg (1960), 1—83.

219. Stahr, B.: Bericht über die Sitzung der Träger der Rehabilitationsleistun-
gen (Kostenträger) mit den beteiligten Dienstbereichen über Fragen der
kriegs- und zivilbeschädigten Querschnittsgelähmten in Bad Homburg.
VDK-Hauptgeschäftsstelle Bad Godesberg (1961), 1—57.

220. Steinbrecher, W.: Die Wirkung von Muskelrelaxantien bei zerebraler und
spinaler Spastik. Dtsch. med. Wschr. *84* (1959), 2295—2298.

221. Sweede, I.: Die psychologische Fragestellung in der Rehabilitation. Referat
nach H. Aubin u. a.: UN European Seminar on the Rehabilitation of the
Adult Disabled. Belgrad 1955. Ausländ. Sozialprobleme *6* (1956), 53—54.

222. Thom, H.: Ergebnisse vergleichender Prüfung neuartiger Myotonolytika bei
der Behandlung der infantilen Zerebralparese. Med. Welt *8* (1960), 432
bis 436.

223. Thompson, G. J., M. H. Nourse, H. C. Bumpus: Treatment of the paraplegic: Observations in a serie of 101 cases. J. Urol., Baltimore *57* (1947),
1085—1096.

224. Thompson-Walker, J.: The treatment of the bladder in spinal injuries in
war. Proc. Roy. Soc. Med., London *30* (1937), 1233—1240.

225. Tönnis, D.: Zur Entstehung von Rückenmarksschädigungen bei Wirbelverletzungen. Verhandlungen der Dtsch. Orthop. Gesellsch., 47. Kongreß,
Würzburg (1959), 351—356.

226. Tönnis, D.: Über die ischämische Entstehung von Spastik bei traumatischen
Rückenmarksschäden. Fortschr. Neurol. Psychiat. *29* (1961), 446—464.

227. Tönnis, D.: Mangeldurchblutung als Ursache von Rückenmarksschädigungen. Münch. med. Wschr. *103* (1961), 1338—1343 und 1370—1377.

228. Tönnis, D.: Durchblutungsstörungen des Rückenmarks bei Wirbelsäulen-
erkrankungen. Arch. orthop. Unfallchir. *53* (1961), 433—444.

229. Tönnis, W.: Forderungen für eine wirksame Rehabilitation nach ärztlichen
Erfahrungen. Bundesarbeitsblatt *7* (1962), 245—251.

230. Tönnis, W., W. Bischof: Operative Eingriffe am Nervensystem bei Erkrankungen des Urogenitalsystems. Handbuch der Urologie, Bd. XIII,
1. Teil, S. 366—430. Berlin—Göttingen—Heidelberg: Springer. 1961.

231. Veller, K.: Erfahrungen der Sonderstation in der Behandlung Querschnittsgelähmter. Unfallchir. Tagg. Freiburg, 23. bis 24. 10. 1953, Landesverband Südwestdeutschland der gewerblichen Berufsgen., Mannheim
(1953), 157—159.

232. Vogt, U.: Zur konservativen Behandlung spastischer Lähmungen. Med.
Klin. *55* (1960), 501—503.

233. Volk, C.: Diskussionsbeitrag zu: Probleme der Paraplegie-Behandlung und
Wiedereingliederung Querschnittsgelähmter. Zitiert bei B. Stahr (1960),
59—62.

234. Volk, C.: Diskussionsbeitrag in der Sitzung über Rehabilitationsfragen
der Querschnittsgelähmten in Bad Homburg 1961. Zitiert bei B. Stahr
(1961), 49—51.

235. Wagner, W., P. Stolper: Die Verletzungen der Wirbelsäule und des Rük-
kenmarks. Dtsch. Chirurgie *40* (1898), 1—564.

236. Wahle, H.: Über die Behandlung des Querschnittsgelähmten nach der
Krankenhausentlassung. Ärztl. Mitt., Köln *45* (1960), 1265—1267.

237. Wahle, H.: Die Grundlagen der Rehabilitation Querschnittsgelähmter.
Krankengymnastik, München *15* (1963), 173—175.

238. Wahle, H.: Unzureichendes Dekubitus-Schutzverhalten beim Querschnittsgelähmten verursacht einen Zusammenbruch des Trainingsniveaus und
der beruflichen Wiedereingliederung. Med. Welt *3* (1965), 173—175.

239. WAHLE, H.: Zur Früherfassung und Frühbehandlung von Querschnittsgelähmten. VDK-Mitteilungen *15* (1965), 78—79.
240. WAHLE, H.: Möglichkeiten und Grenzen der Gehschulung des Querschnittsgelähmten. Körperbehinderte *6* (1965), 1—2.
241. WAHLE, H.: Die Früherfassung von Querschnittsgelähmten. Jb. Dtsch. Vereinigung Rehabilitation (1965), 33—36. Stuttgart: Thieme.
242. WAHLE, H., W. BISCHOF: Zur Diagnose und Therapie neurogener Blasenstörungen bei Querschnittsverletzten während der klinischen Behandlung. Fortschr. Neurol. Psychiat. *29* (1961), 301—311.
243. WAHLE, H., G. FRIEDMANN: Grenzen und Möglichkeiten der Physiotherapie bei schweren spastischen Querschnittslähmungen. Med. Welt XLVII (1965), 2638—2640.
244. WAHLE, H., K.-A. JOCHHEIM: Häufigkeit und Ausmaß der Komplikationen bei 100 Querschnittsgelähmten. Ärztl. Mitt., Köln *47* (1962), 1981—1984.
245. WAHLE, H., I. PAMPUS: Ergebnisse einer Nachuntersuchung aus dem Jahre 1961 bei 50 Rückenmarksgeschädigten mit kompletten irreversiblen Querschnittslähmungen. Rehabilitation *4* (1965), 121—131.
246. WALCH, R.: Versehrtensport mit Rückenmarksgeschädigten und Hirnverletzten. Bundesarbeitsblatt *6* (1956), 181—187.
247. WALCH, R.: Ausmaß, Besetzung und Einrichtung eines Rehabilitationszentrums für Querschnittsgelähmte. Zitiert bei B. STAHR (1961), 10—18.
248. WEIL, U.: Gangstörungen bei Querschnittslähmungen. Unfallchir. Tagg. Freiburg, 23. bis 24. 10. 1953. Landesverband Südwestdeutschland der gewerblichen Berufsgen., Mannheim (1953), 159—162.
249. WICHMANN, G.: Spätfolgen der Rückenmarksverletzung und Resozialisierung Querschnittsgelähmter. Hefte Unfallheilk. *44* (1953), 187—193.
250. WIEGAND, W.: Beschäftigungstherapie bei Querschnittsgelähmten. 25. Konferenz d. Verb. d. dtsch. evang. Anst. f. Körperbehinderte. Annastift e. V., Orthop. Heil- und Lehranstalt, Hannover-Kleefeld (1960), 45—46.
251. WITT, A. N.: Diskussionsbemerkung zum Thema Querschnittslähmung. Jb. Fürsorge Körperbeh. (1958), 71—72. Stuttgart: Thieme.
252. WITT, A. N.: Wesen und Bedeutung der Beschäftigungs- und Arbeitstherapie. Unfallmed. Tagg. Dortmund, 10. bis 11. 11. 1959. Landesverband Rheinland-Westfalen der gewerblichen Berufsgen., Essen (1959), 45—51.
253. WITT, A. N.: Klinik und Therapie der Wirbelsäulenverletzungen. Verhandlungen der Dtsch. Orthop. Gesellsch. *93* (1960), 273—302.
254. ZÜLCH, K. J.: Mangeldurchblutung an der Grenzzone zweier Gefäßgebiete als Ursache bisher ungeklärter Rückenmarksschädigungen. Dtsch. Zschr. Nervenheilk. *172* (1954), 81—101.
255. Statistische Berichte des Statistischen Bundesamtes Wiesbaden 1960: Sterbefälle im Jahre 1958 nach Todesursachen, Alter und Geschlecht, referiert in: Ärztl. Mitt., Köln *45* (1960), 1288—1291.
256. Die Behinderten-Wohnung. Rehabilitation *3* (1964), 139—144.